診断につながる

[新装改訂版]

病歴聴取

編集　今村総合病院救急・総合内科臨床研修部長
　　　西垂水和隆

謹 告

本書に記載されている事項に関しては，発行時点における最新の情報に基づき，正確を期するよう，著者・出版社は最善の努力を払っております．しかし，医学・医療は日進月歩であり，記載された内容が正確かつ完全であると保証するものではありません．したがって，実際，診断・治療等を行うにあたっては，読者ご自身で細心の注意を払われるようお願いいたします．
本書に記載されている事項が，その後の医学・医療の進歩により本書発行後に変更された場合，その診断法・治療法・医薬品・検査法・疾患への適応等による不測の事故に対して，著者ならびに出版社は，その責を負いかねますのでご了承下さい．

序文

　研修医時代に患者から一通り話を聞いてもさっぱりわからなかったときに，上級医が改めて病歴を取り直すと，「さっきはそんなこと言ってなかったのに…」というような重要なことを患者が語ることがよくあり，「何で自分のときにはそれを言わないのか…」と患者のせいにしていた．また，ベテラン医師は山のように外来をこなしているのに，ほとんど間違いがないことが不思議であった．患者の話など聞いていないように見えるが，定期の患者でもきちんと問題点を拾い上げていて，予定外入院などは少なかった．

　この正確さとスピードのある病歴聴取には明らかにコツがあるのだろうが，医療技術は伝統工芸などと同じく，先輩や患者から毎日少しずつ学び，染み込むようにしてしか覚えられず，また各人にそれぞれ流儀が生まれてくるものであり，画一的なやり方はない．ただ，ベテラン医師に共通しているのは，患者に会った瞬間から見た目で多くの情報を得て，数回の会話で鑑別診断が浮かんでいて（しかもそれが大体正解），それを効率よく病歴聴取で絞り込んでいるということで，単に病歴を聴いているだけではないということである．

　病歴聴取と身体診察で8～9割の診断ができると言われても，これだけ検査の多い現代では実感できないこともあるだろう．しかし，病歴をしっかり取らなかったばかりに誤診したり無駄な検査・治療をしてしまったことは皆経験があるだろうし，検査で異常の出ない疾患では当然病歴で診断するしかない．また「治療は病歴から」という格言があるように，きちんと行われれば病歴聴取そのものに治療効果があることも間違いない．

　このように病歴聴取の大切さが強調されている一方で，各論として聞くべきポイント的な記載は多くみられるものの，そもそも病歴をどのようにとり，語られた病歴をどのように活かすかなど，その方法を総論として述べている書籍は少ない．

　そのため今回，病歴聴取に重きを置いている先生方に，少しでもコツを教えてもらいたいとお願いして執筆して頂いた．過去に同様の書籍が少ないため参考文献はほとんどなく，文献的な裏付けはないものの，臨床的な裏付けがある

と思って頂きたい。そして，病歴聴取と見た目の所見に少しでも興味を持って頂きたい。

　なお，本書は2019年発行のjmedmook 62「日常診療でここまでできる！診断につながる病歴聴取」の書籍化であり，全体的な見直しと各論の拡充が行われている。書籍化に至ったのは，前書が多少売れたからと日本医事新報社から連絡を頂いたからであるが，その多くは自前の病院で買ってもらったということは伝えていない。

2024年8月

今村総合病院救急・総合内科臨床研修部長

西垂水和隆

執筆者一覧

【編著者】

西垂水和隆　今村総合病院救急・総合内科臨床研修部長

【著者】（掲載順）

徳田安春　群星沖縄臨床研修センター長

篠浦　丞　国際医療福祉大学医学部教授

大塚　暢　今村総合病院救急・総合内科部長

畠中成己　今村総合病院救急・総合内科部長

金城紀与史　琉球大学医学部医学教育企画室特命教授

金城光代　沖縄県立中部病院総合内科

林　恒存　かごしまオハナクリニック院長

﨑山隼人　五反田内科クリニック家庭医療・総合診療

有馬丈洋　今村総合病院感染症内科部長／救急・総合内科

星　哲哉　手稲渓仁会病院総合内科主任部長／臨床研修部長

伊藤加菜絵　今村総合病院膠原病・リウマチ内科部長／救急・総合内科

市來征仁　今村総合病院救急・総合内科主任部長

本村和久　まどかファミリークリニック

白水雅彦　しらみず診療所所長

仲里信彦　なかがみ西病院内科

芹澤良幹　手稲渓仁会病院総合内科部長

比嘉哲史　名嘉村クリニック

大内田良真　飯塚病院総合診療科

伊藤貴祥　鹿児島赤十字病院リウマチ科

髙増英輔　東京都立多摩総合医療センターリウマチ膠原病科

目次

1章　診断につながる病歴聴取　　1

A 患者と話す前に
1. 病歴の重要性　　2
2. 病歴を聞く前の準備　　7
3. 問診票について――問診票・バイタルサインからわかる情報　　13
4. 患者が一言目を話す前にわかること　　21

B 定番の質問をより詳しく
1. O：いつから始まりましたか？　　30
2. P：増悪因子／寛解因子――どうしたら悪く／楽になりますか？　　38
3. Q：表現するとどのような感じですか？　　48
4. R：他にどのような症状がありましたか？どこか別の場所も痛みますか？　　55
5. S：程度はどれくらいですか？　どのような状況で起こりましたか？　　64
6. T：どれくらい続きますか？　悪くなっていますか？　　74
7. 繰り返す疾患――こういうことは初めてですか？　　82

C ルーチンの質問では何がヒントになるか？
1. 既往歴　　89
2. 生活歴・家族歴　　97
3. 薬剤歴　　106
4. 旅行・曝露・動物など　　112

D 疾患が浮かばないとき
1. Nature：何系の疾患？――病歴から予測する　　123
2. Site：内臓？　内臓外？――臓器別の特徴　　137
3. よくわからない症状，あまり聞いたことのない症状　　144
4. メンタル系の疾患？　と思うとき　　156

E 病歴を診断に使うために整理する

1. 主訴は何か？──外せる病歴，外せない病歴　　165
2. 病歴をまとめて story をつくる　　172

2章　主訴別の問診を取るべきポイント　　179

1. 発熱──感染症か非感染症かを見きわめるポイント　　180
2. 食欲低下──器質的疾患かどうか　　186
3. 胸痛──心疾患　　195
4. 息苦しい　　204
5. 倦怠感　　213
6. 体重減少　　219
7. 悪心・嘔吐──消化器症状かそれ以外か？　　230
8. 腹痛　　238
9. 頭痛　　249
10. ふらつき　　258
11. 浮腫　　268
12. 意識消失　　275
13. 腰背部痛　　281
14. しびれ　　290
15. 動悸　　300
16. 咳嗽・痰・血痰　　312
17. 排尿障害　　322
18. 立ち上がれない　　327
19. 意識が悪い　　335
20. 関節が痛い　　344
21. リンパ節が腫れている　　355

索引　　365

1章
診断につながる病歴聴取

❶章 診断につながる病歴聴取　Ⓐ患者と話す前に

１ 病歴の重要性

POINT
- ▶コモンな疾患は，病歴と身体所見でほとんど診断できる。
- ▶病歴と身体診察は不可分であり，病歴を取りながら患者観察（視診）をしているのである。
- ▶まず検査をしてから問診を取るような診療では，検査でミスリードされるリスクが高くなる。
- ▶問診力をつけるには，病歴フィードバックが有効である。

１ 病歴の重要性

　「病歴が重要でない」と言う指導医は稀だろう。臨床医学の父であるウィリアム・オスラー先生は，「患者の話によく耳を傾けなさい。患者が診断を告げているからだ」と述べた。また，診断推論の神様であるローレンス・ティアニー・ジュニア先生は，「病歴，病歴，病歴」と力説している。

　約20年前に，日本国内のある学会でリバースドCPCという企画があった。これは診断を検査のみで行う，というものであった。膨大な種類の検査データが並び，大量の画像データがそれらに続いていた。しかし，患者のストーリーはゼロであった。人間性のかけらもなく，無駄な検査結果を羅列したのみのこの企画は，臨床医学の死を意味しており，この奇抜な企画はその後，消滅した。現代風に言うと「過剰診断」の巣窟であり，検査によるミスリードのリスクが高い。

　病歴聴取は，最近の医学教育界では「医療面接」と表現されている。面接という表現を用いる理由は，医療者は上から目線ではなく患者の話をよく聴くようにしましょう，そして共感しましょう，ということを示すためである。医療者はまず，開放型質問で患者の話を遮ることなく，よく聴くことに集中すべき

だ，ということが力説されている。

　医療面接を力説することは正しい。しかし，「病歴聴取」という言葉を死語にしてはならない。すなわち，病歴は単に聴くのみではなく，取るべきだとされる。患者は，重要な症状や臨床情報をすべて丁寧に話してくれるとは限らない。医療者側から積極的に重要な症状や臨床情報を引き出さないと病歴の重要性は下がるのだ。

　オスラー先生やティアニー先生らが病歴聴取の重要性を力説してはいるものの，日本の臨床現場における病歴聴取の質は低いのが現状である。なぜ，病歴聴取の質は低いのか？　それは，病歴聴取の仕方が正しくないからである。

　正しい病歴聴取は，診断推論を同時並行的に行うものである。医療クラークや学生による病歴の予診は，鑑別診断をベースにした質問が欠如している。

　診断推論は仮説演繹法で行われる。病歴聴取がスタートした瞬間，経験豊富な医師は鑑別診断仮説を既に想起し，それに基づいた病歴聴取の引き出しを準備している。引き出しの中には，各論的知識に基づく問診文を格納しておくべきである。個別の疾患における重要な病歴の聞き出し方のノウハウをいっぱいにしておくとよい。

2 病歴と身体診察の関係

　総合系の指導医の中で一致する概念として，「診断の多く（約7割）は病歴で可能」というものがある。そして「2割は身体診察で可能」と言う人々もいる。しかし，筆者は「病歴と身体診察は不可分である」との立場をとっている。すなわち「9割は病歴と身体診察で可能」という表現が正しい。

　実は，経験豊富な医師は，病歴を取る前から診察を行っている。外来の待合室で待っている患者に診察の順番が来たことを知らせる声掛けを行った瞬間である。患者は振り向き，立ち上がり，歩きだし，診察室の中に入っていく。これは最も重要な視診のひとつである。パーキンソン病や小脳失調症の診断がその時点でつくこともよくある。

　病歴は患者の五感による自覚的所見であり，身体所見は医師の五感による他覚的所見である。これらの所見が重なることはよくある。たとえば，甲状腺の

結節を自覚している場合は「病歴」となり，自覚されずに医師が診察で見つけることができれば「身体所見」となる．

　また，身体診察は病歴の情報に基づいて行われるものである．病歴に基づく仮説演繹法によって鑑別診断を想起しながら多段階で身体診察が行われるのである．この意味で，それぞれの患者が診察される内容は異なるべきである．画一的な身体所見を取るのは健康診断のスタイルであり，本来の身体診察によるフィジカル診断ではない．

　エビデンスに基づく身体診察法などのタイトルにおいてみられる論調として，「ある身体所見は意味がなく，この身体所見は意味がある」などの記述が散見される．しかし，病歴と身体所見が同じ患者における異なる観察者から得られた現象情報という見方から考えると，意味のない身体所見はないということになる．もしそうであれば，例として，病歴におけるある患者の嘔吐には「意味がない」ということになってしまうのだ．

3 問診力の伸ばし方

　問診には基本的な型がある．それをチェックリストとして語呂合わせで覚えておくと聞き漏らしを防ぐことができる．症状の分析（OPQRST）を**表1**に，ベースの病歴（MISIA）を**表2**に，感染症を疑うときの問診（IDSTATES）を**表3**にそれぞれ示す．

　病歴聴取はサイエンスでもあるが，アートでもある．ここでいうサイエンスとは，条件つき確率論による臨床決断である．これまでの臨床研究の蓄積により，様々な疾患に対する個々の病歴や身体所見には，事前確率を変化させるパワーとして尤度比が提示されている．この条件つき確率論の考え方はバイアスを最小限にしながら臨床決断をするのに有効である．

　しかし，このサイエンスは万能ではない．多くの患者の病歴は大変複雑である．膨大な先行研究があってもそのまま当てはめることはできない．病歴や身体所見で得られるそれぞれの事象は，確率論的に互いに「独立」した事象でなければ，ベイズ定理をそのまま当てはめることはできない．

　アートとは，豊富な経験と訓練に基づく観察力と洞察力である．これらのパ

ワーを用いることにより，サイエンスとしての条件つき確率論的思考を超えた病歴聴取とさせることができる。問診力を身につけるには多くの経験と不屈の鍛錬が必要なのである。

しかし，単に患者を多く診察すればよいということではない。自分自身が初診を担当して病歴を取った患者をフォローし，最終診断が判明したら，その疾患に関連する重要な病歴について，もう一度その患者のもとへ行き病歴を取り直すことが重要である。

たとえば，ホジキン病によるリンパ節腫脹で有名な病歴に，飲酒時のリンパ節の痛みがある。最終診断でホジキン病であった患者について，このクリニカルパールを後で知ったとしても，再度ベッドサイドに訪ねていき患者の病歴を取り直すのである。患者の言葉として発せられるストーリーは力強い。医師はこのような病歴フィードバックを継続して行うことにより，問診力を身につけることができるであろう。

表1 症状の分析（OPQRST）

Onset	発症様式
Palliative/**P**rovocative factor	寛解/増悪因子
Quality/**Q**uantity	症状の性質/程度
Region/**R**adiation	主部位/放散部位
Symptoms associated	随伴症状
Time course	時間経過

表2 ベースの病歴（MISIA）

Medication	内服薬
Illness	内科疾患
Social history	職業・趣味・喫煙・飲酒
Injury/**S**urgery	外傷/手術
Allergy	アレルギー

表3 感染症を疑うときの問診（IDSTATES）

Injury	外傷
Dental/**D**evice	歯科問題/デバイス挿入
Sick contact	発熱者との接触
TB contact	結核患者との接触
Animal contact	動物接触・摂取歴
Travel history	旅行歴*
Environmental exposure	環境曝露
Sexual history	性生活歴

＊：国内旅行も含むので，「渡航」よりは「旅行」という表現がよい

Column 〈驚きの病歴シリーズ〉 そんなことあるの？やっぱり病歴は大事！

前日入院した20歳代男性　主訴：5日前からの四肢の筋力低下

▶研修医らの診断はギラン・バレー症候群となっており，免疫グロブリン大量療法の適応について筆者に相談があった。

▶さっそく患者のベッドサイドへ行き，まず患者背景を聞く。1人暮らしの大学生で生活困難からバイト生活を続けていた。その瞬間，私の脳内で脚気の鑑別診断ニューロンが発火した。食生活について尋ねると，毎日白米だけの偏食であった。バイタルサインでは洞性頻脈があり，脚気心を疑わせた。免疫グロブリンではなくビタミンB_1の大量療法を行い，筋力は徐々に改善した。

Column 〈変な症状シリーズ〉　そういうことだったのね…！

生来健康な40歳代女性　主訴：1週間前からの右上肢の腫脹

▶診断は右鎖骨下静脈の特発性深部静脈血栓症であり，教育回診で担当研修医より提示されたケース。治療はカテーテル療法と抗凝固療法であり，軽快傾向であった。

▶深部静脈血栓症の原因検索として，凝固関連の様々な検査はすべて基準値以内であった。

▶また内臓悪性腫瘍の検索として，全身CT検査に加え，上部および下部の内視鏡検査が施行されていた。

▶筆者の病歴聴取においてスポーツ歴を尋ねたところ，今回の発症の1カ月前から，ママさんバレーボールチームに所属し，アタッカーとして右上肢をよく使っていたことが判明した。

▶Paget-Schroetter症候群であった。鎖骨と第1肋骨間の空隙が上肢の動きで狭小化し，鎖骨下静脈が慢性的に機械的刺激を受けることで局所的に血栓が形成される病態である。

（徳田安春）

❶章 診断につながる病歴聴取　A患者と話す前に

❷ 病歴を聞く前の準備

> **POINT**
> ▶コミュニケーション前段階で重要なことは，不安と苦痛を持って受診してくる患者に「平静の心」で相対することである．オスラー博士の言葉は羅針盤になりうる．
> ▶2分以上しゃべり続ける患者はほとんどいない．
> ▶コミュニケーションにあたっては，患者の立場に立った項目である"PATIENT"ツールが有益である．
> ▶情報を上手く聞き出すためには"NURS"ツールを意識する．

❶ あえて，オスラー博士

　方法が何であれ，診療開始前にできる限り気持ちを落ちつけて「平静の心」で診療をスタートすることは，患者とのトラブル防止や医療事故防止の観点からも重要であろう．実際，診療を開始するにあたって，何らかの儀式のような作業（机上の配置を自分モードに整えるなど）を行う先生や，家族やペットの写真といった，気持ちをリラックスさせて診療に当たれるアイテムなどを準備する先生もいらっしゃる．

　ここでは「平静の心」で診療を開始するマインドセットのため，オスラー博士（Sir William Osler）にご登場頂く[1]．オスラー博士は，言わずと知れたカナダ生まれの内科医で，Pennsylvania大学，Johns-Hopkins大学，Oxford大学の教授を務め，英米の医学と医学教育に多大な影響を及ぼした「巨人」である．以下，『平静の心 オスラー博士講演集』[1]より文章を引用しながら話を進める．

「我々がここにあるのは自分のためではなく，他の人々の人生をより幸せにするためである．……医療とはただの手仕事ではなく技術である．商売ではなく天職で

> ある。すなわち，頭と心をひとしく働かせねばならない天職である。……諸君の仕事のゆうに三分の一は，専門書以外の範疇に入るものである（501ページ）」

　医療においては，知識だけでなく「心を働かせる」部分が同じくらい重要であるということが述べられている。医師の診療におけるゴールは適切な診断と治療方針を決定することであるが，そのためには患者から十分な情報を得ることが必須であり，その目的を達成するためには，患者の不安をできる限り小さくし，リラックスした気持ちになってもらうことが大切である。

> 「力の及ぶ限り，同僚や自分がケアする患者に黄金律を実行すること，すなわち，己の欲するところを人に施せ（503ページ）」

　キリスト教の影響が強い欧米では「己の欲するところを人に施せ」は常識と言えるかもしれないが，意識して日常診療での具体的な状況に当てはめていかないと「絵に描いた餅」になってしまうことは否めない。自分が患者になったときに診察する医師はどうあってほしいか。たとえば，病歴を話そうとすると話を遮ってまともに患者の話を聞こうとしない医師に診てもらいたいか，ということである。

> 「たとえ成功しても謙虚な心を持ち，慢心することなく友達の愛情を受けることができ，悲しみの日が訪れたときには人間に相応しい勇気を持って事に当たることができるような，そういう平静の心を培う（503ページ）」

　医師が治せる疾患は多くない。予期せぬ患者の急変など，天国と地獄を日に何度も経験するのが医師と言えなくもない。不幸にして医療事故に直面する場合もあるだろう。そのような「心のジェットコースター状態」を乗り切らなくてはならない医師にとって，やはり「平静の心」は，オスラー博士の言う通り最重要のアイテムと考える。患者とのトラブル，医療事故の渦中にあっても，並行して診なければならない患者や業務は必ず存在する。このような状況で「平静の心」を失うことは「二次災害」のリスクを高めることにつながる。「平静の心」を維持する具体的な方法として，机上に小さな箱とリボンを用意してお

き，忘れてしまいたいことをメモした紙をその中に入れてリボンで縛ってしまうとか，自分の好きな物事や情景などを書いたリストを用意しておき，気持ちが落ち込んだときにそれを眺めるなどの方法が挙げられる．

2 コミュニケーション技法
❶ 2分の我慢
「どんなに勝手にしゃべらせても，患者のほとんどは2分で話すのをやめる」

open questionの形で尋ねても，ほとんどの患者は60秒以内で話を終え，150秒以上話し続ける患者は1人もいなかったという報告がある[2]．また，医師が途中で話の腰を折ったり，話を遮ったり，いわゆる「妨害」をしなかった場合，2分以内に78％の患者は話を終え，5分以上話し続ける患者は全体の2％にすぎなかったという報告もある[3]．

診療にあたっては患者とのラポール（信頼関係）構築が不可欠であり，問診においては，医療情報の収集のみならずこの信頼関係構築が重要である．せいぜい2分以内に患者の話が終わるのであれば，その2分間は患者の話にじっくり耳を傾けるのがよい．Bertakisら[4]によると，慢性疾患で外来継続フォロー中の患者は，open question/close questionにかかわらず，現状をどう考えているのか，疾患に関連して何が心配か，回復したら何をしたいか，どのような状態が幸せにつながるか，といった自身の内面に関する話ができることや，診察中の会話において一時的にでも自身がイニシアティブをとれたことが満足につながるという．

十分な情報収集に加え患者満足を引き出すべく，患者の話を（2分程度でいいので）傾聴したり，患者の内面に関する質問を投げかけてみることが重要である．

❷ 患者の立場に立った病歴聴取法─PATIENT
内面を伺う問診において特に強調したいのは「疾患や症状についての患者の不安や考え」と「疾患や症状による患者の日常生活に対する影響」である．

患者の立場に立った病歴聴取法として，主訴，現病歴，既往歴，嗜好，家族歴といった通常の病歴聴取に加えて"PATIENT"を意識して頂けたらと思う[5]．

"PATIENT"は項目記憶のための語呂合わせである。**表1**に示した項目からなる。

実際のコミュニケーションにあたっては「相槌」の打ち方も重要となる。相槌の打ち方のコツを**表2**に"NURS"として示した[5]。

表1 PATIENT

		項目	具体的な質問の例
P	Profile Problem Prognosis	キーパーソン，家族構成，自宅状況，ADL，患者の立場での原因，問題点と予後	
A	Adjustability	日常生活への影響	今回の問題が自分を保つことに影響しそうか？
T	Term Time-limit Tactics	いつまでに問題を解決したいか，行事予定 病気に対する患者の対応，コツ	この問題を解決するためにどんな工夫をしているか？
I	Information Impression	疾患についての情報 疾患についての印象	
E	Expectancy Experience	医療者や治療に関して期待すること 家族，友人の類似体験について	今回の症状（疾患）に関してどのように対応することを望むか？ 同じようなことが以前あなた自身や家族，知り合いに起こったことはあるか？
N	Nuisance Notion	疾患をめぐる不安 疾患に関連した感情（どういう気持ちがするか）	腹痛が生じたのはなぜだと思うか？ 痛みに関して最も困っていることは何か？
T	Treatment Thought	治療に関する患者の気持ち，考え	

表2 NURS

N	Naming	感情を明確にしてあげる ➡「不安なのですね」「ご立腹なのですね」「辛かったのですね」「悲しかったのですね」「迷っているのですね」
U	Understanding	理解を示す ➡「あなたのお気持ちはよくわかります」「あなたの状況はよくわかります」
R	Respect	相手に敬意を払う。共感を示す ➡「誰でもこういう気持ちになります」「誰もがこのようにできるものではありません」
S	Support	援助したいということを伝える ➡「できる限り協力します」「一緒にやっていきましょう」

Column 〈驚きの病歴シリーズ〉そんなことあるの？ やっぱり病歴は大事！

60歳代男性　主訴：「吐血したかもしれない」

▶救急センター担当時の深夜帯，「吐血したかもしれない」という主訴の患者が徒歩で受診。バイタル正常。意識清明。腹部所見なし。

▶家族によると，酒を飲んでは寝て，起きては飲むという生活で，寝ている間に血を吐いたかもしれないとのこと。家族が枕の赤いシミに気づき本人を起こすと，本人はいつも通りきちんと起きられたという。夕食にビーフシチューを食べていたことから，赤いシミはそれによる可能性もあるとのこと。

▶血算ではHb 14.8g/dL，Hct 42.8％と正常範囲であり，念のため型と交差分の採血をした上でとりあえず経過観察とした。

▶すると，30分後に大量吐血。一気にショックバイタルになってしまった。慌てて大量輸液と輸血をしつつ，消化器内科を緊急コールした。

▶診断は露出血管を伴う十二指腸潰瘍からの噴出性出血で，内視鏡的に止血して頂いた。

▶動脈性出血は一気にショックバイタルとなるが，低血圧により一時的に止血されることがあり，それによりバイタルは速やかに回復するものの，原因治療を行ったわけではないので，血圧が正常に戻ると再度噴出性出血をきたす可能性がある。

➡この症例により，「流れで経過を考えることの重要性」を知った。来院時はバイタルが安定していて元気でも「悪循環」の中の安定期である可能性があり，「得た情報をいくつかのworst case scenarioに当てはめて最悪の事態に備える」ことの重要性を示しているとも言える。

➡受診時のHb, Hctが正常なのは，出血直後で「濃度」が薄まっていないだけのことであり，これらの値が急性出血を反映しないことは知っていたが，たまたま受診時が「悪循環」の中の安定期であったとは考えなかった。

➡消化管出血に関連して言えば，「血を吐いたようだが覚えていない」「血を吐いて倒れていたが，呼びかけにはすぐ目覚めた」などの病歴があれば，診察時に元気でバイタルサイン正常でも，急変の危険性を考えるべきである。

文 献

1) William Osler, 著/日野原重明, 他訳：平静の心 オスラー博士講演集. 医学書院, 2003.
2) Beckman HB, et al:Ann Intern Med. 1984;101(5):692-6.
3) Langewitz W, et al:BMJ. 2002;325(7366):682-3.
4) Bertakis KD, et al:J Fam Pract. 1991;32(2):175-81.
5) 岸本暢将, 他：外来診療コミュニケーションが劇的に上手くなる方法. 羊土社, 2008.

（篠浦　丞）

❶章 診断につながる病歴聴取　A 患者と話す前に

3 問診票について——問診票・バイタルサインからわかる情報

> **POINT**
> ▶ 記載内容や文字が認知症や神経疾患を疑うきっかけとなることがある。
> ▶ 問診票を見ながら一緒に考えていくと患者の満足度も上がる。
> ▶ バイタルサインは症状より優先されるものであるため，ルーチンに測定すべきである。
> ▶ バイタルサインの解釈は症状，状況，時系列を加味して行う。

1 問診票の有用性

　問診票は患者あるいは家族が考えて記載するものである。医療者からの問診で引き出すものではないことから，医学的にあまり重要でなくても本人にとって最も気になること（解釈モデル）が記載されているほか，字体を見ることで振戦や小字症に気づいたり，問診で聞くべきポイントがあらかじめわかるなど，有用な点が多くある。文章内容や漢字の使い方で，教養の程度なども推測される。

2 記載項目

　各施設，各診療科で工夫がなされていることが多いと思われるが，基本的にルーチンとなる質問と診療科別に各科特有の聞いておきたい質問を記載するようになっている。中にはマーケティングリサーチも兼ねた項目まで入れているところもあるだろう。
　選択式のほうが記載は簡単であるが，現病歴などは患者の文章で書いてもらったほうがよくわかることが多い。
　その他に当院では「本日の診療で希望すること」という項目を設けており，点滴をしてほしいとか，薬を減らしてほしいなど，診察以外に患者が希望するこ

とがあらかじめわかると満足度が上がると考えている。

3 記載内容

　事細かくびっしり記載している場合は，慢性的でいくつもの病院を経由してきているにもかかわらず満足していない可能性が高く，問題点も多い。あるいは非常に几帳面なのかもしれない。いずれにしても丁寧に対応する必要がある。

　問題点が多い場合はそれぞれの重みを見きわめて，重要度の順番をつける。大切なことは，<u>多くの問題点に対して（それが解決できるかどうかは別として），医療者側がそれぞれをきちんと把握，理解しているというのを伝えること</u>であり，それだけで満足してもらえる場合も多い。

　本人が記載した問診票を見せながら，「問題点はこれですね」と確認しながら進めていく。時間のないときは，問題点は把握したが，時間の関係で今回はこの点を中心に検討し，残りはまた次回以降に考えていくと伝えるとよい。

　また，多くの問題点はそれぞれ関連があることも多いため，プロブレムリストのようにグループ化できないかどうかを一緒に考えていくとよい。そうすると，多くの問題が次々と出てきて何がなんだかわからないと不安になっている患者の場合，問題が整理されただけで安心してくれることが多い。しかし，心気症的な患者の場合は，このようにしてもあまり納得しないことも多い。

❶ 面白い一文

　患者は自分なりに症状を緩和する方法を見つけたり，悪化する要因や疾患そのものの原因について考えていることがあり，医療者から見ると一見面白い文章と感じる部分がある（例：靴を履くときに下腹部が痛む→睾丸痛のことであった）。

　医学的には問題のないことであっても，この点に触れることで本人が納得したり，問題ないと安心できれば満足してもらえるため，必ず「これはどういうことですか？」と尋ねてみるのがよい。

❷尋ねるべきポイント

問診票を見ながら鑑別が浮かんできたら，その疾患を診断・除外していくための質問をあらかじめ考えておくことができる。

4 誤字，筆跡，記載量

医学用語は通常，馴染みがないため誤字が多いように感じるが，平仮名が多いときや記載量が極端に少ないときは，教養レベルの問題や認知症，精神疾患の可能性，あるいは単に体調が悪いということが考えられる。

認知症の症状のひとつに，あまり長い文章で話さなくなるというものがあるが，問診票でも単語だけという場合は疑う契機になるかもしれない。特に1人で受診した場合，認知症かどうかが不明な場合がよくあり，注意が必要である。

筆跡として，字の震えと小字症ではパーキンソニズムを疑う（図1）。認知症やうつ病でも字が汚くなることがあり，付添人に確認すると「昔はすごく綺麗な字だったんですけどね」と言われて気づくことがある。

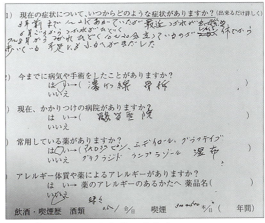

図1 パーキンソン病患者の小字症
小字症は，書いている文字が徐々に小さくなる症状

5 既往歴，薬剤歴，生活歴，妊娠の可能性

これらは記載内容だけでは正確でなく，必ず確認すべきである。その際の注意点を表1にまとめた。

6 バイタルサイン

バイタルサインはルーチンに測定すべきもので，見た目や症状が軽いからと

表1 既往歴, 薬剤歴, 生活歴等を尋ねる際の注意点

既往歴	・本人が病気ではないと勝手に考えていたり, 治療はしていないが指摘されたことのある疾患を記載していないことが多々ある ・検診で指摘されているが, 二次検診に行っておらず, まだ診断を受けていないということもある ・「これまで何ひとつ病気をしたことはありません」と堂々と話すが, 単に病院嫌いで検査をしたことがないだけという人も多い ・具体的に病名を挙げて尋ねたほうがよい
薬剤歴	・必ず手帳や, 前医に電話してFAXで確認する ・手帳を複数持っていたり, 院内処方では手帳に記載しないクリニックなどもあり, 他の病院に行っていないか確認する
生活歴	【飲酒】 ・「何合か?」という質問よりも, 具体的な内容や量 (350mLの缶ビール○本など) を聞いたほうが正確である 【職業】 ・患者をよく知る上で重要で, 疾患のヒントになりうる。高齢だが仕事をしていたり, 若いのに無職ということがある ・無職の場合には, その理由を尋ねることで疾患の存在を見つけるきっかけとなることが多く, 若い頃から定職にほとんどつけていない統合失調症や発達障害, 神経筋疾患, 定年直前に退職したうつ病などが挙げられる ・職場でのストレスが原因となる病状も多く, 診断書を記載して解決できることもあるため, 必要かどうか尋ねたほうがよい
妊娠の可能性	・「100%ないですか?」と尋ね, 「はい」と言われても「性交自体がないということですか?」とまで確認している (ただし過去に赤ちゃんの頭部が出てきているのに「性交したことがない」と言う高校生がいた)

いって省略できるものではない。なぜなら症状よりも正確で, 呼吸数以外は自分でコントロールできないためであり, 発汗や表情などと同様, 自覚症状よりも優先されるものである。特に, 訴えがあてにならない精神疾患や高齢者, 糖尿病患者, そもそも訴えることができない寝たきりの方などでは絶対に必要である。

　たとえば患者が息苦しくないと言っても, 呼吸数が30回/分であれば異常と考える。

　当院ではトリアージナースが問診票をもとに患者に話を聞きながら, 主訴と

バイタルを記載した状態で医師が診察することになっており，この最初の段階で何を考えるかがとても良いトレーニングになる．ベテランナースの場合では，これだけで診断できるというポイントが見事に記載されていることがある．

> **症例①** 16歳男性　主訴：いきなりの左腹痛
>
> ▶夜中眠っていたところ，2：30にいきなりの左腹痛で目覚め，約3時間後に受診．バイタルは安定（図2）．
> ▶突発だが年齢とバイタルから破裂，詰まり，裂ける系は考えにくく，ひねる系が思い浮かんでくる．安静時に左に多いという疫学的情報からも，「精巣捻転」が思い浮かぶ．

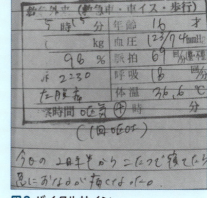

図2 バイタルサイン
左側の項目は上から時刻，体重，SpO₂，主訴

このように，バイタルサインは数値単独で考えるものではなく，状況・症状によって解釈される．さらに，時系列的に見ていかなければならないし，脈拍，血圧，呼吸数，体温のどれも関連づけて一緒に考える必要がある．

❶血圧

外来では高めになることがほとんどであるため，低値の場合，普段から低い場合以外は異常と考える．ショックの場合は，脈や呼吸数が増えるなど他のバイタルも変動するし，立ち眩みなど何らかの臓器障害の症状があるが，実際に起立負荷をしないと血圧の低下がみられないことも多いため，病歴で疑われればactive standing testまで行う．診察時に首回りを触れて冷汗に気づき，そこで初めて普段の血圧より低いと気づくこともある．

当然，胸痛やふらつきなどの症状があって低血圧であれば，重篤な疾患である．

何らかの症状に伴い高血圧となっている場合，交感神経の刺激による二次的な反応ということがほとんどであるが，稀に血管イベントの場合がある。
　たとえば腹痛で受診した患者で，腹痛自体はさほどないにもかかわらず，血圧だけ妙に高い状態が持続しており，上腸間膜動脈解離や腎梗塞が見つかったりする。同様に，高血圧以外は何も症状のない高齢者で，無症候性の脳血管障害や心筋梗塞が見つかることがある。また，デイサービスなどでいつもより血圧が高いと言われて受診した高齢者で，後に発熱するケースもよく経験する（感染による高血圧）。

❷脈拍

　脈拍数も外来では多くなる傾向にある。一般的に「デルタ心拍数20ルール」という，体温が1℃上がるごとに脈拍が20回/分以上増える場合は何らかの他の異常や細菌感染症である可能性が高いという法則があるが，外来では緊張のせいか脈拍数が多い。
　トリアージで自動血圧計やパルスオキシメーターの脈拍数のみが記載されていて，稀に心拍数と異なる場合がある。その場合は大抵不整であるので，心拍数を測るようにすべきである。脈拍の異常は必ず心電図で確認する。

❸呼吸数

　呼吸の異常は見た目で判断されることが多く，呼吸数まで全例測定している施設は少ないだろう。しかし，呼吸の異常は肺疾患だけでなく，心疾患，神経疾患，精神疾患，代謝性疾患，敗血症，腹部疾患，肝硬変，胸郭疾患，気道疾患など多くの疾患に気づくヒントとなるため非常に大切であり，呼吸数だけでなく，呼吸様式も一緒に記載したほうがよい。
　血液ガスの解釈などは呼吸数がないと始まらない。ただし残念ながら，<u>単なる回数よりも呼吸パターンのほうが大切</u>であり，問診票の記載だけではわからないため，「喘ぎ様」とか「不安気に深呼吸する」などのコメントがあったほうがよい。

❹体温

　外来において，低体温は冷汗があったことを想像して病歴を取る．甲状腺機能低下症や副腎不全，薬剤性であることは稀である．入院患者では敗血症や低血糖，偶発性低体温症を考える．

　感染症かどうかは体温以外の病歴で考える．急性の高熱はほぼ感染症であり，高齢者ではインフルエンザ以外のウイルス感染は稀と考えてよいので，最初から熱源検索を行う．逆に，発熱のわりに受診日まで3日以上経過している場合は非感染症が多い．

> Column〈驚きの病歴シリーズ〉そんなことあるの？やっぱり病歴は大事！

70歳代女性　主訴：味覚障害，ふらつき，尿の訴えなど多数

▶ 問診票（図3）をみると一見不定愁訴のようであるが，問題は口腔内，ふらつき，尿の3つにわけられる．最も特異的な症状は味覚障害なので，まずはこれをきっかけとする．

▶ 舌をみると図4のようにテカテカとしていることから，ビタミン欠乏症などの栄養障害やドライマウスを考えた．すると，ふらつきも神経障害による可能性が出てきて，中枢か後索障害，末梢神経障害を考えながら所見を取った．

▶ 後索障害の所見があり，採血にて大球性貧血とビタミンB_{12}欠乏症が判明した．

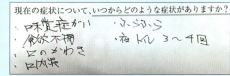

図3　本症例の問診票（現在の症状）

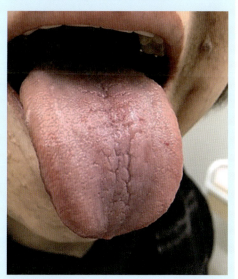

図4　本症例の舌

➡このケースは当院受診前に大学病院を受診していたが，検査も所見も取られず「栄養失調」と言われて帰されている．流石は大学病院であり，一発診断できている．

> Column 〈変な症状シリーズ〉 そういうことだったのね…！

20歳代女性　主訴：陰部がスースーする

▶これまで特に既往はなく，生活歴にも特記すべきことのない大学生．2カ月ほど前から陰部がスースーするため婦人科受診するも，異常がないということで内科を受診した．

▶陰部の局所性疾患は否定されたものとして，感覚異常かと考えて問診を行った．すると症状は陰部だけでなく，下半身にも違和感があったようで，症状は夜間の寝る前に強く，足を揉んだりして，眠いにもかかわらず眠れないということであった．

▶血液検査にてフェリチンの低下があり，むずむず脚症候群として加療して，症状は消失した．文献上も restless genital syndrome として報告があるようだ[1]．

文献
1) Turrini A, et al：Sleep Med Rev. 2018；38：50-5.

（西垂水和隆）

❶章 診断につながる病歴聴取　A 患者と話す前に

4 患者が一言目を話す前にわかること

> **POINT**
> ▶診察室にやってくるまでの表情や姿勢から患者の性格や病気のイメージを想像できる．悪く言えば偏見や先入観だが，こうしたバイアスの影響に修正を加えながら診断・治療を進める．
> ▶怒っている患者では，易怒性が高いようなら，それ自体が臨床症状ではないかと考える．
> ▶高齢者が家族と，学生が親と，女性が交際相手（もしくは夫）と来ている場合などがあり，それぞれ対応や段取りを考えて診療を進める．
> ▶思わず出てしまう患者の仕草や声に病気の特徴が表れていると解釈して，待合室での様子もよく観察することが大切である．

1 患者が診察室にやってくるまで

　「咽頭痛がきつい」と書かれた問診票を見て，診察室のドアを開ける．待合室に並ぶソファにぽつぽつ座っている患者．目の前には，ソファに横になっている男性がいるが，この人だろうか．「126番の方…」と呼ぶと，向こうで立ち上がる人．歩いて診察室にやってくるまでちらちらと見る．表情や姿勢からその人の性格や病気のイメージを想像するが，話す前から方針が大体決まってしまうこともある．

　よく言えば直感，悪く言えば偏見や先入観だが，こういうエラーを生じかねないバイアスなしに診療を行うことは不可能だし，時間短縮の効率的手段でもある．外来では，このバイアスの影響に修正を加えながら診断，治療まで進んでいく．

2 患者のアピール

❶ 強くアピールする人

　ドアを開けた際，他の患者を呼び込むときでも目を合わせてくる患者がいる。瞬間的であるが，状況としては①症状がきつい，②不安が強い，③本当に深刻，のいずれかだと思う。

　わざわざ外来に来られる患者は呼吸器症状と腹部症状を訴えることが圧倒的に多いが，呼吸器症状や熱性疾患の初期，または慢性の腹部症状の場合には，①症状がきついか，②不安が強いのかと，「なぜ来院したのか」について話を聞く。また，病歴はonset前後の情報が大事だが，訴えが強調されると前後の状況を聞き逃して不十分な理解になることに注意する。

　呼吸器症状や熱性疾患の亜急性〜慢性の経過や急性の腹痛なら，③本当に深刻なのではないかと，深刻な疾患の除外を考える。

　アピールの程度と症状の関連で無意識に対応しているところがあるのは間違いないだろう。

❷ 静かに待っている人

　番号が呼ばれてもうつむいたままで，目を合わせない患者もいる。

　感冒の初期などで受診した場合には，症状も落ちついていそうでなぜ受診したのかと思う。①家では症状がきついのか，②インフルエンザや肺炎など特別な心配があるのか，などについて具体的に聞く。

　静かに淡々と話す様子に反して話の内容が深刻な場合は，たとえば若い患者の悪性腫瘍など想定していなかった疾患も信憑性が増してくるし，実際に患者の心配が的中していることもある。

　高齢者や精神疾患の合併がある患者では我慢強かったり，病識がなくて困ることもある。そのときには「病気が日常生活に与える影響」を聞いて判断するのがわかりやすい。元気な人が仕事を休んだり，もともと自宅で過ごしている高齢者でも「ずっと寝ている」のなら症状が随分きついと思うし，早退したり，「動くときつい」というのはそれに準ずる状態なのだろう。逆に，「特にいつもと生活に変わりがない」のなら心配いらないと思う。

最初は静かだが，話を聞き始めるとどんどん訴えが出てくる方もいる。それぞれの関連性がない場合には，不眠や食欲低下に加えてうつ気分や興味の消失など，うつ病ではないかスクリーニングすることがときどきある。

❸怒っている人
一目見た瞬間から患者が怒っているとわかることがあるが，これほどストレスを感じることはない。1時間くらい待たせて，呼び込んだときに怒って見えたらすぐに謝るところから始める。

ただ易怒性が高いようなら，それ自体が臨床症状ではないかと考えてよいだろう。前頭側頭型認知症など神経変性疾患やパーソナリティ障害など精神疾患，甲状腺機能亢進症，電解質異常など内分泌・代謝疾患などを考えるかもしれない。

また，インフルエンザの診断後にクレームの電話をかけてきた患者で，後で診察してみるとインフルエンザ後の細菌性肺炎になっていることもあった。症状が改善していないのでイライラして電話してきたようである。当然ながら，このように症状がきつくて怒りやすくなっていることもあるので共感する姿勢が大事である。

3 誰と来ているか？
❶高齢者が家族と来ている〜高齢者をやたら大勢が囲んでいる場合
いつもと異なる症状があり，それが心配で連れてきたということが多く，大概は理解可能な状況である。特に老老介護や独り暮らしで，今の生活を継続させるのが不安で同居していない家族が連れてくる。食欲低下や元気がなくて生活を維持できない場合，認知症や衰弱がひどいときは，原因検索に加えて薬剤調整や医療資源調整まで必要になるかもしれない。

また，患者本人は自覚がなかったり，訴えられなかったり，どこまで深刻なのか客観的に見定められないときは外来の時間内では判断できないだろう。入院の閾値は下げてよいかもしれない。

❷ 親と来ている学生

　親が心配して連れてくる場合が多い。胸痛，頭痛，しびれなどの症状がよくあるが，脳出血や心疾患を心配したり，検査をしたが異常がなかったと受診されることがよくある。ほかには，不登校のように思われるが，朝起きられないのは特別な病気があるからではないかという，対応に困った親が受診させたりする。本人は特に困っていないようであるが，初診で思春期の学生がどこまで正直に答えるのかと不安を感じる。

　また，ダイエットと言いながら摂食障害を疑わせる子どもが受診することがあり，心療内科への受診を勧めたほうがよいのかと考えたりする。

　いずれにしても特別な精査を必要としないことが多いが，この年代の患者には少なくとも2つのパターンがあることがわかった。1つはストレスに起因するもので，もう1つは栄養障害に由来する症状である。このような考えに至ったのは，漢方薬の小建中湯（しょうけんちゅうとう）や四逆散（しぎゃくさん）で症状が軽くなったからである。このような症状に丁寧に向き合う場合は，東洋医学を取り入れないと難しい。

❸ 交際相手（もしくは夫）と来ている女性

　夫や交際相手がいると聞きにくい情報がある。たとえば，腹痛の場合における妊娠の話と性感染症の可能性だ。また，腰痛など体部痛のときにDVの可能性も聞きにくい。

　聞くタイミングは，付き添いの夫や交際相手を診察室の外に出した後がよいと思われるが，その際には女性の看護師を同室させて問診や腹部診察をするほうがよい。その辺の段取りも考えながら呼び込んでいる。

4 聞く前から明らかな身体所見

　看護師の問診で症状を確認して待合室にいる状態から，どんな情報が得られるだろうか。限られた診療時間でのファーストタッチの印象によって，診療の方向性が決まってしまうことはよくある。できるだけ見逃しをしないことは大事だが，読み違えて診察をやり直すことも考えておかなければならない。

❶ 疼痛

【咽頭痛】

匂いを嗅ぐような顎を上げた姿勢は，急性喉頭蓋炎など気道閉塞のときに気道を確保するためのポーズで危険を示唆するが，ベッド上で真上に臥床できれば急性喉頭蓋炎，扁桃腺周囲膿瘍，咽後膿瘍による気道閉塞の危険は少なそうである．しかし，臥床していてもやや側臥位になっていて実は咽後膿瘍だったことがあり，丁寧な観察が必要である．

【胸部痛】

大動脈解離や大動脈瘤破裂などの大動脈疾患は外来でみることは少ないが，バイタルサインに異常があり落ちつきがない場合，バイタルサインが正常な場合にも心筋梗塞のことがある．冷汗もなく落ちついて座っているが，1週間前から数時間の胸痛を繰り返しているなど不安定狭心症や心筋梗塞である場合がある．信じがたい気持ちで心電図をとると，患者の訴えが正しかったことがわかり，驚く．

【腹痛】

受付で椅子に座らず，立ったままで腰に手を当てているのは尿管結石や胆石の患者だ．虫垂炎など限局性の炎症の場合には，新聞を読んでじっと座っていても立ち上がるときに思わず痛そうにする．極端な場合は腹部を手で押さえながら前屈みに入室する．

若い女性なら卵巣破裂や子宮外妊娠に伴う腹腔内出血の場合も下腹部を押さえながら痛そうに入室するが，横になろうとはしない．横になると血液の刺激が腹腔内に広がるからだ．

❷ 呼吸器症状

【呼吸苦】

静かに座っていた患者が入室後に最初だけ頻呼吸になっている場合は，心不全や間質性肺炎など換気障害の病態を考える．いつまでもきつそうな場合は，頻呼吸や熱がなくても肺炎を疑う．喘息やCOPDなど気道内圧が上昇している患者では，呼気で消失する頸静脈怒張がみられることがある．

【咳】

　待合室では激しく咳込んでいても，診察室では遠慮して咳を我慢するものである。入室後でも「咳が出そうなら咳をして下さい」と伝えたりするが，1つは気遣いであるし，もう1つは連続する咳，吐きそうになる咳，湿性・乾性などを含めて咳の性状を確認できるからである。また，咳のない熱だけの肺炎も実際にあるので，重篤感があれば胸部の聴診も注意して行う。

❸ 嘔気

　待合室で激しく洗面器に嘔吐している場合は急性腸炎が多く，その内容物は時間の経った食物残渣ということが特徴である。尿管結石でも嘔吐することがあるが，急性腸炎と同じく食物残渣となる。急性腸炎の場合は発症前に食べた物が腸管の機能障害で消化されずに残っているのに対して，尿管結石の場合は発症前に食べた物が消化される前のタイミングで発作が起こったことを意味している。

　腹満を主訴にする癒着性イレウスは，腹痛も少なく，静かに待っているため急性腸炎と間違われることがある。帰宅後に嘔吐を繰り返したため再診するが，腸管内に腸液がたまり始めて腹満が出て，腸管が緊満して，嘔吐するまでに時間がかかるからである。

　静かに待っている嘔吐症には頭痛が随伴していることもあり，クモ膜下出血など頭蓋内病変に注意する。

　女性であれば妊娠，中高年では心筋梗塞を，年齢や見た目から連想する。

5 観察により病気の本音を探る

　待合室には他の患者もいるので，お互いできるだけ静かにしていようとする傾向がある。症状が軽そうだと決めつけず，思わず出てしまう仕草や声に病気の本音があり，病気の特徴が表れていると解釈してよく観察することが大切だろう。臨床経験から得られる知恵は，診察場所に特有のバイアスがかかっているので普遍化には問題があるかもしれないが，待合室における患者の一挙手一投足にどのような意味があるのか，それぞれの場所で考えを深めることは決して無駄ではないだろう。

> **Column 〈驚きの病歴シリーズ〉そんなことあるの？やっぱり病歴は大事！**

44歳男性　飲酒の果てに待っていたのは？

▶実家の畜産業の手伝い中に骨折して3週間入院．その後に仕事をしなくなり，パチンコ，家では飲酒，3カ月後には下肢痛で歩行困難，布団で寝たきり，紙おむつ状態となった．食事も摂れなくなり近医受診．

▶入院当初は会話も可能であったが，入院数日後に38〜39℃の発熱，発汗，幻視，強直性痙攣様の振戦を呈したことからレベチラセタム（イーケプラ®）開始，CRP 24mg/dL，タゾバクタム・ピペラシリン（タゾピペ®），メロペネム（メロペン®）が使用された．

▶全身の突っ張り，意思疎通不良不変，いったん良くなったものの39℃の発熱，JCS 3桁の意識障害，四肢の筋硬直で当院紹介．前医入院中の2週間も摂食はなかった．

▶当院転院後，体温：38℃，笑顔はあるが数語の返答のみ，るい痩著明．観察していると，ミオクローヌスが顔面や左手の筋肉に持続，四肢は反射が亢進，四肢固縮，バビンスキー陰性，髄液検査，MRI全脊髄の異常を認めず．頻回な吸痰が必要なほどに意識レベルは悪化した．

▶アルコール依存による体重減少をプロブレムの中心として，失調／痙性対麻痺／筋固縮／錐体外路症状／ミオクローヌスの症状を呈するペラグラの診断をした．発熱は持続していたが，髄液検査で感染が否定されたため意識障害の随伴症状とはせず，誤嚥性肺炎によると考えた．

▶ビタミンB_3は測定できないため，診断的治療目的にニコチン酸アミドを投与したところ，2日後に昏迷状態から意識清明へと劇的改善を認めた．下肢痛はアルコール性神経症の診断をしたが，萎縮が強く長期のリハビリ継続が必要であった．

➡開眼しているのに反応がなく，無言症や昏迷があったからであろう，当院入院時には精神科でカタトニア症候群を疑われていたが，カタトニア症候群の鑑別にペラグラは挙がるようだ．また，アルコール性神経疾患の鑑別でも不随意運動を考慮すればペラグラにたどり着いたかもしれない．いずれにして

も体重減少（栄養障害）を主要プロブレムにしなければ診断には至らなかったと考えられた。

> Column〈変な症状シリーズ〉　そういうことだったのね…！

60歳代男性（透析患者）　机上の推論

▶ 2023年3月に下肢の紫斑とCRP 11mg/dL，皮膚生検で白血球破砕性血管炎（leukoclastic vasculitis）。血清ANCA陰性，クリオグロブリン陰性と血清学的には異常がなく，IgA血管炎疑いとなっていた。

▶ 2023年9月に入り発熱するようになり，CRP 9mg/dL，眼瞼結膜の出血，心エコー（UCG）上で大動脈弁疣贅を認めたため，シャント血流感染による心内膜炎が疑われた。そこでバンコマイシン，メロペン®の投与が開始されたが，血液培養は陰性と判明して解熱も得られなかった。

▶ 他の異常値を列挙すると，抗好中球細胞質抗体（PR3-ANCA）102U/mLと陽性で，ここ半年間で陽転化したようであった。LDH 379U/L，ALP 202U/L，γ-GTP 118U/L，総ビリルビン 2.10mg/dL，血沈 91mm/h，フェリチン 255ng/mL，Hb 7.0g/dL，血小板数 8.7万/μLであった。

▶ 休日にこの症例について考えていた。血管炎とPR3-ANCAが関連あるのだろうか。そうだとしても血管炎と心内膜炎には関連がなさそうである。全身性エリテマトーデス（SLE）のLibman-Sacks症候群も考えたが病歴とは合わず，CT上から悪性腫瘍による疣贅も否定的であった。仮に培養陰性心内膜炎ならどうだろう。畜産業者でもないのでQ熱やブルセラ病などは否定的だろう。あるとすれば猫が保有するバルトネラによる疣贅かもしれない。そうなるとPR3-ANCAとの関連はどうなるだろうか。感染症と膠原病は意外と近い場合がある。黄色ブドウ球菌菌血症で自己免疫性糸球体腎炎が起こることが知られている。バルトネラでも独特の自己免疫疾患のような病態があることを思い出していた。中枢神経感染で抗菌薬だけでなくプレドニゾロン（プレドニン®）を投与することは標準治療である。バルトネラによるリンパ節炎で抗菌薬治療後に膿瘍化してプレドニゾロンだけで治癒したこともあっ

た。バルトネラにより自己抗体が産生されて下肢の血管炎が起こることはないだろうか。それがPR3-ANCAであったとしてもおかしくないのではないか。

▶そのようなことを考えながらネット検索したところ，バルトネラによる心内膜炎でPR3-ANCAが陽性化する症例報告[1]がこの10年で増加していること，大動脈弁疣贅が60％と多いことが判明した。つまりバルトネラ……培養陰性心内膜炎…… PR3-ANCA……下腿血管炎ですべてつながったわけであるが，重要なのは，このつながりが稀ではなく増加傾向という事実であった。後は患者に猫の飼育歴を聞くだけであった。

▶翌日，ベッドサイドに行き患者と初めて話をした。「2022年暮れから親戚の子猫を預かっています。公営住宅なので猫は外に出せないんです」とのことだった。バルトネラ感染後に熱，白血球増多，血沈増加がなくて潜在性に病気が進行する可能性があり，そのエピソードからは子猫飼育後に皮膚血管炎となり，潜在化を経て9カ月後に心内膜炎として感染が顕在化したとしても矛盾はなかった。この日にドキシサイクリンを投与したところ，解熱して元気になった。この反応からも診断はほぼ確定に思われたが，バルトネラ抗体は陽性となった（*B. henselae* IgG：512倍）。念のため大学病院に転院となったが，バルトネラとは関係のないカンジダ菌血症で亡くなったと後日報告があった。

➡やむをえない事情から患者は子猫を預かったが，入院後は患者の友人らが子猫の世話をしていると聞いた。ところで，皮膚血管炎から心内膜炎までの7カ月間にバルトネラの潜在感染が進行していたのだろうか。バルトネラがヒタヒタ後ろをついて歩く子猫の姿と重なって薄気味悪い感じがした。

文 献
1) Wibowo T, 他：臨リウマチ．2017；29(2)：114-20.

（大塚　暢）

❶章 診断につながる病歴聴取　❽定番の質問をより詳しく

1 O：いつから始まりましたか？

> **POINT**
> ▶「いつから症状が出たか」onsetを確認していく。
> ▶ sudden（突発），acute-subacute（急性〜亜急性），chronic（慢性）の区別をしながら聴取する。
> ▶ 問診を続ける中で，ある程度疾患を鑑別しながら次の身体所見につなげる。

1 発症様式

　患者はいろいろな症状で医療機関を訪れる。問診における"OPQRST"は，症状の性状や強さ，時間的な変化などを聴取者が把握し，疾患を推測しながら問診を進めるために広く一般的に聴取されている。

　いつから症状が出ているのか，どれくらい続いているのか，症状が出たときに何をしていたか，症状の時間的変化など，問診を進めていく過程である程度は疾患を推測，鑑別しながら次の身体診察につなげていきたい。

　中でも症状出現時における発症様式（onset）については，患者が自覚した最初の症状であり，問診においても最初に聴取する項目であるため問診の過程上，大切な情報となりうる。

2 onsetの種類

　症状の出方は，①sudden（突発），②acute-subacute（急性〜亜急性），③chronic（慢性）に区別し，聴取するとよいだろう。

　①症状が秒〜分単位で突然発症する　→sudden onset
　②数時間〜数日単位で発症する　→acute-subacute onset
　③数週〜数カ月単位で発症する　→chronic onset

　患者に聴取する場合は「いつから症状が出ましたか？」「その症状が出たのは

突然ですか？ 急性ですか？」という質問が一般的だが，患者からすれば「急性」も「突然」も似たようなものなので，「秒単位で出ましたか？」「数時間かけて強くなってきていますか？」と具体的に聞くと症状を把握しやすい。

表1[1]は当院で研修医，専攻医の指導に使われているものである．発症様式は急性なのか慢性なのか，症状の部位的な変化を聴取し，鑑別疾患を挙げながら問診を進めるとよいだろう．

表1 発症様式と症状の局在による鑑別疾患の考え方

発症様式	突発 (sudden)	急性〜亜急性 (acute-subacute)	慢性 (chronic)
局在	秒単位	時間〜日単位	週〜月単位
	〜しているとき急に 〜しようとした瞬間	ゆうべから 2〜3日前から	以前より 先月あたりから
	詰まる, 破裂, ひねる	日に日に悪化	日数のわりに悪化していない
局所性 (focal)	**血管・管性障害** ・脳梗塞, 卵巣捻転など **外傷性疾患**	**炎症性疾患** ・肺炎, 偽痛風 **外傷性疾患**	**腫瘍** ・脳腫瘍など **外傷性疾患**
びまん性 (diffuse)	**血管・管性障害** ・意識障害のSAH, ショックのAAA破裂 **中毒・代謝性疾患**	**炎症性疾患** ・脳炎, 血管炎など **中毒・代謝性疾患**	**変性疾患** ・アルツハイマー **中毒・代謝性疾患**

SAH：クモ膜下出血，AAA：腹部大動脈瘤　　　　　　　　　　　　　　　　　　（文献1をもとに作成）

以下に，表1に載っていない疾患を挙げた．診療を続ける中で培った知識をもとに，表2〜4に情報を加えていくことで，その内容がより充実していく．

❶ sudden onset

症状の発症が突発である．原因の解明を急がなければならない疾患が多く，急に状態が変化していくため検査や処置が急がれる疾患が多い（表2）．主に血流が途絶する病態が多く，発症が突発となりうる．

血管や臓器が①詰まる，②破れる，③捻れる，④裂けるといった病態で区別

表2 sudden onsetの疾患

頭部	SAH, 脳出血, 脳梗塞, 脳動脈解離
胸背部	大動脈解離, 心筋梗塞, 肺塞栓, 気胸
腹部	消化管穿孔, AFなどからの塞栓症（腎梗塞, 脾梗塞, SMA塞栓）, 大動脈破裂, 尿管結石
婦人科	卵巣捻転, 異所性子宮外妊娠, 卵巣出血

AF：心房細動, SMA：上腸間膜動脈

すると覚えやすいだろう。症状が出る部位も原因臓器に局在する場合が多い印象にある。

　sudden onsetの疾患は一般的には秒単位で発症するが，その中でも心筋梗塞は1〜2分を要するケースもある。また，心筋梗塞では様々な症状（嘔吐や心窩部痛，肩痛，歯痛）が出るケースもあるので注意する。卵巣の捻転なども，一時的に絞扼が外れたりすると，症状の軽減がみられたりする。

❷ acute onset

　主に感染や炎症性の疾患が多い（**表3**）。炎症が起こり，症状として自覚するまでに時間を要する病態が多い。炎症が起こっている部位に症状が出るだろうが，先に発熱の症状が出て，遅れて局所の症状が出る場合もある。

　疾患によっては，たとえば虫垂炎など，炎症が起きている部位とは異なる心窩部痛などの関連痛として症状を自覚する疾患も含まれ，時間経過とともに右下腹部痛として症状を自覚するような疾患もある。

表3 acute onsetの疾患

頭部	脳炎, 片頭痛, 髄膜炎
胸背部	肺炎, 胸膜炎, 心筋炎, 血管炎, 膿胸
腹部	腸炎, 虫垂炎, 憩室炎, 腎盂腎炎, 炎症性腸疾患
婦人科	STD, PID, Fitz-Hugh-Curtis症候群, 子宮留膿腫

STD：性行為感染症, PID：骨盤内炎症性疾患

❸ chronic onset

　症状発症の時期がはっきりしなかったり，普段通り生活する中で症状を自覚し，日を経て受診するケースが多い疾患である．症状の変化に乏しく，ゆっくり進行していく疾患が多い．腫瘍性疾患や変性疾患が含まれる（**表4**）．

表4 chronic onsetの疾患

頭部	アルツハイマー型認知症，パーキンソン病，脳腫瘍
胸背部	肺癌，肺気腫
腹部	過敏性胃腸炎，大腸癌，肺癌，肝硬変
婦人科	子宮体癌

　症状が出てもある程度は日常生活ができていれば受診の契機にはならないことが多く，患者が自覚したときよりも以前から症状が出ている可能性もある．

　何が受診の契機になったのか，また症状がなかった時期，たとえば「数カ月前には症状がありましたか？」など症状がなかった時期についても聴取する．

　患者を普段からよく観察している家族などからの聴取も有効なことがある．

❹ acute on chronic

　chronicの中でも症状が急に悪化する疾患が含まれる．

　症状を慢性的に自覚しているが，何らかの原因により急に症状が悪化する疾患が含まれてくる．たとえば肺気腫の急性増悪や慢性心不全の急性増悪，末期腎不全の急性増悪，肝性脳症，がん関連疾患などの慢性経過中に急に症状が増悪するケースが挙げられるだろう．

　主に感染などが悪化の原因になることが多い印象である．

　chronicでありながら，急な症状の変化が生じ，受診契機につながる．

❸ 問診上の注意点

　発症様式について述べてきたが，発症様式はあくまで患者が自覚した症状として述べられる．

　その後の問診で症状と疾患が結びつけばよいが，そうでない場合もあるた

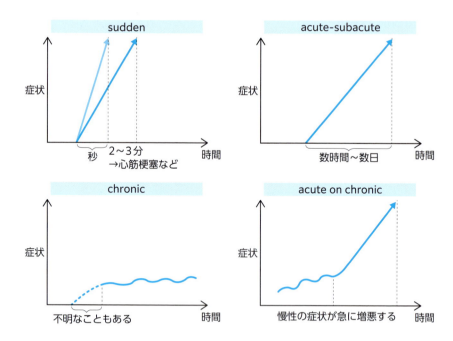

図1 発症様式のイメージ図

め，問診上の注意点を自験例も交えながらいくつか挙げていきたい。

◉患者によっては「急性」の発症でも「突然」と表現するケースがある

「症状はこのように突然出現しましたか？」「数秒を境に症状がピークになりましたか？」と図に書きながら，ジェスチャーも交えたりして聴取すると患者側もわかりやすい（図1）。また，睡眠中に症状が発症し，症状で目が覚めた場合なども「突然」と表現する場合があるので注意が必要だろう。

ただし，問診や身体所見を進めていく中で「急性では？」と思ってもsudden onsetの疾患は必ず鑑別に残しておきたい。

◉高齢者，特に認知症の既往があると，症状の自覚が鈍かったり，表現が乏しく，聴取者が把握するのに難渋するケースがある

このような高齢者のケースは，いつも介護されている方からの情報が重要なことがある。「いつもよりなんとなく元気がない」などの主訴で受診された場合でも，「いつまで普段通り生活していたのか」，また「食事はいつ頃まで摂れ

ていたか」など問診していくと，いつ頃から症状が出ているのか把握できることもある。

- ●精神疾患，特に統合失調症の既往がある患者は，痛みなどの症状に強いという印象がある

不明熱精査で受診した統合失調症患者で，通常なら突然発症になりうる消化管穿孔を起こしながら，食事を全量摂取し，腹痛も訴えないケースがあった。

問診だけではなかなか難しいこともありうるので，注意が必要である。

- ●意識障害がある患者は，「いつまで意識があったか」「痙攣していなかったか」「どの程度続いているのか」など周囲の方からの聴取が大切になる
- ●外傷，中毒は突発から慢性まで幅広いケースで起こる可能性がある（表1）

外傷においては，受傷した瞬間から明らかな症状となるケースから，慢性硬膜下血腫のように数週と時間を経て症状が出てくることもある。

中毒においても，曝露もしくは摂取した瞬間に症状が出るケースから，慢性に経過する，特に病院などで処方された内服薬などで症状が出るケースもあるので注意したい。

漢方を内服した直後に発熱，呼吸困難を生じて薬剤性肺炎を起こしたケースから，慢性的に市販の頭痛薬を使用し，嘔気が改善しないブロム中毒など，発症は突発から慢性と幅広い。

- ●普通なら慢性に進行する症状が，急に進行する場合や進行がおかしい場合は注意する

たとえば認知症であれば慢性に認知症状が進むであろうが，急に認知症状が発症・進行するなどの場合も注意が必要だろう。

家族は急に認知症になったと思い受診したが脳炎であったケースや，慢性に進行し認知症と診断されたものの，症状の進行が通常とは異なるために脳腫瘍や脳症が見つかったケースなどもあるため，発症様式や時間経過などを注意してみていくことも大切だろう。

- ●慢性経過の症状で受診され，様々な原因検索をしてもわからないケースでは主訴にとらわれがちになるが，他の随伴症状がヒントになることもある

数ヵ月続く慢性の心窩部痛で受診され，原因検索のため消化器内科で入退院

を繰り返していた患者が紹介された。慢性の腹痛以外にも両下肢のしびれがあったことでTh9領域に神経鞘腫が見つかった患者もいた。

あまり関連のない症状と考えて患者側が伝えない場合もある。主訴ではない症状でも注意して聴取する必要がある。

4 onsetを把握して鑑別につなげる

発症様式（onset）を把握して次のPQRSTを聴取することで，患者の病状把握だけでなく，疾患の推察や鑑別にもつながっていくだろう。

問診をしっかり聴取することで，採血や画像検査に頼らず，ある程度の推察や鑑別ができるだろう。検査後もよくわからないケースがあるかもしれないが，最初の問診で聞き逃している場合や，聴取者が誤ったとらえ方をしている場合もあるので「さらなる問診」を追加してみてはどうだろうか。

Column 〈驚きの病歴シリーズ〉そんなことあるの？ やっぱり病歴は大事！

88歳男性（施設入所中） 主訴：腹痛，嘔気

- 朝食後は普段通りに過ごされていた。昼食後に急な腹痛と嘔気あり。しばらく横に寝かせて様子をみていたようだが，症状が変わらないため当院に救急搬送された。
- 搬送時から腹痛の訴えが強く，問診もままならない状況であった。症状を聞く限りでは突発の持続的な腹痛で，身体所見上では腹部は板状硬であり，画像検査を急いだ。
- 腹部CTを撮影したところ，捻転を疑う所見あり。造影CTでは，血管と一部空腸を巻き込むような捻転の所見がみられた。外科医をコールし，緊急手術を想定していた。
- 捻転の所見にばかり注目していたが，造影CTをよく見ると右総腸骨動脈に解離の所見もみられる。結果的に緊急手術となった。
- 発症様式からは捻転が先行し，後から痛み，血圧上昇から解離が発症したと考える。

➡ 腹痛が強く詳細な問診ができなかったが，回復したらもう一度，当時の発症様式について問診したいと思う症例であった。

Column〈変な症状シリーズ〉 そういうことだったのね…！

85歳女性　紹介目的：不明熱精査目的

▶ 38℃の発熱，両下肢のしびれで近医受診。血液検査でWBC：4,500/μL，CRP：0.8mg/dLとなり，感染症の初期症状との診断で入院していた。入院して約1カ月経過しても微熱が持続するため，リウマチ性多発筋痛症も疑いステロイドの内服が開始された。しかし，発熱が持続するため当院へ紹介となった。

▶ 身体所見上，感染徴候はなく，後頭部に頭部打撲の痕はあったが，発熱の原因につながるような所見は確認できなかった。抗菌薬は投与せず，膠原病の所見もみられないため，ステロイドは漸減し経過をみる方針で入院となった。

▶ 入院後も発熱が続いた。受診時，頭部打撲の痕が身体所見でみられたため問診を進めると，前医受診の数日前に，牛の世話をしているときに突然，意識消失を起こして転倒し，頭部打撲していたことが判明した。

▶ 当院で造影CT検査が施行され，血栓形成された胸部大動脈解離の所見が確認された。血栓形成，大動脈解離が発熱の原因として考えられた。

➡ 突然発症した意識消失に気づかないと，解離を疑うこともなかっただろう。不明熱精査の目的で紹介されたため，初めから突然発症の心血管イベントを否定してしまった症例であった。

文献
1) Westmorelan BF：臨床神経学の基礎. 第3版. メディカル・サイエンス・インターナショナル, 1996, p66.

（畠中成己）

❶章 診断につながる病歴聴取　Ｂ定番の質問をより詳しく

2 P：増悪因子/寛解因子
── どうしたら悪く/楽になりますか？

> **POINT**
> ▶増悪・寛解因子がみられた場合は診断にかなり寄与するため，必ず問診で尋ねるようにする．
> ▶再現性があり，増悪因子の反対動作で寛解することが確認できれば，かなり意味のある所見となる．
> ▶生理・解剖学的に考えると理解しやすい．
> ▶誘因に複数の因子が含まれていることに注意する．

1 増悪因子/寛解因子がないか積極的に探す

　増悪や寛解についての質問は主に疼痛疾患で有用なことが多いが，そのほかの症状でも患者が様々な言葉や体位などで表現してくれる．

　しかし，増悪/寛解因子について患者が認識していないことも多く，診察中に患者が無意識にとっている姿勢やベッドに移る際の様子をよく観察したり，体動や食事が誘引になっていないかなど具体的な質問をしたり，場合によっては誘発させるなどの工夫が必要となる．

　患者はなんとか楽になろうとして体位をいろいろと変えたり，一見不自然に見えるが本人にとっては楽な姿勢を維持しようとする傾向があり，その状態を解除したときに症状が悪化すれば，やはりその状態が本当は楽なのだろうと気づくことも多い．

　たとえば胸痛が主訴の患者で，背筋良く診察室に入り，椅子に座るときも不自然に首を伸ばしたままという場合がある．これは頸椎症性胸痛（cervical angina）や縦隔気腫を疑わせる姿勢だが，患者には首からきている胸痛という認識はなく，労作時の胸痛と言うかもしれない．ここで改めて首を動かしてもらい，その際に痛みが誘発され，じっとしていると痛みが出ないことを再現する

と初めて頸椎由来と本人も認識できることがある。

　大切なことは再現性があること，そして増悪因子の反対が寛解因子になることであるが，この2つの条件が満たされていればかなり意味のある所見であり，非常に診断的となる。

　ただし，誘因に複数の因子が混ざっていることに注意すべきであり，これを間違って解釈してはならない．たとえば，くしゃみは頭蓋内圧亢進を起こすが，同時に頸椎など筋骨格系の動きも起こすし，くしゃみをする前の吸気による横隔膜の動きも起こす．

2 様々な体位・動作における疾患ごとの増悪因子/寛解因子
❶体位・姿勢

　体位については，問診というよりもベッドサイドでの視診により気づくことが多い．患者が体でアピールしているサインに目が行くようにしたい．

【側臥位（図1）】

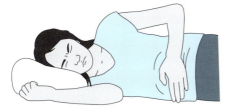

図1 腹痛時の側臥位

　側臥位を好む理由があるはずであり，症状によって生理的・解剖学的に考えていく（表1）．

【坐位―起坐呼吸】

　左心不全によるものが最も多いが，両側肺尖部のブラや肺炎，気管支喘息，COPD，胸水などの肺疾患，大量腹水，横隔膜疾患（神経・筋疾患を含む）でも坐位を好む．坐位―起坐呼吸を好む疾患・病態とその理由を表2にまとめる．

　COPDや気管支喘息では，心不全よりも前屈の坐位をとって両手を前につけて首を伸ばし，よりまっすぐな姿勢を好む．椅子では両肘を肘掛けにのせて体幹を伸ばそうとする（図2）．前傾姿勢のときに手掌を床につけるのではなく，

表1 側臥位を好む疾患・病態とその理由

疾患・病態	側臥位を好む理由
喉頭蓋炎,咽後膿瘍,扁桃腺炎,口腔底蜂窩織炎	上気道の閉塞感があるため,どちらかの側臥位や坐位で顎を持ち上げる姿勢を好む。この場合,膿瘍のあるほうを下にする
神経・筋疾患による喉頭軟弱症	仰臥位で喉頭蓋が落ち込み咳や呼吸苦をきたすため,側臥位を好む
肺病変	健側を下にしたほうが換気血流比がよくなるため患側を上にした体位をとるが,腫瘍や大量胸水などで圧迫感が強い場合は患側を下にする 寝たきりの患者などでは体位交換後に酸素化が低下することで肺炎や無気肺に気づくこともある
胸膜炎を伴う場合	呼吸性の変動を減らすために患側を下にする
心不全	初期においては右側臥位を好む場合がある
心臓粘液腫	閉塞による症状を回避するために側臥位を好む場合がある
腹膜刺激徴候がある場合	側臥位を好む,さらに腰と膝を曲げて腹壁の緊張を取ろうとする
限局性腹膜炎による腹痛	呼吸による横隔膜の動きを嫌がり患側を下にする(図1)
肩関節周囲炎	夜間痛が有名だが,患側を下にしたほうが痛みは強くなることが多い(患側を上にした側臥位を好む)
良性発作性頭位めまい症	患側を下にした側臥位を嫌い,仰臥位か対側の側臥位となる
瀑状胃	左側臥位のほうが食道への逆流を防いで胸焼けを減らすため,側臥位を好む

拳にしたり,指を伸ばしてさらに胸郭を広げようとする姿勢は肺疾患に特徴的である(図3)。筆者はこのような所見を「ゴリラの手徴候」と勝手に命名した。

起坐呼吸とは逆に,仰臥位より坐位や立位で低酸素になる場合はplatypnea(扁平呼吸)と言われるが,症状として訴えられることは少ない。これは右左シャントや換気血流比不均等の増加が原因とされる。シャント血流の増加は,卵円孔開存症や心房中隔欠損症などの心臓由来と,肺動静脈瘻や肝肺症候群などの肺内由来に分類される。

表2 坐位―起坐呼吸を好む疾患・病態とその理由

疾患・病態	坐位―起坐呼吸を好む理由
発作性夜間呼吸困難	睡眠後2時間ほど経ってから呼吸苦が起こり，足を下げた坐位や立位によって軽快して眠れる場合は心不全に特徴的である．気管支喘息も夜間や明け方に呼吸苦を起こすが，坐位になるだけでは軽快しない
両側性の横隔膜疾患	仰臥位で呼吸困難となるが，心不全などとは異なり，仰臥位になるとすぐに呼吸苦が出現して頻呼吸となり，副呼吸筋を使用するのが特徴的である
COPD, 気管支喘息, 上気道病変	心不全よりも前屈の坐位をとって両手を前につけて首を伸ばし，よりまっすぐな姿勢を好む
心膜炎	仰臥位で胸痛が強くなるため，坐位で前屈姿勢を好む
両側性の肺尖部病変（ブラ，肺炎）	換気血流比を上げるために坐位を好む
大量腹水などの腹部膨満疾患	横隔膜の圧迫を避けるため坐位を好む

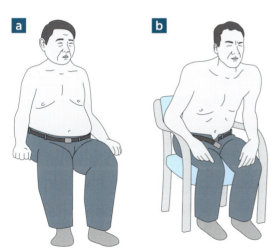

図2 心不全患者，COPD患者の姿勢の特徴
a：心不全での起坐呼吸，b：COPDでの起坐呼吸
bでは気道・胸郭を広げようと，前屈で肩・顎を上げている

【胸膝位（図4）】

後腹膜のスペースを空けようとするもので，急性膵炎や上腸間膜動脈症候群などでみられる．

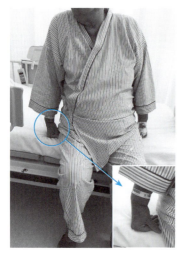 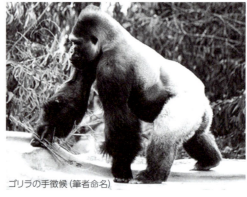

ゴリラの手徴候（筆者命名）

図3 COPD患者が前傾姿勢をとる場合の特徴
手掌を床につけるのではなく，拳にしたり，指を伸ばしてさらに胸郭を広げようとする

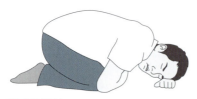

図4 胸膝位
後腹膜のスペースを空けようとする姿勢

❷労作

　問診では安静時と労作時との比較を尋ねるが，明らかでない場合は一緒に階段を上るなどして負荷をかけてみる。

　体動後すぐではなく，労作を続けると悪化するものはほとんどの身体的疾患が挙げられる。特に呼吸器・循環器系疾患，貧血，筋疾患などは運動耐容能力が極端に落ちていると訴えるが，安静にしていればかなり改善することが多い。悪性疾患などの内臓性疾患では安静時のほうが楽ではあるが，改善の程度はそれほど良くない。逆に，労作で改善あるいは気にならなくなる疾患としては精神疾患が積極的に考慮される。

　抑うつ状態などでは安静にしても疲労感は改善せず，気力自体が落ちている。

　労作で片頭痛は悪化するが，緊張型頭痛では運動で軽快する。群発頭痛ではじっとしていられないため動き回る。

❸ 体動・動作

　労作よりももっと早い段階で症状が出る。立ち上がったり横になったりなどの瞬間的な動きで，自覚していなくても診察中に気づくことがある。

　これがあるとほとんどの場合で筋骨格系疾患と言えるが，同時に深呼吸をしたり頭位変換の要素が入ったりするので，注意深く観察する必要がある。頸椎疾患からの頭痛（後頭神経痛）や胸痛，胸郭疾患からの胸痛（肋軟骨炎，肋間筋痛，剣状突起痛）や腹痛（下部肋骨症候群），脊椎疾患による背部痛や腰痛，腹痛（椎体圧迫骨折などからの放散痛）などがある。

❹ 呼吸

　吸気の終末に痛みを訴えることが多く，浅く速い呼吸をしている。

　吸気時に胸痛を訴える場合は，肺炎・胸膜炎や心外膜炎，胸郭病変（肋軟骨炎，肋骨骨折，肋間筋痛，流行性筋痛症，剣状突起痛），横隔膜直下（肝周囲炎，横隔膜下膿瘍）の病変を考える。

　肺炎や間質性肺炎では深呼吸で咳が誘発される。

❺ 食事

【痛み】

　感冒時の咽頭痛は起床時が最も強く，食事でしだいに軽快するが，扁桃腺炎では痛くて食べられないこともある。

　食道潰瘍などでは嚥下後すぐに痛みを感じ，食道癌などでは食事が胸のあたりで引っかかる感じがはっきりとわかることが多い。

　胃潰瘍や十二指腸潰瘍は食事による痛みの変化が有名だが，どちらも空腹時痛（食後に改善）のほうが50％程度と多い。食後痛は食後1時間程度でみられ，胃潰瘍で33％，十二指腸潰瘍では16％にあるとされている。

　胆石発作も食後や食中にみられ，少なくとも30分以上は持続し，脂っこいものを食べた後に多い。ただし，必ずしも食後に起こるわけではなく，夜間痛で救急外来を受診する例が多い（夜間受診する胃痛の多くは胆石発作。潰瘍の夜間痛は受診するほどではないことが多い）。また，これらは2〜3時間で改善す

ることが多い。

　膵炎も食後に悪化するが，慢性膵炎の痛みは食後数時間後が多い。

【血糖・血圧の変動】

　早期ダンピング症候群は食後15～30分後に起こり，後期ダンピング症候群はその他の食後低血糖と同様に食後4時間以内に起こる。

　食後低血圧は高齢者に多く，食後2時間以内に血圧が下がるもので，しばしば失神を起こして搬送される。

【唾液・涙の分泌】

　唾石症では食事中や食後に唾液腺が急に腫れたり痛みを起こしたりするが，自然に軽快するため，受診時には正常なことが多い。

　食事をすると涙が出るものを「ワニの涙症候群」と言い，顔面神経麻痺後の異常神経再生で起こる。

【食癖】

　成人型シトルリン血症では幼少時より豆類（ピーナッツや大豆など）や乳製品，卵などの蛋白質や脂質の多いものを好み，米飯や甘いものを嫌うという食癖が特徴的である。

【頭痛・てんかん・アレルギー】

　亜硝酸塩，グルタミン酸（中華料理店症候群）などを摂取することによる頭痛がある。

　カフェイン離脱による頭痛も挙げられる。

　チーズ，ワイン，チョコレート，柑橘類は片頭痛を誘発することで有名だが，筆者はそのような症例に出会ったことはない。

　食事に関連して起こる食事てんかんというものもある。

　食物依存性運動誘発アナフィラキシーは食後2時間以内の運動で誘発されることが多い。

【嚥下障害】

　食道ウェブでは固形物の嚥下障害を起こし，症状は変動する。食道のZenker憩室では食べるとすぐに口腔内に戻ってしまい，同時に口臭や誤嚥も起こす。食道アカラシアも変動する嚥下障害を起こす。体重減少はない。

【下痢】

過敏性腸症候群では食後すぐに下痢を起こす。

❻嘔吐

嘔吐により腹痛や嘔気がいったんでも改善する場合は消化管疾患を考える。一方，吐いてもスッキリせずに繰り返す場合は中枢性や内耳性，内臓疾患，薬剤性などを考える。

❼排便

排便で改善する症状は明らかに下部消化管のものであるが，排便でも改善しない残便感などはテネスムスであり，直腸炎や肛門癌，尿管結石症，婦人科疾患などを考慮する。

❽排尿

排尿時の痛みを感じるタイミングにより以下の疾患が考えられる。

- 排尿初期の痛み：尿道の炎症
- 排尿終末時の痛み：膀胱炎，前立腺炎
- ずっと痛む：尿道炎

❾入浴

多発性硬化症では，入浴で体が温まると一時的に症状が悪化する（ウートフ現象）ことがあり，冷えると改善する。

入浴後は血管拡張により血圧が下がりやすいため失神が起こりやすい。

片頭痛や群発頭痛は入浴で悪化し，緊張型頭痛は改善する傾向にある。

可逆性脳血管攣縮症候群はシャワーや入浴，くしゃみなどが誘因となり激しい頭痛を起こす。

大麻の慢性中毒にみられるカンナビノイド悪阻症候群は，熱いシャワーや入浴で改善する。

⑩ 気温

COPDなどで二酸化炭素が貯留すると暑がるため，冬でも窓を開けていることがある。心不全も窓を開けたがるが，これは空気の流れを欲するためとされる。

甲状腺機能低下症や副腎皮質機能低下症では耐寒性が低下する。

⑪ 咳・くしゃみ・いきみ

頸椎症性神経根症など神経根病変では，脊柱管内の圧が上昇して痛みが生じる。一方，末梢神経障害では痛みは生じない。

髄膜炎，静脈洞血栓症などの頭蓋内圧亢進状態では頭痛が増強する。

キアリ奇形でも頭痛が生じる。

一次性咳嗽性頭痛では，咳やいきみで三叉神経第1枝領域に瞬間的な痛みが起こり，他に原因がない。

咳は体全体の振動を起こすため，頭蓋内圧亢進とは関係なく，骨関節疾患や腹膜・胸膜の炎症性疾患などの症状を増悪させる。

腹膜刺激徴候の所見として咳サインがある。

⑫ 光・音

片頭痛や髄膜炎では光過敏・音過敏を訴えるが，増悪因子ではない。

破傷風の第3期では音や光に反応して痙攣が誘発される。

Column 〈驚きの病歴シリーズ〉そんなことあるの？ やっぱり病歴は大事！

60歳代女性　主訴：発熱，下腹部を持ち上げると改善する排尿困難

▶腸閉塞術後の腹壁ヘルニアの手術歴がある女性。昨日より悪寒戦慄を伴う発熱があり，その後から尿が出しにくいとのこと。それ以外には，歩行時に下腹部痛があるという。食欲はないが食べられてはおり，嘔吐や下痢はなく，呼吸器症状もない。

▶聞くと，排尿困難は下腹部を持ち上げると改善するという寛解因子があった。また，下腹部痛は歩行で増悪し，安静で軽快するという増悪・寛解因子が

みられた。
- 尿路感染症にしては，排尿困難が発熱後に出ており，下腹部を持ち上げると改善するというのも合わない。実際，尿沈渣は正常であった。
- 労作で増悪し，安静で改善するということから筋骨格系の疾患が疑われ，腹壁を持ち上げることで尿が出るようになるということも併せて考えると，腹壁の病変が疑われた。
- 身体所見では，視診では問題ないものの，下腹部正中をわずかに圧迫するのみで痛みが誘発され，カーネット徴候も陽性であることからやはり腹壁の疾患が疑われた。悪寒戦慄もあることからメッシュ感染を疑い，CTにて確定された（図5）。

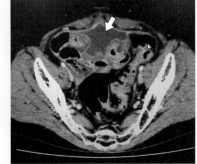

図5 本症例のCT画像

> **Column 〈変な症状シリーズ〉 そういうことだったのね…！**

70歳代男性　主訴：昼食後に尿が濁る

- 1カ月前に急に尿が濁っているのに気がついた。しばらく様子をみても改善しないため，かかりつけ医から泌尿器科を紹介されて受診。エコーなどの画像検査・尿検査を行い，尿検査に異常はないものの，膿尿として抗菌薬が処方された。しかし，その後も症状が改善しないため当院受診。
- 話を聞くと起床時の尿はきれいで，夕食後も気にならないが，昼食後2時間ほどすると尿が濁るとのこと。ヨーグルトやアイスクリームが悪いのではないかと思うとのこと。
- 病歴から乳糜尿が疑われ，尿中中性脂肪高値もあり診断となった。造影CTを含めて尿路系の精査が行われたが，明らかな異常はなかった。
- 昼食後だけ食べていたおやつをやめることで症状は改善した。

（西垂水和隆）

❶章 診断につながる病歴聴取　　Ⓑ定番の質問をより詳しく

❸ Q：表現するとどのような感じですか？

> **POINT**
> ▶患者の表現が診断に直結する特異的な場合がある。
> ▶しかし，個人の経験や表現力の違いなどにより，有用でないことも多い。
> ▶患者の表現は後から納得できることもあり，大切にする。

🔳 患者の表現からわかること

　患者の症状を患者自身の言葉で表現してもらうことで，病変部位，疾患の性質，疾患の重症度などがわかり，診断につながることがある。一方，患者の表現方法は当然個々によって異なり，過去の経験（既往症）や年齢，表現力の差，地域性（方言も含む）などにより様々で，ほとんどは疾患と結びつかないことが多い。これらはいくつかの文献で報告されていて，確立されているものもあるが，多くは経験的なことである。

　気をつけるべきは，高齢者や精神疾患，糖尿病患者などであり，言葉で表現することができないだけでなく，見た目の重篤感も乏しい場合があり，このような患者では訴えによらず検査の閾値を下げるべきである。

🔳 「痛み」の診断に意味のある表現

　一般的に「痛み」において診断的な意味のある表現としては，「ピリッピリッ」や「ズキーン」「ビリビリッ」「電気が走る」というような秒単位の鋭い痛みを間欠的に繰り返す場合で，神経痛を示唆する。体動や患部に触れたり，風に当たって誘発されることもあるし，何もしていなくても繰り返す。頭部では後頭神経痛や三叉神経痛，手足では神経根痛，体幹やその他どこでも帯状疱疹を考慮する。特に帯状疱疹では「ピリピリ」という表現や「痛がゆい」ということが多く，1本の神経根の疾患では「電気が走る」と表現される。また，「焼けるよう

な」痛みも神経障害を示唆するが，より近位の神経根や神経叢による痛みで表現されることが多い．

明らかに拍動性の痛みは血管性の痛みを示唆し，頭痛では片頭痛や巨細胞性動脈炎を考え，腹部では大動脈瘤を考える．解離では，まさに裂けるような痛みを訴える場合がある．

安静時でも疼くような痛みは炎症性疾患を考える．

何か塊を自覚するような痛みは，実際に臓器腫大がみられることが多い．

3 「腹痛」の診断に意味のある表現

腹痛において最も診断的に意味のある表現としては，「間欠痛（その中でも規則的なものを仙痛とする）」なのか「持続痛」なのかが挙げられる．仙痛にも2章8，図1のような，痛みがほぼ消失して，またピークになるというものから，比較的高い位置で痛みに波がある場合まである．この中でも2～5分おきで規則的に痛みが0/10から10/10まで変化するものはほぼ小腸由来の痛みと考えてよく，急性疾患であれば腸閉塞や腸炎を疑ってよい．

痛みの間隔はより遠位腸管になるほど長くなる傾向にある．この場合，単に「痛みに波がありますか？」という聞き方では，痛みに強弱があるだけでも「波がある」と答えてしまうので，「比較的時間が一定の規則的な痛みですか？」，出産経験者には「陣痛みたいな痛みですか？」と確認したほうがよい．また，小腸の痛みの表現としては「ギューっと」「キリキリキリ」「絞られるような」など比較的鋭い痛みの表現が多く，臍周囲の正中を痛がり，手で押さえながら前屈している．

間欠腹痛でも比較的特徴的なのは胃アニサキスで，秒単位の痛みを繰り返すことが多い．

一方，大腸の痛みも腸閉塞では仙痛となりうるが，典型的な仙痛を経験することは少なく，腹部膨満感と鈍痛となるため「鈍い痛み」や「重い痛み」となる．大腸憩室炎では持続痛や規則的でない間欠痛がみられ，やはり鈍痛となる．

腸管の捻転や絞扼では，虚血のため冷汗を伴う強い痛みとなることが多く，「とにかく痛い」としか答えられないようだ．

腸管穿孔は，部位や穿孔後から来院までの時間により症状は変化するが，「実

際に破けて広がっていく感じ」と表現することもある。穿孔後の急性期は少しの体動でも痛がり，冷汗著明という特徴的な見た目になるが，時間経過で和らいでいくために，onsetのときの症状を聞き逃すと誤診することがある。

　間欠痛でも，痛みと痛みの間がまったく無症状になり，繰り返すこともある発作的なものと，痛みが完全に消えないものがある。腹痛の場合，発作的なものと持続性のもので，それぞれ以下の疾患を考慮する。

腹痛〈発作的〉：繰り返すこともある
胆石や尿管結石，胆道ジスキネジー，上腸間膜動脈症候群，精巣捻転，ヘルニアなど機械的，spasm的な疾患がある。

腹痛〈持続性〉
膵炎や胆囊炎などの炎症性疾患，上腸間膜動脈の解離や塞栓，絞扼性イレウスなどの虚血性疾患などを考慮する。

4 「胸痛」の診断に意味のある表現

　胸痛に関する患者の表現から推定される疾患を**表1**に示す。

　心筋虚血による胸痛では，「圧迫感」「締めつけられるような感じ」「重い感じ」「押されているような感じ」などと表現され，「痛み」として訴えること自体が少ない。同時に不安気な表情や冷汗などの所見があることも多い。

表1 胸痛の表現から推定される疾患

表現	推定される疾患	備考
「圧迫感」「締めつけられるような感じ」「重い感じ」「押されているような感じ」	心筋虚血	痛みとして訴えること自体は少ない 不安気な表情や冷汗などの所見があることも多い
「非常に激しい痛み」「裂けるような痛み」	大動脈解離	痛みが移動することもある
「鈍痛」「圧迫感」	胸膜炎 心膜炎	吸気時に増悪する
	肋軟骨炎	長時間間欠的にみられる鈍痛
「胸焼けのような感じ」	逆流性食道炎	呑酸を感じる

逆に虚血の可能性を下げる表現としては,「鋭い刺すような痛み」「呼吸や体動で変化する痛み」「チクチク・ピリピリとした痛み」などであり,指1本で指し示すような場合はかなり否定的である。

「非常に激しい痛み」や「裂けるような」と表現される場合は,大動脈解離を強く示唆する。

吸気時に増悪するものは胸膜炎や心膜炎,長時間間欠的にみられる鈍痛は肋軟骨炎などが多いが,虚血性心疾患のように「鈍痛」「圧迫感」と訴えることが多い。「胸焼けのような感じ」では逆流性食道炎を考えるが,やはり心筋虚血は見逃さないようにすべきである。

5 「頭痛」の診断に意味のある表現

頭痛に関する患者の表現から推定される疾患を**表2**に示す。

「目の奥をえぐられているような」「きりで突かれるような激しい片側の頭痛」と表現され,じっとしていられず歩き回っている場合は群発頭痛を示唆する。

片頭痛は典型的には拍動性の頭痛であり,「こめかみに心臓があるみたいに」「ズッキンズッキン」などと表現される。ただし,片頭痛も激しくなると非拍動性に変化することもあり,また拍動を自覚しない片頭痛患者も多いため,拍動性でないからといって片頭痛を否定することはできない。

表2 頭痛の表現から推定される疾患

表現	推定される疾患	備考
「目の奥をえぐられているような」「きりで突かれるような激しい片側の頭痛」	群発頭痛	じっとしていられず歩き回っている
「こめかみに心臓があるみたいに」「ズッキンズッキン」	片頭痛	典型的には拍動性の頭痛 激しくなると非拍動性に変化することもある
「締めつけられる」「重い何かが乗っている感じ」	緊張型頭痛	肩こりを自覚していることが多い
「バットで殴られたような痛み」	クモ膜下出血	非常に軽い衝撃という例もある

緊張型頭痛では,「締めつけられる」「重い何かが乗っている感じ」などと表現され,肩こりを自覚していることが多い。

クモ膜下出血の頭痛は「バットで殴られたような痛み」という表現が有名だが,これは痛みの程度よりも発症様式を表現していると考えたほうがよく,「後ろから肩を叩かれたような」とか「ピキッと音がしたような」などの非常に軽い衝撃である例も経験している。

6 「動悸」の診断に意味のある表現

動悸については,患者がしっかりと特徴を表現できる場合には,疾患が推定できることがある(**表3**)。

表3 動悸の特徴から推定される疾患

特徴	推定される疾患
脈を強く感じるが,頻脈はひどくない onsetが不明瞭	不安,興奮,貧血,低酸素,発熱などによる洞性頻脈や心拍出量の増大した状態
一瞬ドクッとする,一瞬止まる	期外収縮
突然のかなりの規則的な頻脈 走った直後のような感じ,突然改善する	上室性頻拍など頻拍性不整脈
突然の頻脈で,脈がバラバラ	発作性心房細動

7 「呼吸苦」の診断に意味のある表現

呼吸に関しては,「速い」「浅い」「吐きにくい」「吸いにくい」「酸素が足りない」「もっと吸いたい」「一生懸命吸わないとダメ」「窒息しそう」「胸が締めつけられる感じ」「詰まった感じ」「胸が重い」など多彩な症状がある。

喘息,COPD,心不全で症状の表現が比較された研究があり,**表4**のような結果であったが,疾患ごとに有意差がみられた[1]。

その他,呼吸苦を訴える疾患としては扁桃周囲膿瘍や喉頭蓋炎などの上気道閉塞があり,「喉が詰まりそう」と言って仰臥位になるのを嫌がる。

外来でときどきみられる軽度の過換気や不安による呼吸苦の場合は,「息が止まりそうな」という不安症状を訴えることが多い。

表4 喘息，COPD，心不全ごとの症状の表現の違い

疾患	症状の表現
喘息	「息が吐きにくい」「胸が固い感じ」「気管が狭い感じ」
COPD	「努力しないと吸えない感じ」「息が詰まった感じ」「息が吐きにくい」
心不全	「呼吸が重い」「もっと酸素が欲しい」「十分に吸えていない」

8 「めまい・失神」の診断に意味のある表現

「明らかにぐるぐると回っている」と表現される場合と「目の前が暗くなる」「血の気が引く」と表現される場合は，それぞれ回転性（87％）と前失神（74％）というように，比較的症状と病態が一致するとされている[2]。

> **Column 〈驚きの病歴シリーズ〉そんなことあるの？ やっぱり病歴は大事！**
>
> ### 50歳代男性　主訴：腹部にしこりができてブヨブヨする
> ▶3カ月前に左下腹部にしこりを触れるようになった。その後，下痢や排ガスが増え，しこりも大きくなってきていた。3日前からしこりがブヨブヨしてきて，倦怠感が出現したため受診。食欲はあるが，3kgの体重減少がある。
> ▶確かに，左下腹部に8cm程度の腫瘤を触れ（図1），硬い部分と柔らかい部分があり，圧痛を認めた。CTにてS状結腸癌の腹壁浸潤で膿瘍を形成しており（図2），まさに患者の表現通りであった。

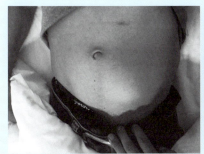

図1 左下腹部の腫瘤図

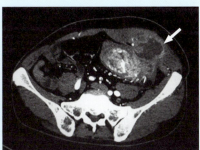

図2 本症例のCT画像

> **Column 〈変な症状シリーズ〉 そういうことだったのね…！**

70歳代男性　主訴：半年前からお腹がゴリッと痛む

▶半年前から，横になろうとしたときだけ，一瞬のゴリッとした痛みがあるということで来院。食事や排便には問題なく，胃カメラや腹部エコーでは異常がないという。

▶診察すると右季肋下にゴリッとした塊を触れ，痛みがあるという。

▶エコーにて直径2.5cm程度の球形の腫瘤あり。MRIにて神経鞘腫の診断となった。ゴリッという表現は塊という感じそのものであった。

文 献
1) Sajadi SMA, et al：Emerg (Tehran). 2017；5(1)：e62.
2) Kroenke K, et al：Ann Intern Med. 1992；117(11)：898-904.

（西垂水和隆）

4 R：他にどのような症状がありましたか？どこか別の場所も痛みますか？

> **POINT**
> ▶ 部位は基本的に病変の部位と一致することが多いが，関連痛に注意が必要である．
> ▶ 関連痛や放散痛を念頭に置いておくことで，目の前の臓器だけに鑑別を絞りすぎないことができる．
> ▶ 主訴と随伴症状の組み合わせにより，診断にかなり近づくことができる．
> ▶ どんな随伴症状を聞くべきか，熟練してくれば自然に聞くことができるようになるが，そうでなければ主訴に関連したシステムレビューの症状をセットで聞くとよい．

1 放散（radiation）

放散痛（radiation）と関連痛（referred pain）は混同しやすい（**表1**）[1]。放散痛は病変が神経を圧迫するために神経の走行に沿った痛みを感じるものであり，肋間神経痛で神経の走行（デルマトーム）に沿った痛みを生じる．一方，関連痛は内臓痛が病変部と異なる場所で痛みを惹起することを指す．

表1 放散痛と関連痛の鑑別点

特徴	放散痛	関連痛
痛みの性状	電撃痛，刺すような，鋭い，電気が走るような痛み	鈍い，うずくような，不快な，押されるような痛み
随伴症状	しびれ，筋力低下，腱反射低下	痛覚過敏性栄養変化を続発することがある
痛みの分布	神経走行に沿った5〜8cm幅	痛みの中心はあるが範囲が広く，境界は不鮮明

（文献1より改変）

内臓痛は体性痛と違い，局在を明確に知覚することが難しい。内臓からの痛み刺激が脊髄に入る際に皮膚をはじめとする体性痛の線維と一緒になるため，脳が痛みの局在を内臓から離れた部位と誤認してしまう。有名な例では，心筋梗塞の関連痛として腕や肩に痛みを訴えることがある。これは心臓からの痛覚刺激が頸〜胸髄に入るためである。

❶放散部位から示唆される疾患

　神経の走行に沿って痛みが放散すれば，神経痛の診断を示唆する。たとえば後頭部，首の付け根から側頭部へ放散する「鋭い」「電気の走る」「ビリビリ・ズキズキした」痛みが短時間，間欠的に起こるといえば，大後頭神経痛である。

　首の動きに連動して肩から腕へ放散する痛みは，頸椎の神経根由来の神経痛を示唆する。臀部から大腿後面へ放散する痛みであれば，坐骨神経痛，多くはヘルニアや脊柱管狭窄症を示唆する。デルマトームに沿って放散する「ピリピリ・ズキズキした」「痛がゆい」症状は皮疹が出る前でも帯状疱疹の診断を示唆する。

　「触れるだけで痛む」アロディニアも神経痛の特徴である。

❷疾患ごとの関連痛

　心血管系の関連痛として肩，腕，顎，歯の痛みを訴えることがある。内臓痛の特徴である嘔気や冷や汗といった自律神経症状を伴うことが多い。

　腹部疾患では，胆石発作や胆嚢炎の痛みが右肩に放散する。脾臓の問題は左肩の痛みとして表現されることがある。胃・十二指腸潰瘍や膵炎では，心窩部から左背部へ放散する。虫垂炎は診断が困難なことも多く，後腹膜に近ければ右大腿痛や腸腰筋の痛みとして「歩くと痛い」と表現されることもある。後腹膜の疾患では，尿路結石が鼠径や精巣に放散する腰痛として有名である。睾丸痛として考慮すべきものでは，結節性多発動脈炎（polyarteritis nodosa；PAN）がある。

　代表的な関連痛を**表2**[2, 3]に挙げる。

表2 臓器と関連痛の部位

臓器	デルマトーム	痛みの部位
横隔膜	C4, 横隔神経	同側の肩部の皮膚
心臓	T1〜T5	左の腕と手
食道	T5〜T6	
胃	T5〜T9	胸部, 胸骨下領域
膵臓	T6〜T10	左腰部
肝臓・胆嚢	T7〜T9	肩上部(棘突起上や鎖骨下窩, または肩峰突起や鎖骨:右肩甲骨下角の下)
小腸	T9〜T10	心窩部または臍部
脾弯曲部までの大腸	T10〜T12	下腹部
卵巣	T10〜T11	臍周囲部
子宮	S1〜S2	背部下方正中
前立腺	T10〜T12	臍周囲部, 鼠径部, 陰嚢, 陰茎先端
腎臓	T10〜L1	臍部, 腰部
直腸	S2〜S4	仙骨部下部, 上部大腿や腓腹背部の坐骨神経痛

(文献2, 3より改変)

2 随伴症状 (related symptoms)

　随伴症状は主訴以外の症状を聞いていく中で明らかになるが, 1つひとつの症状は特異性が低くても, 主訴と随伴症状の組み合わせにより診断にかなり近づくことができる。

　有効な病歴聴取のためには, 主訴と現病歴を聞きながら早い段階で鑑別診断を浮かべ, その疾患でみられることの多い症状の組み合わせを「ある」「なし」と, ある程度closed questionで聞いていく必要がある。たとえば急性呼吸困難の場合, 咳・膿性痰・発熱を伴えば肺炎の診断に到達する。

　急性の熱の原因は感染症のことが多い。咽頭痛なら咽頭炎, 咳・痰・呼吸困難であれば肺炎, 頭痛であれば副鼻腔炎や髄膜炎, 腰背部痛や排尿時痛・頻尿なら腎盂腎炎を示唆する。発熱患者では, 熱源を特定するような病歴を聴取する。また, 発熱に寒気や悪寒戦慄を伴っており, その持続時間が長い, 程度が

強いほど血液培養陽性率は上がる。

　どの組み合わせを聞くべきかについては，ある程度疾患の典型的症状のパターンを知っておく必要があり，医学生のような初学者には難しい。咳という呼吸器症状を主訴にするのであれば，呼吸器系のほかの症状を網羅的に聞くことは可能である。たとえば痰，血痰，呼吸困難，喘鳴，運動耐容能，結核既往や曝露歴，検診での胸部異常陰影指摘歴などといった，呼吸器症状システムレビューセットを聴取するとよい。

　心不全であれば，労作性呼吸困難のほか，起坐呼吸，夜間発作性呼吸困難，浮腫，体重増加といった症状に加えて倦怠感，臥位で悪化する咳嗽，動悸，胸痛といった症状セットを聴取すべきで，これらがそろえばそろうほど心不全の可能性は高まる。

　同じ労作性呼吸困難，起坐呼吸はCOPD急性増悪でもみられるが，体重増加や下肢浮腫は（肺性心を合併しなければ）みられないので鑑別の助けになる。

　同じ臓器システムにとどまらない症状の組み合わせで診断に近づく場合も多い。頭痛と嘔気・嘔吐の組み合わせを例にとってみる。頭痛は中枢神経システム，嘔気・嘔吐は消化管システムである。

【頭痛＋嘔気・嘔吐の場合】
▶若年で，拍動性頭痛に嘔気・嘔吐を随伴し，数時間持続して静かな暗い部屋で寝込んでしまう発作を繰り返す。発作は睡眠不足や天候の変化，生理で惹起される。
　➡片頭痛の典型例
▶熱や意識障害を伴う頭痛＋嘔気・嘔吐
　➡髄膜炎を考える。
▶嘔気・嘔吐に発熱，背部痛，排尿時痛や頻尿を合併している。
　➡腎盂腎炎が考えられる。熱が出ると頭痛がする患者はよく見かける。腎盂腎炎の治療をして解熱すると頭痛も改善する。
　➡ただし，意識障害が強い場合や項部硬直があれば，迷わず腰椎穿刺をすべきである。
▶高齢者で新規の片側性頭痛に発熱，食欲不振があり，側頭部を触ると痛む，

噛んでいると顎や舌が痛む，頸部や両肩に朝のこわばりがある。
→リウマチ性多発筋痛症に巨細胞性動脈炎（旧称・側頭動脈炎）の合併を考える。眼の症状（一過性黒内障，視力低下や視野狭窄，複視）を併せて聴取すべきである。

◎

嘔気・嘔吐や下痢は一見消化管の問題のようにみえるが，前述のように中枢神経の問題や腎盂腎炎でもみられ，レジオネラのような非定型肺炎でも肺外症状として呈することがある。心筋梗塞や心筋炎も嘔気・嘔吐・心窩部痛を生じうる。つまり，メインの症状であっても，すぐにそのシステム（嘔気・嘔吐であれば消化管など）に飛びつかないことが大切である。

嘔気・嘔吐の際に吐血を伴う場合や，下痢に血便がみられる場合には，消化管自体が壊れており，消化管の疾患を考える。

【腹痛＋嘔吐の場合】
▶腹痛に嘔吐は随伴しやすい症状だが，両者のタイミングが診断上有用なことがある。
▶消化管穿孔や卵巣嚢腫茎捻転のような場合は，腹痛発症時から嘔吐を伴うことが多い。尿管結石や胆石発作の場合も，腹痛と嘔吐は同時に起こる。それに対して，腸閉塞では腹痛から嘔吐までのタイムインターバルは閉塞部位と口までの距離に相関する。胃・十二指腸部位の閉塞では発症早期から嘔吐がみられるが，小腸や大腸のように閉塞部位が離れると嘔吐も遅れて出やすい。
▶虫垂炎では腹痛が嘔吐に先行する（3～4時間以上）が，急性胃腸炎では嘔吐が初めに出現し腹痛，そして下痢という順をたどる。

一見離れたシステムでも，症状の組み合わせで診断のヒントになることが多い。体重減少，下痢，発汗，動悸，不安・焦燥とそろえば甲状腺機能亢進症らしい。皮膚瘙痒感，特にシャワーを浴びたときにかゆくなる多血症患者は真性多血症を考えるなど，このような組み合わせは枚挙しきれないが，診断上非常に有用である。

複数のシステムにまたがる場合には，マルチシステムの疾患であるか，2つ以上の病名が併存していることを考える。高齢者ではすべての症状・症候が単一の診断名で説明できないことがしばしばである。マルチシステムの疾患は，不明熱や血管炎といった場合に随伴症状を聴取すると診断に寄与する。たとえば成人発症スティル病では熱のほか，多関節痛，皮疹，咽頭痛，咳嗽といった症状がそろえばかなり診断に近い。

最後に，原因の特定に有用な症状を紹介する。黄疸を主訴にした患者で，灰白色便や皮膚瘙痒感があれば胆道閉塞による直接ビリルビン上昇を考え，溶血性貧血のような間接ビリルビン上昇ではないことがわかる。

3 場所 (region)

訴えの場所・部位は当然重要な鍵になる。膝痛であれば膝の何らかの問題を考えるであろう。頭痛でも後頸部痛なら緊張型頭痛，髄膜炎，大後頭神経痛，椎骨脳底動脈解離など，前頭部痛なら副鼻腔炎を，側頭部痛であれば片頭痛，巨細胞性動脈炎などを考える。

部位から鑑別を考慮するものとして最も有名なのが腹痛であろう。心窩部，右・左季肋部，臍周囲，右・左下腹部，下腹部にわける方法である。**表3**に，腹痛の部位別鑑別診断として主なものを挙げた。

注意すべきは，腸管のような腹腔内臓器の痛みは内臓痛として知覚されるため，局在に乏しいことである。臍周囲の痛みは直下の腸管の病変を必ずしも意

表3 腹痛の部位別鑑別診断

右季肋部	心窩部	左季肋部
胆石症, 胆囊炎, 肝炎, Fitz-Hugh-Curtis症候群	心筋梗塞, 狭心症 胃・十二指腸潰瘍, 膵炎	膵炎, 脾梗塞
	臍周囲 急性胃腸炎, 腸閉塞	
右下腹部	下腹部〜恥骨上・鼠径部	左下腹部
右下葉肺炎, 虫垂炎, 上行結腸炎, 憩室炎, 子宮外妊娠, 卵巣・卵管炎(PID)	膀胱炎, 精巣上体炎, 精巣	S字結腸憩室炎, 尿管結石, 子宮外妊娠, 卵巣・卵管炎(PID)

表4 関節炎の部位別鑑別診断

第一中足趾節（MTP）関節	痛風，変形性関節症
足底・足・膝関節	脊椎関節症
遠位指節間（DIP）・近位指節間（PIP）関節	乾癬性関節炎，変形性関節症
PIP・中手指節（MCP）関節・手関節	関節リウマチ，抗核抗体関連疾患

（文献4をもとに作成）

味せず，小腸全体や虫垂といった広い範囲の病変を考えなければならない。虫垂炎は当初，内臓痛として心窩部や臍周囲の痛みで発症し，その後虫垂の漿膜まで炎症が及ぶと体性痛となり，右下腹部に限局した持続痛を訴える。

なお，腹痛の鑑別には腹腔内臓器以外の疾患を想起することが重要で，心窩部痛では心筋梗塞・狭心症を，右下腹部痛では右下葉肺炎を見逃さないようにしたい。

女性の腹痛では，産婦人科疾患を必ず念頭に置く。内科医はどうしても消化器疾患に目が行きがちである。Fitz-Hugh-Curtis症候群は，右上腹部痛であるため骨盤内炎症性疾患（pelvic inflammatory disease；PID）を想起しにくく，胆石症・胆嚢炎・胸膜炎などと間違いやすい。

関節炎の鑑別診断においても，部位は重要である（**表4**）[4]。

移動性関節炎では，ある関節が痛くなり，それが良くなると違う関節に痛みが移るパターンを呈する。反応性関節炎，結晶性関節炎，淋菌，リウマチ熱，回帰性リウマチなどにみられる。

> **Column 〈驚きの病歴シリーズ〉そんなことあるの？ やっぱり病歴は大事！**
>
> ### 80歳男性　主訴：右腰背部〜右下腹部痛
>
> ▶難聴があるが認知機能正常，ADL自立している80歳男性。救急受診1カ月ほど前から右腰背部痛があった。
>
> ▶受診当日，植木に水をやっていた最中，椅子から立ち上がった瞬間に激痛が走った。ビリビリする痛み，体位変換で増悪するが，安静時でも痛みが出現する。右側臥位でじっとしていると数十秒程度でおさまる，と訴えて救急受

診した。
- ▶発熱，嘔気・嘔吐，下痢，血尿，残尿感・排尿時痛なし。診察所見はバイタルサイン正常で熱はない。痛みにより苦悶様である。右下腹部に圧痛があり，右背部に響く。肋骨背柱角 (CVA) 叩打痛はない。皮疹もなし。尿管結石や腹部大動脈瘤切迫破裂を疑い造影CTを施行したが，痛みを説明する異常はなし。あまりの痛さで，疼痛コントロールのため整形外科に入院した。腰部MRIでは，椎間板の変性はあるが痛みを説明する病変はなし。
- ▶NSAIDsと弱オピオイドで治療したところ，1週間で軽快して退院となった。退院時診断は「筋骨格系の疼痛」であった。
- ▶1年後，同部位の痛みで再度救急受診。このとき，20年前に右背部から腹部に皮疹が出現し「帯状疱疹」と診断されたとの病歴が得られた。間欠的な電撃痛で，同じ部位に繰り返していることから，「帯状疱疹後疼痛」と判断した。
- ➡皮疹が出現する前の帯状疱疹は痛みが激しく，しばしば重症疾患 (大動脈解離や肺塞栓) を考えて造影CTなどの検査を濃厚にしてしまうことがある。本症例では，初診時に重症疾患をまず除外しておくことで，2回目に同じパターンで受診した際に疼痛のパターンが神経痛を示唆することから帯状疱疹の既往を聞き出すことができた。

> Column 〈変な症状シリーズ〉 そういうことだったのね…！

60歳代男性　主訴：歯が痛い

- ▶高血圧，脂質異常症，喫煙歴がある，ADL自立した60歳代男性。歯の痛みで救急外来に紹介受診となった。
- ▶受診前日に左下奥歯の痛みが出現。ジンジンするような持続痛があり，顎の動きや噛むことによる寛解・増悪はない。歯科受診したところ，軽度のう歯が指摘され治療を受けた。
- ▶翌日も歯の痛みが続いていたため，前日とは異なる歯科を受診した。歯科診察では痛みを説明する異常はないが，高血圧，脂質異常症，喫煙歴と血管リスクが高いため，総合病院の救急外来に受診することを勧められた。嘔気・嘔

- 吐・胸痛・息切れ・歯以外の痛みはないが，痛みに冷汗を伴うことがあった。
- ▶診察所見はバイタルサインで頻脈（HR：108回／分）を認めた。意識清明で表情はやや緊張気味であった。頸静脈怒張や心音・肺音異常はなし。下肢の浮腫はなく，四肢末梢は温かい。口腔内は両側奥歯に圧痛や動揺はなく，歯肉炎などの所見もなかった。
- ▶心電図で前胸部のST上昇を認め，迅速トロポニンも陽性であった。
- ▶急性心筋梗塞と診断し緊急心臓カテーテル検査が行われ，左前下行枝に高度狭窄を認めた。ステント留置を行った。
- ▶冠動脈開通後は歯の痛みが消失し，痛みの原因は心筋梗塞によるものと判断した。
- ➡心筋梗塞は前胸部痛が典型的だが，関連痛である頸部・肩・腕・心窩部痛として発症する場合，循環器内科以外の診療科に受診してしまうことがある[5]。血管リスクの高い患者では，頭頸部領域の痛みでも心筋虚血を考えるべきであることを学んだ症例であった。

文献

1) Jin Q, et al：Front Neurol. 2023；14：1104817.
2) Orient JM, 著／須藤　博, 他監訳：サパイラ 身体診察のアートとサイエンス．第2版．医学書院，2019.
3) 小関一英, 監訳：急性腹症の早期診断．第2版．メディカル・サイエンス・インターナショナル，2012.
4) 金城光代, 編：jmedmook44 あなたも名医！ 外来で診るリウマチ・膠原病Q&A. 日本医事新報社，2016.
5) Jalali N, et al：J Emerg Med. 2014；46(6)：865-72.

参考文献

- 金城光代，他編：ジェネラリストのための内科外来マニュアル．第3版．医学書院，2023.

（金城紀与史）

❶章 診断につながる病歴聴取　Ｂ定番の質問をより詳しく

❺ S：程度はどれくらいですか？
　どのような状況で起こりましたか？

> **POINT**
> ▶ 診断につながる情報として，状況に関する詳細な病歴は非常に重要である．発症様式および発症後の時間経過を「どのような状況であるか」，日内変動，食事，姿勢，睡眠，月経などについて具体的に問診する．
> ▶ 重症度は，日常生活での支障のレベルを具体的に「何ができるか，できないか」で表現してもらう．
> ▶ 症状をきたす状況のベースラインを規定し，時間軸の中でベースラインから現在の状態が「どの程度変化したか」という変化量が重症度を意味する．

❶ 診断につながる状況（situation）

　状況（situation）が診断につながるものは多い．発症様式（☞1章B1）について，また発症後の時間経過（☞1章B6）を描写するとき，いずれも「どのような状況で起こったか」という問診が必須である．想起している鑑別疾患の病態を反映している状況を考え，具体的に問診する．

　胸痛について発症様式を確認するときには，たとえば「携帯電話にこの文字を打ち込もうとした瞬間」という状況を表現すれば，突然発症を示し，緊急疾患を想起する．

　発症後の時間経過については，虚血性心疾患を想起している場合，患者のベースラインと変化を問診する．虚血をきたしうる状況をきちんと病歴から描き出す．運動能力の高い中年男性の胸痛なら「半年前には毎週3kmランニングできていたが，1カ月前からランニングを5分すれば胸痛が出現するようになった」という病歴から虚血性を強く疑える．ランニングできているから虚血は疑わない，ということにはならなない．一方，高齢男性では「屋内杖歩行のみで，現在はベッドからやっと起立できる程度」なら，虚血性心疾患を生じうる

運動負荷が日常生活では拾い上げられていない可能性が高いと判断する。

2 重症度 (severity)

　重症度 (severity) のみを緊急性の判断に使ってはならない。言い換えれば，痛みの重症度が「これまでの人生で最悪」「10分の10の痛み」だとしても，それを診断の決め手にはしない。たとえば，片頭痛だったとしてもそのときの痛みが「これまでの人生で最悪」と表現しうる。これらの点数化は緊急度の病態を反映せず，本人がどう感じるかを表現しているにすぎないからである。重症度は「ある」「なし」の「0か1」ではない。同じ状況で症状が時間軸を加えてベースラインからどう変化したのか，として表現で示す。どの主訴においてもある程度の定量化は可能だが，その訴えが強弱の傾き（あるいは黒から灰色，そして白への色のグラデーションの変化）をもって表現されることで，症状に客観性を持たせることができる。

　例として，頭痛について救急外来で問診をするなら，まず緊急疾患の除外を念頭に質問するであろう。「突然発症」という発症様式は緊急病態を反映する一方，severityに関して「人生で最悪の痛み」の有無に緊急性の判断を委ねてはいけない。人生最悪の痛みでなくても，突然発症という緊急性が強く疑われたら，痛みの程度でその判断は覆せない。

　緊急性に乏しい場合，具体的にどのくらい痛みで困っているのかを掘り下げていく。痛みの質問で難しいのは，時間経過の中で痛みの程度が変化していく点で，過去の痛みの記憶を正確にたどって表現することは，どの患者にとっても困難なことである。たとえば，経腟分娩時の痛みは人生で経験する最強レベルの代表とされる。麻酔なしで経腟分娩を終えた直後の女性は「こんな痛みはもう二度と味わいたくないくらい辛い」と表現するにもかかわらず，数カ月が経過するともう記憶は薄くなっている。痛みの記憶は写真のスナップショットのように部分的な記憶に残るものだけを述べることが多い。

　このようなピットフォールを前提にしながら，あいまいな記憶であっても，痛みの程度をどんな状況でどう感じたか，何ができて何ができなくなったか，を聞いていく作業は病歴の重要なヒントになる。

たとえば「頭痛は起立時に悪化し，横になると良くなる」というsituationに関する情報があれば「脳脊髄液減少症（低髄液圧症候群）の疑い」という診断につながるが，「頭痛が8/10から3/10になる」というseverityのみの情報では診断できない。すなわち，痛みのseverity（ある時点での表現）と時間軸（どのように痛みが変化するか）を併せて問診するように心がける。

3 severityをsituationで表現する

点数は，病態を示す状況（situation）と併せて同時に表現する。

❶ 一般的なseverityを表現する軸：「程度はどれくらいですか？」

【点数で表すとどれくらいか】

点数化して聞く方法は，特に高齢患者にはあまりピンときていないことも多い。Visual Analogue Scale（VAS）は，ニコニコマークを0点の所に，泣き顔を10点の所に書いて，患者がイメージできる状況で横軸に印を入れてもらう（図1）。

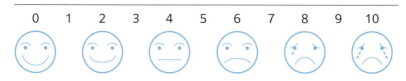

図1 Visual Analogue Scale (VAS)

❷ situationを表現する軸：「どのような状況で起こりましたか？」

まず，生活や仕事に支障があるか，基本的な動作（食べる，寝る，起き上がるなど）に影響するかを聞く。具体的な状況が浮かぶよう詳細に聞いていく。過去の基準となる状況と比較して表現する。

【生活・日常の動きに合わせた質問】
1) 生活・仕事に支障をきたすか
2) 基本的な動きができるか：歩く，起き上がる，立ち上がる，食べる，睡眠がとれる

① 点数で表す：10段階中のいくつか
② 日常生活への支障
③ 過去との比較：過去に基準となる症状があり，比較できるか（同じような痛みを経験したことがあるか）
④ 日内変動：1日の中で良い時間帯，悪い時間帯があるか
⑤ 食事（食前 vs. 食後）
⑥ 姿勢，睡眠時，起床時，安静時，労作時
⑦ 月経，更年期
⑧ 環境（職場，一定の環境）

4 症状ごとの severity と situation
❶ 痛み
　初めに発症様式の状況を確認する。時間経過は日常生活への支障の程度，過去との比較から行い，重症度として表す。

【頭痛】
① **点数で表す**：「10段階中10の痛み」。「突然発症の」という条件を満たした上で，「人生で最悪の痛み」「バッドで殴られたような痛み」→緊急疾患を想起して，下垂体卒中，群発頭痛，髄膜炎，神経痛，可逆性脳血管攣縮症候群が鑑別となる。
② **日常生活への支障**：動けない（vs. 動きたい）→「痛みがひどいので静かな暗い場所でじっとしている」「痛みで仕事に行けない」なら片頭痛，「あまりの痛みでじっとしていられない，歩き回って紛らわしたい頭痛」なら群発頭痛。
③ **過去との比較**：重症度の比較→「これまで経験した頭痛と同じ性質ですか」のように片頭痛など慢性の頭痛と比較し，たとえば高齢者の新規の頭痛（または性質の異なる頭痛）では巨細胞性動脈炎を鑑別に考える。
④ **日内変動**
- 「夕方から夜間にかけて頭痛が始まりますか」→群発頭痛
- 「夜中または朝起きたら頭痛がひどいですか」→脳圧が亢進してくる疾患（脳腫瘍，頭蓋内圧亢進，睡眠時無呼吸症候群）や片頭痛

⑤ **食事（食前 vs. 食後）**
- 食前の頭痛→低血糖発作
- 食後の頭痛・倦怠感→食後低血圧（食事摂取2時間以内に収縮期血圧が20 mmHg以上下がる）は糖尿病，高齢者，脳梗塞後，パーキンソン病など内臓血流増加による

⑥ **姿勢による頭痛（起立 vs. 臥位）**
- 「横になると頭痛が良くなり，起きていると10分くらいで頭痛がひどくなりますか」→低髄液圧症候群または頸椎捻挫による髄液シャント過多
- 「横になる，または運動で頭痛が悪くなりますか」→脳圧亢進を示唆する特発性頭蓋内圧亢進症または静脈洞血栓症
- 「下を向くと悪化しますか」→副鼻腔炎

⑦ **月経前の頭痛**→片頭痛を示唆する

⑧ **職場の環境**
- 「冬にストーブをつけっぱなしの部屋にいる」→一酸化炭素中毒

【腰痛/関節痛】

① **点数で表す**
- 「突然」という修飾語がついた状況において10/10（点数化したseverity）の腰痛→腎梗塞，大動脈瘤破裂，腸管破裂

　繰り返しになるが，状況や発症様式の情報なしに点数化のみで診断に結びつくことは稀である。

　腰椎ヘルニアの急性期は炎症の痛みで寝たきりになるレベルまで痛みが強いこともある。圧迫骨折も無症候性から激痛まで痛みのレベルは様々であり，痛みの程度はここでも診断の役に立たない。

② **日常生活への支障**

　「痛みで台所に30分以上立っていられない」「痛くて散歩ができなくなった」などから，最低範囲は動ける程度の痛みであることがわかる。「痛みが強すぎて這ってトイレまで行く」「腰痛がひどくて寝たきりになっている」などの表現では，痛みの程度が重症であることがわかる。

③過去との比較

「腰椎ヘルニアと坐骨神経痛で1年前にも同様の腰痛が悪化したことがある」と言われたら，他の症状がない限り，同様の診断である可能性が高くなる。一方，「以前と同じ腰痛だが，あまりに痛いので夜中に目が覚める」と言われたら，レッドフラッグを述べている。

④日内変動／⑥安静時・労作時

診察前からわかること

- 若い男性が待合室でも立って体を揺らして，足踏みして待っている→脊椎関節炎。座ってじっとしていると坐骨部から腰痛が悪化し，動き出すときの痛みが1番きついからである。
- 前屈みになって診察室に入ってくる腰痛の患者→脊柱管狭窄症の疑い

問診でわかること

- 「起床時に痛みが強く，日中に痛みが和らぐ」「明け方から起床時は体中が痛くてベッドから起き上がれない」→朝方の症状の増強と日中の疼痛緩和を示す。主に炎症性疾患（関節リウマチ，脊椎関節炎，リウマチ性多発筋痛症など）を考える。朝のこわばりを訴えるのは，夜間の炎症性サイトカインの残存と起床前からの内因性ステロイド分泌の相対的低下に起因する。
- 「動かすと痛い」→変形性関節症など，炎症を伴わない物理的な摩擦や刺激による痛みを示唆する。
- 「尻もちをついた」「重たいものを持ち上げた」→圧迫骨折（骨粗鬆症），腰椎ヘルニア

⑤**食後の腰背部痛**→上腸間膜動脈症候群，慢性膵炎

⑦**月経時の腰痛**→月経痛，子宮内膜症

⑧**環境（職場，一定の環境）**

- 建築現場で重たいものを持ち上げた→腰椎ヘルニア
- 事務職で1日中パソコン作業をして手が痛い→腱鞘炎，手根管症候群

❷痛み以外の主訴

診断につながる問診はsituationが中心となる。

【息苦しい】

　心臓，呼吸器，貧血，筋力低下について，病態を考えながら「どんな状況で起こるか」を問診する。

①・②・③：心不全の重症度分類であるNYHA分類などで点数化（①）する方法もあるが，日常生活の状況（②）を過去のベースライン（③）と比較して表現するのがよい。たとえば高齢女性の息苦しさについて，「1カ月前はモップでリビングの拭き掃除ができていたが，1週前からトイレへ歩行するのも息苦しいと感じるようになった」と述べる。

④・⑥：入眠1〜2時間後の夜間呼吸困難→心不全では起坐位で改善，喘息では姿勢による改善なし。

⑤ **食事中の息苦しさ**→誤嚥

⑧ **職場での息苦しさ**→喘息，過敏性肺臓炎

【咳】

- 基本動作ができるか：「咳発作で眠れないことがありますか」→喘息発作
- 咳発作が過去にあるか：「今まで挿管されたことはありますか」「救急受診はこの1年で何回ありますか」「入院歴はありますか」→喘息発作
- 「夜間に咳が悪化しますか？」→喘息発作，心不全，逆流性食道炎
- 「坐位で咳が悪化しますか？」「季節の変化で咳が悪化しますか？」→後鼻漏，アレルギー性鼻炎
- 「食後・臥位になると咳が悪化しますか？」→逆流性食道炎
- 「職場（または犬を飼っている家）で咳が悪化しますか？」→過敏性肺臓炎，喘息発作

【手指のしびれ】

　神経症状は発症のスピード，解剖学的な分布によって疾患の鑑別を考える。重症度よりも状況からの問診が役立つ。まずは疾患の解剖学的な罹患部位に見当をつけてからの質問となる。

　四肢末梢のしびれは，神経症状のみならず，血流低下，関節痛（炎）を「しびれ」と表現することも多い。重症度の質問は鑑別にそれほど寄与しないが，状況を問診すると，実際の神経症状（感覚異常や運動麻痺）なのか，あるいは神経

症状以外のしびれなのか原因を想定できる。

①・②・③：点数化（①）よりも日常生活への支障（②）を過去と比較して（③）述べるのがよい。たとえば「1カ月前は，右手のしびれをパソコン作業時のみ自覚していたが，最近は安静時にも第1〜3指の指先にしびれが出るようになった」と言われたら手根管症候群を疑い，症状の悪化がわかる。

④ 日内変動

「起床時の手のしびれまたはむくみ」を訴えられたら，関節症状について問診する（関節リウマチなどを考える）。

⑥ 姿勢

一過性の症状であり血行性，関節症状ととらえにくいときには圧迫（絞扼）性の症状であることが多い。この場合，姿勢に関連した病歴が重要となる。

姿勢に関連した病歴

- 「洗濯物を干すとしびれる」場合は胸郭出口症候群（腕神経叢圧迫）や，頸椎ヘルニアなど頸部由来の神経根症状を示唆する。
- 朝方のしびれは寝ている間の圧迫であり，「手指のしびれが手を振って改善する」場合は手根管症候群（正中神経圧迫）など神経圧迫による症状を疑う。

⑧ 環境

気温によるしびれは，「寒くなるとしびれる」がヒントになり，血流低下によるしびれを示唆する。可逆性の白色・紫色・赤色のうち2相の色調変化があるかを問診して，レイノー症状について聞く。たばこを吸っていればバージャー病，クリオグロブリン血症を疑う。温めるとしびれや痛みが悪化するのは（レイノー症状と逆）erythromelalgia である。

Column 〈驚きの病歴シリーズ〉 そんなことあるの？ やっぱり病歴は大事！

60歳代女性　主訴：右側顔面頬部の腫れ

▶ 右側顔面頬部の腫れを主訴に受診。約半年前から「顔面が腫れている」と自覚していた。日内変動はなく，外傷，頭痛や発熱，抜歯，鼻閉感なし。

▶ 歯科，耳鼻科，内科など5〜6箇所の医療機関を受診し，局所のMRIも撮影さ

れ「異常なし」と判断された。本人は症状が持続することから納得できず，当院総合内科を受診。

◎

医師：「鏡で見ても腫れていますか？」
患者：（右側の頬部を指さして）「ここが腫れているんですよ」
医師：「触ってみても腫脹ははっきりしませんが，どのようなときに腫れていると感じますか」
患者：「顔を洗って触ってみても自分で腫れているとわかります」
医師：「腫れているのは顔を洗っているとわかるのですか。触ってみると腫れている感じがはっきりするのですね」

▶この時点で本人の「腫れている」という表現を「感覚異常」ととらえ直し，三叉神経第2枝領域の他覚的感覚異常が明らかとなった。口腔内診察で総入れ歯になったのは40歳頃とのことで，乾燥症状ははっきりしなかったものの，シェーグレン症候群による三叉神経感覚異常と診断した。
➡患者の表現を医学的に判断可能な表現に置き換えること，客観性のある所見と結びつけて診断に至ることの重要性を学んだ症例だった。

Column〈変な症状シリーズ〉 そういうことだったのね…！

60歳代女性　主訴：3週間の不明熱

▶3週間の不明熱で入院となった，生来健康な60歳代後半の患者は，ROS (review of systems) を含めまったく自覚症状を訴えなかった。入院して熱型をフォローすると，確かに連日38℃後半の発熱が記録され，血液検査にて炎症反応上昇もあり，詐病ではない。全身状態も良好で，食事は全量摂取，2週間抗菌薬フリーで各種画像検査や内視鏡検査なども行ったが，新たな症状の出現もない。悪性腫瘍，リンパ腫，結核など，不明熱の定番である鑑別疾患を並べてみても，何の優劣もつかない。頭痛も視力障害もなく，顎跛行の問診で「ご飯を食べて顎が疲れたりしませんか，おかゆのほうが食べやすいとい

うことはありませんか」と聞いたが，「いつも通りおいしく食べています」と言う。

▶ある日，「そういえば以前はパンをそのまま食べていたけど，最近ロールパンをコーヒーにつけて食べるようになったのよね」と患者が述べた．こちらがあまりしつこくご飯の柔らかさについて連日質問するから，ふと気づいたことを述べてくれたにすぎないのだが，ここに大きなヒントがあった．はたして，パンを好んで食べる患者だったので，顎跛行はご飯の硬さで判断できなかったのである．

➡その後，側頭動脈生検で巨細胞性血管炎が証明され，ステロイド治療後，解熱とともにパンは元通りコーヒーにつけずに食べられるようになった．

（金城光代）

❶章 診断につながる病歴聴取　❸定番の質問をより詳しく

6 T：どれくらい続きますか？
悪くなっていますか？

> **POINT**
> ▶発症様式（突然発症・急性発症・慢性発症）と時間経過（秒・分・時間・日にて軽快・増悪）をセットで問診する。
> ▶具体的な絵を描いて患者に直接確認する。
> ▶日内変動のパターンに当てはまるかを考える。

1 発症後の経過，持続時間，タイミングで鑑別を考える

　発症様式が緊急性を決める。痛み，麻痺，息切れに関連した主訴は，突然発症であれば緊急性を示唆する。発症様式を確認したあと，その後の症状の時間経過と持続時間が病態を反映する。緊急疾患と関連の乏しい主訴（むくみ，体重減少，発熱，咳など）は，発症後の経過が病態を物語る。特に，慢性疾患ではどの疾患が1日のどの時間帯に症状が増悪（または軽快）するかというタイミング，すなわちサーカディアンリズムの概念を取り入れるとよい。

2 痛み―発症様式と時間経過から考える

　発症様式と連動して考える。実際に絵を描いて表現し，患者の訴えを視覚的に確認して痛みの性質を正確にとらえるようにする（図1）。

① （症状が完全消失する）間欠痛：一定の時間をおいて痛みを繰り返す。発作と発作の合間は症状が完全に消失する。
② 波のある痛み（間欠痛）：定期的に軽快・増悪を繰り返す「波のある」痛み
③ 持続痛
④ 断続痛

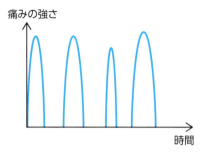
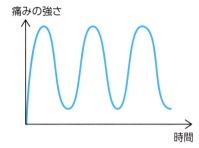
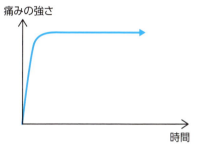
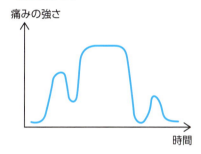

図1 時間経過による痛み（症状）のイメージ

❶ 間欠痛（発作間欠時の症状がゼロ）

「間欠時の症状がゼロ」という特徴は，問診側にとって診断の決め手の情報が取れたというくらい重要である．症状の消失の仕方に注目する．病歴では「なぜか急にスッキリ良くなって，今はまったく症状がない」というような表現をする．続いていた症状が完全に消失するというのは，特徴的な病態を反映している．症状の持続時間が秒単位であれば神経痛の自然軽快，持続時間が数分〜数時間単位の場合は閉塞起点や捻転の解除，または攣縮（スパスム）の改善を意味している．このような病態は繰り返しやすいので，「これまでにも繰り返しているか」という質問が同時に役立つことが多い．

【間欠痛：発作は数秒でピーク，秒単位で持続，その後ゼロになる】

　肋間神経痛，後頭神経痛，三叉神経痛，帯状疱疹後神経痛では，「激痛が走る」「ビリっとくる」など数秒単位のことが多い．腹部に分布すれば急性腹症と間違えるくらい激痛のこともあれば，軽い痛みのこともあるため，神経痛らしい症状の消失の仕方を聞き出すことが重要である．

【間欠痛：発作は数分～数時間単位の持続時間，間欠期はゼロ】

　群発頭痛では，夜間のほぼ同じ時刻に発症する急性発症の頭痛が15分～2，3時間持続し，1～2カ月間，連日続く．毎年～数年に1回再燃する．

　循環器疾患なら異型狭心症，消化器疾患なら食道痙攣，胆道ジスキネジア，腸管捻転がある．

　その他，卵巣茎捻転，精巣捻転も同様である．

【間欠痛（または間欠的症状）：数日単位の発作を繰り返す，間欠期はゼロ】

　発作が数日単位なので「間欠的」であるという視点を意識するためには，時間軸の単位を長くして数カ月～年単位で「繰り返している」という病歴を確認する必要がある．

　急性痛風発作は，数時間で激痛（母趾，足関節，膝関節）がピークに達し，数日～1週間程度まで炎症が持続した後に，自然軽快する．急性期症状としての疼痛発作は，尿酸結晶に対する自然免疫にて好中球やマクロファージが数時間で炎症を惹起しているためである．急性発作の間欠期は症状がゼロである．自然免疫の炎症性疾患で生じる．たとえば，稀ではあるが家族性地中海熱も1年（数年）に何度か，数日単位の胸膜痛や腹痛を繰り返す．

　甲状腺機能亢進症による周期性四肢麻痺は，細胞外から細胞内への急激なカリウム移動によって，全身脱力（筋力低下）が数時間で急激に進行（増悪）して起こる．

❷ 波のある痛み（間欠痛）：定期的に軽快・増悪を繰り返す（蠕動痛）

　管腔臓器の閉塞に続く急激な壁の伸展や炎症により求心性内臓神経が刺激されて，波のある痛みとなるのが特徴である．発作の持続時間は長くても10分程度である．腹部の管腔臓器としては消化管，胆管，尿管が挙げられる．尿路

結石の場合，尿管の内腔が閉塞し，拡張した尿管の蠕動痛が出る。

総胆管結石では，胆石が十二指腸開口部に嵌頓すると，十二指腸の括約筋による蠕動痛が出る。

❸持続痛

実質臓器に出血や梗塞をきたすと，被膜が伸展されて蠕動のない持続痛になる。壁側胸膜や壁側腹膜など，膜の伸展や炎症が起こると同様に持続痛として自覚される。

例としては，腎梗塞による腎被膜の伸展痛は持続痛となる。上部尿路結石では，尿管の蠕動痛に上乗せして，腎被膜の伸展痛が加わると持続痛として自覚される。

憩室炎では，仮性憩室の破裂により炎症が壁側腹膜に波及すると，腸管蠕動のない持続痛として自覚される。一方，虫垂炎のような蠕動痛（管腔臓器の内圧上昇）から始まり，炎症が虫垂の漿膜側に波及すると右下腹部の持続痛になる。

❹断続痛：痛みの強さと発作持続時間に規則性がない

胆道の筋層は尿管ほど発達していないので，複数の胆石や胆泥が胆嚢管に嵌頓する場合，蠕動として自覚されたとしても波のない痛みの持続痛となることが多い。嵌頓していた胆石が流れて解除されると，痛みがスーッと良くなるが，胆嚢管に残存している胆泥や胆石が再度詰まって胆嚢壁が伸展されると，規則性を持たずに痛みのピークがやってくる。

3 痛み以外の主訴

病態をイメージして病歴を詰めていく。

❶麻痺

- 間欠的（発作の間欠期はゼロ）→周期性四肢麻痺
- 持続的：塞栓性脳梗塞では，飛んできた塞栓により急性発症の麻痺が完成して持続する。

- 断続的：branch atheromatous disease（BAD）脳梗塞では，穿通枝入口部のアテローム性硬化による閉塞や狭窄にて，初めは軽微である麻痺が，アテロームが溶解すれば改善し，アテローム閉塞がより広がると1，2日で進行性に悪化してくる。

4 サーカディアンリズム，日内変動をヒントに考える
❶ 筋力低下（眼瞼下垂）
- 起床時は問題ないが，夕方にかけて症状が悪化する→重症筋無力症
- 動かしているとしだいに症状が良くなる（朝方より夕方のほうが調子が良い）→Lambert-Eaton症候群

❷ 倦怠感・痛み
- 起床時に倦怠感が強く起きられない，動けない→炎症性疾患（関節リウマチなど），うつ病
- 1〜2日の急性から亜急性の発症後，後頸部から両肩の挙上困難が持続する。日内変動があり，明け方に症状がピークとなって午後には改善する→リウマチ性多発筋痛症

5 サーカディアンリズムから紐解く（図2）
　サーカディアンリズムに従って，我々の身体でメラトニンが睡眠のスイッチを入れると，夜間から明け方まで炎症性サイトカインが増加する。一方，明け方になると，内因性ステロイドホルモンが優位になることで夜間の炎症性サイトカインを抑えながら，交感神経を高めて日中の活動に備えていく。

❶ 明け方から起床時に症状が増悪する
- 炎症性疾患（関節リウマチ，リウマチ性多発筋痛症など）：夜間にリンパ球数や炎症性サイトカインが上昇し，明け方から朝6時頃にステロイドホルモンがピークとなる。炎症性疾患では炎症性サイトカインが朝方まで遷延するため，明け方の炎症症状が強く自覚される。日中の活動中は体内の炎症性サイ

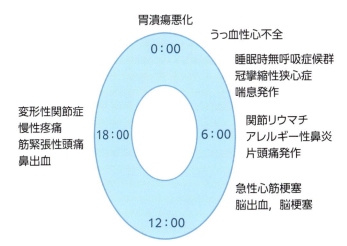

図2 疾患ごとの発症タイミングの分類

トカインが低下しているため，症状は明け方よりも軽微である。
- 冠攣縮性狭心症：起床時間前からアドレナリンが上昇しはじめ，明け方に冠動脈攣縮が起こる。

❷ 午前中から日中に症状が出る

アドレナリンが放出され，血圧が上昇する。起床後に線溶系作用が抑えられて凝固能が亢進し，急性心筋梗塞や脳梗塞，脳出血などが起こりやすくなる。

❸ 夕方に症状が悪化する

- 日中の活動の結果，症状が悪化するものは夕方に症状が強く出る→変形性関節症，腱鞘炎

❹ 夜中にかけて症状が出る

ヒスタミン放出が増加し，皮膚瘙痒感が強くなる。好中球が増加するため，痛風発作が起こりやすい。また，肥満細胞からのヒスタミン放出と，副交感神経がピークになる午前0時〜4時頃に喘息発作が起こりやすい。

Column〈驚きの病歴シリーズ〉そんなことあるの？ やっぱり病歴は大事！

48歳女性　降圧薬調整目的で総合内科紹介

▶20年来の腰痛症あり。10年前から頸部，両肩から手にかけてのしびれと疼痛，腰痛症から足の痛みが徐々に広がり，NSAIDs，プレガバリン，トラマドールを内服継続している。

▶5年前，高血圧のコントロールが徐々に悪化し，降圧薬を3種類に増量された。疼痛コントロールの悪化により難治性の「慢性疼痛」として，これまでうつ病など精神疾患の評価も受けてきたが否定的。

▶既往歴は40歳頃からの高血圧のみ。酒やたばこはなし。医療事務職だが，デスクワークは痛みが悪化するため，患者案内などの立ち仕事を続けている。降圧薬はカルシウム拮抗薬，ACE阻害薬，サイアザイド系利尿薬，疼痛のための3剤（先述）およびデュロキセチン内服中。

▶痛みの性状や部位，日内変動についてさらに聞くと，「10年も続いているのでどの痛みで辛いのかわからない」「痛みは安静時も運動時も1日中あるが，動いているほうが痛みは少し和らぐ」「夜は痛みで横になって眠れないためソファに寄りかかって寝る」「肩こりのような後頸部の痛みと，首から上肢にかけてのしびれや筋肉痛のような痛み」と表現する。

▶問診の特徴から，炎症性腰痛および炎症性頸部痛と判断した。身体所見でアキレス腱付着部に圧痛を認め，パトリックテストで仙腸関節部位の痛みを誘発した。骨盤X線では仙腸関節裂隙狭小化，骨硬化，骨びらんを認め，強直性脊椎炎と診断した。

➡強直性脊椎炎は男女比3：1で，炎症反応陰性のケースが多く，病歴でも特徴的な炎症性疼痛の表現がされないことも多いため，10年以上にわたり診断がついていないケースがある。原因不明の痛みとして精神疾患の背景を見出せないケースでは，改めて病歴に戻り疼痛の特徴を聞くことで診断が明らかになることを学んだ症例であった。

> **Column〈変な症状シリーズ〉 そういうことだったのね…！**

60歳代男性　主訴：繰り返す腹痛

▶生来健康な会社員。3ヵ月前から繰り返す腹痛で複数回にわたり救急受診。胆嚢摘出術および虫垂摘出の既往あり。アルコールや処方歴はない。腹部全体に締めつけられるような，時に波のある持続する痛みがあるが，嘔気・嘔吐，下痢，便秘，血便，便狭小化，食欲低下，発熱はすべてなし。バイタルサイン正常，腸蠕動音亢進減弱なし，腹部全体に軽度圧痛はあるが，反跳痛なし，直腸診で腫瘤触れず，便潜血陰性。Hb 8mg/dL，平均赤血球容積（MCV）89fL，フェリチン 600ng/mL台あり。LDH，ハプトグロビン，ビタミンB_{12}，葉酸は正常，炎症なし。造影＋単純腹部骨盤CTは特記すべき所見なし，上下消化管内視鏡検査でも異常所見はなかった。

▶再度問診にてサプリメントの確認をすると，インドから取り寄せているアーユルヴェーダの健康食品2種類について打ち明けてくれた。

▶腹痛と貧血の原因として鉛中毒の可能性を考え，末梢血スメアを繰り返し確認すると，好塩基斑点赤血球の増加がみられた。血中鉛値は130.5μg/dL（通常は検出できない）であった。慢性鉛中毒は10μg/dL以下の微量でも報告があり，症状は腹痛のほか，頭痛，脳症などをきたしうる。

➡キレート薬剤を使って，4ヵ月後の鉛レベルは大幅に改善し，腹痛も消失した。

（金城光代）

❶章 診断につながる病歴聴取　❷定番の質問をより詳しく

7 繰り返す疾患
──こういうことは初めてですか？

> **POINT**
> ▶繰り返す疾患とわかれば診断が絞られる可能性があるので，必ず質問する。
> ▶過去の病歴も詳細に確認して，本当に同じ病態かどうか確認する。
> ▶繰り返す疾患を，病態と症状で把握しておく。

1 繰り返す疾患から診断に結びつける

　同じ症状を繰り返していることがわかると，それにより疾患の性質がわかり，診断に結びつくことがあるため，必ず問診すべきである。意外と忘れやすい質問である上に，患者もあまり積極的には教えてくれない（あるいは覚えていない？）。一通り検索してから「そういえば以前も同じようなことが…」と言われて，改めて鑑別を考え直さなければならなくなることもある。また，患者の重篤さからこちらが勝手に初めてのイベントだと思っていたら，意外にも同様のエピソードが以前にもあったと言われることがあり，その場合致死的な疾患の可能性がかなり減るため，安心できることもある（たとえば突発した頭痛により受診した患者でこちらが慌てているときに，「いつもこんな感じです，前はもっとひどかったです」と言われるとほっとする）。

　忘れないようにするため，ルーチンの質問である"OPQRST"のT：Time courseとして尋ねてもよいかもしれない（☞1章B6）。

　問題点としては，本当に同じ疾患を繰り返しているのか，単に患者がそう思っているだけなのではという点であり，必ず以前のエピソードも今回と同様に詳しく病歴聴取する必要がある。たとえば発熱を繰り返しているため周期的な不明熱として受診するケースがあるが，実際には呼吸器系の症状を伴っているときもあれば下痢をしていることもあったりと，発熱以外の症状は異なっていて，たまたま流行性疾患に罹患しているだけということもある。そのため詳細

な問診だけでなく，できるだけ前医にも問い合わせて客観的なデータ，画像を入手すべきである．

2 「繰り返す疾患」の分類
繰り返す疾患としては以下のようなものが挙げられる．

❶治療不十分
厳密には再発ではなく，再燃ということになる．特に感染症で治療期間が短かったり，膿瘍などでドレナージが十分にできなかったときに多く，そのほかにも本人の治療中断による相対的副腎不全症や原病の悪化などが挙げられる．

❷機械的な原因
【結石（尿管結石，胆石，良性発作性頭位めまい症，唾石），腫瘍（閉塞性肺炎），解剖学的異常（上腸間膜動脈症候群や先天性奇形など），異物】

結石によるものの特徴は，急激に症状が出現し，治り方もスーッと消えることである．特に治り方を聞き忘れることが多いが，「嘘みたいに良くなった」と言う場合は可能性が高い．自然に治ることから受診が遅れ，胆石などは痛みが夜間にだけ起こることが多いため日中は受診せず，数年間放置していることも多い．

尿管結石は発作を繰り返すだけでなく，同一発作時に結石の閉塞する部位が移動して症状が変化していくこともあり，上部だと腰痛や嘔吐が強く，下部になると膀胱・直腸刺激症状（テネスムス）や陰部への放散痛などを伴う．

腫瘍や先天性奇形，異物などによる解剖学的異常によるものを疑うきっかけとしては，常に同じ部位に疾患を繰り返すことである（肺癌による閉塞性肺炎，尿管狭窄による同側の腎盂腎炎，髄液漏による反復性細菌性髄膜炎など）．

❸月経に伴うもの
【異所性子宮内膜症，月経前症候群】

繰り返す気胸や血痰などで有名な胸部子宮内膜症だけでなく，膀胱，乳房，腹壁，骨，神経，膵臓など多くの部位に起こすが，月経周期に一致した症状かど

うかを聞き出せるかが鍵となる。

❹ アレルギー
【気管支喘息，過敏性肺炎，アナフィラキシー】

　長引く咳を繰り返すなど，喘鳴を伴わない場合は診断がつきにくい。季節性，夜間や朝方に多いなどの時間帯もヒントになる。

　過敏性肺炎は，呼吸器症状がないと繰り返す不明熱とされることもある。

❺ 外因的なもの
【中毒】

　同じ部屋に行くと頭痛が起こるという一酸化炭素中毒，食べるとしびれが出るシガテラ中毒，防水スプレーの使用で急な咳と呼吸苦を繰り返すなど，急性発症で比較的短時間に改善したり，他疾患で説明がつかない場合は詳細な問診で外因的なものを考える。

❻ 電気的なもの
【不整脈，てんかん，神経痛】

　不整脈による動悸，胸痛，失神などは突然発症で，持続時間は短いことが多い。

　てんかんの症状は発作性の鳥肌，恐怖感，寂しさ，心窩部不快感など様々であるが，発作性で長期間繰り返すということや自動症の目撃情報などを聞き出すことが大切となる。

　神経痛は単に痛みという表現ではなく，「数秒間の電気が走るような痛みを繰り返す」という病歴を聞き出せなければならない。

❼ 攣縮
【異型狭心症，胆道ジスキネジー，食道痙攣，可逆性脳血管攣縮症候群】

　発作間欠期での検査はいずれも正常であるため，発作時に受診できるかどうかが重要である。ただし，異型狭心症などは誘発可能。カルシウム拮抗薬で効果がある。

❽ 自己炎症
【自己炎症症候群，痛風・偽痛風，ベーチェット病，再発性多発軟骨炎，回帰性リウマチ】

　数日の発熱，漿膜炎などを繰り返す家族性地中海熱や，7日以上の発熱を繰り返すTNF受容体関連周期性症候群。偽痛風は入院中の発熱としてよく経験する。

❾ 自己免疫
【炎症性腸疾患，多発性硬化症】

　寛解することもあるが，完全寛解せずに増悪を繰り返しながら進行していくことも多い。

❿ 代謝性
【周期性四肢麻痺，ポルフィリン症，褐色細胞腫，肝性脳症】

　誘引があることが多く，ストレスはほとんどの発作のきっかけとなる。低カリウム性の周期性四肢麻痺では，高炭水化物の摂取後や運動して数時間後に脱力が起こる。

　ポルフィリン症は薬物や絶食，褐色細胞腫はメトクロプラミドなどの薬剤や腹部の圧迫，肝性脳症は高蛋白食や消化管出血がそれぞれ誘因となる。発作性の腹部症状や神経症状，高血圧，火照り，めまいなどの症状では考慮する。

⓫ 精神的なもの
【パニック発作】

　明らかな誘因がなくても急性の動悸，呼吸苦，発汗，手足のしびれや脱力発作を起こす。目撃者などから過呼吸の状態を聞き出せるとよい。ただし明らかな頻呼吸でなくても，深呼吸を繰り返していることがある。

　パニック発作だと思ったら肺塞栓やクモ膜下出血だったということもあるので，SpO_2が100％でなかったり，血圧が高いなどバイタルの変動があれば気をつける。

⓬ 血行動態
【狭心症，閉塞性動脈硬化症，失神】

　安定型の労作性狭心症や閉塞性動脈硬化症では運動時のみに虚血性の症状が出る。

　起立性低血圧による失神では起立時，反射性失神では長時間の立位や坐位で起こりやすい。

⓭ 神経疾患
【発作性運動誘発性舞踏アテトーシス，ナルコレプシー，片頭痛，群発頭痛，ミトコンドリア脳筋症，むずむず脚症候群】

　小児期にみられ，随意運動で突然四肢の異常運動が誘発される発作性運動誘発性舞踏アテトーシスは，動き始めだけの症状である。

　ナルコレプシーは睡眠発作，脱力発作(カタプレキシー)，睡眠麻痺，入眠時幻覚を四主徴とする疾患で，興奮したときに起こる情動脱力発作を繰り返す。

　片頭痛には多くの分類があり，頭痛以外の様々な症状を起こし頻度も高いため，繰り返す疾患では必ず考慮すべきである。腹痛，嘔吐，めまい，脱力，視覚異常，意識レベルの低下などが起こりうるが，必ずしも頭痛が起こらないため，思いつかないと診断が困難である。

⓮ その他
【発作性夜間血色素尿症，好酸球性血管性浮腫，アフタ，遺伝性血管性浮腫】

　発作性夜間血色素尿症では繰り返す腹痛や血栓症などの症状があるが，日本人ではヘモグロビン尿の頻度は稀なため褐色尿を自覚するケースは少ない。

　好酸球性血管性浮腫は日本では非再発性のものが多く，手の浮腫を見たときには必ず考慮する。

　遺伝性血管性浮腫はC1インヒビター蛋白の減少・機能異常による血管浮腫を繰り返し，顔面や気道の浮腫，腹痛などを起こす。

3 好発時間帯，誘因がある疾患

好発時間帯，誘因がある疾患を**表1**にまとめた。

4 自然寛解して繰り返す疾患

自然寛解して繰り返す疾患について**表2**にまとめた。

表1 好発時間帯・誘因ごとに考えられる疾患

夜間	胆石発作，喘息，群発頭痛
早朝	尿管結石，良性発作性頭位めまい症
食後	上腸間膜動脈症候群，唾石症
運動後	重症筋無力症，運動誘発性アナフィラキシー

表2 自然寛解して繰り返す疾患

咳	咳喘息，アレルギー性咳嗽，過敏性肺炎
頭痛	一次性頭痛，一酸化炭素中毒
発熱	自己炎症症候群，過敏性肺炎
複視	重症筋無力症
視野障害	閃輝暗点
呼吸苦	気管支喘息，心不全，パニック発作，アナフィラキシー
腫脹	遺伝性血管性浮腫，唾石症
胸痛	狭心症，家族性地中海熱
腹痛	胆石発作，尿管結石，卵巣捻転，片頭痛，腸間膜リンパ節炎，家族性地中海熱，胆道ジスキネジー，ポルフィリン症，過敏性腸症候群，遺伝性血管性浮腫
嘔吐	上腸間膜動脈症候群，片頭痛，糖尿病性胃症
めまい	良性発作性頭位めまい症，メニエール病
火照り	更年期，カルチノイド症候群，褐色細胞腫，パニック発作
リンパ節炎	菊池病，PFAPA症候群
血痰	気管支拡張症，異所性子宮内膜症
脱力	周期性四肢麻痺
意識障害	薬物多飲，代謝性脳症，てんかん，血栓性血小板減少性紫斑病

Column〈驚きの病歴シリーズ〉そんなことあるの？やっぱり病歴は大事！

30歳代女性　主訴：ふらつき，嘔吐を繰り返す

▶ 患者は片頭痛で市販薬を飲む以外，特に既往はなかった。これまでに何度かふらつき，嘔吐で救急搬送されていたが，補液だけで軽快しており，メンタル的な疾患や片頭痛に伴う嘔吐と本人も医療者も考えていた。

▶ しかし，あるとき高クロール血症と低アニオンギャップに気がつき，市販薬のナロンエースを連日飲んでいたことによるブロモバレリル尿素中毒の診断となった。

➡ 実際には，中毒による小脳症状からの呂律不良があったにもかかわらず「宮崎の田舎の出身だから」と言われ，納得していたことも失敗であった。

Column〈変な症状シリーズ〉そういうことだったのね…！

30歳代男性　主訴：5年程前から頭痛と同時に手に皮疹が出ることを繰り返している

▶ 5年程前から頭痛が出現すると，その後口唇周囲がしびれてきて，それが引いてくると腫れ上がる。同時に左手の第3指と母指球，右手の第1指が赤く腫れて，その後黒くなり治っていく。

▶ この発作が年に4回くらい起こるとのことだが，今回陰部にも同様の皮疹が出現したため，膠原病の疑いで紹介となった。

▶ 頭痛のときのエピソードを聞くと，毎回同じ頭痛薬を服用しているとのことであった。

▶ そのため鎮痛薬による固定薬疹を考えて，頭痛薬を変更してもらったところ，皮疹は出現しなくなった。

➡ 頭痛と陰部の皮疹ということでベーチェット病の疑いがあったが，毎回同じ部位に出現する皮疹ということから診断に至った。

（西垂水和隆）

❶章 診断につながる病歴聴取　　Cルーチンの質問では何がヒントになるか？

1 既往歴

> **POINT**
> ▶患者の基本的な健康状態の把握に活用する。
> ▶最終診断を想起する重要なヒントが随所に隠れている。
> ▶患者自身が既往歴を取捨選択する可能性は常にあるので，診断の鍵を握る既往歴はこちらから狙って聞き出す。

1 診断における既往歴の重要性

　既往歴は，主訴，現病歴と同程度に貴重な情報を得られる項目である。犯罪心理分析の分野で"プロファイリング"という，過去のデータベースをもとに現場の状況と組み合わせて犯人像を導き出す手法があるが，患者に生じた健康に関する出来事の詳細な把握と慎重な分析をする，いわゆる"患者のプロファイリング"は最終診断を導き出すのに役立つ。

2 既往歴から何がわかるか？

❶患者の健康レベルをおよそ把握できる

　糖尿病，悪性腫瘍，血液疾患など，宿主の免疫能に影響する基礎疾患の有無を把握することは，疾患へのかかりやすさを推測し，鑑別疾患の序列を検討する際の参考になる。

❷主訴，現病歴を最終診断へ橋渡しするヒントが隠れている

　既往疾患ごとに頻度が高い，または特異的な合併症を参考に鑑別疾患を類推するのは良い戦略である。たとえば，突然の腰痛を主訴に来院した痛風の既往のある男性なら尿管結石も鑑別に，といった具合である。

❸ 治療方針を選択する際に考慮すべき事項を含んでいる

　過去の治療歴や基礎疾患をふまえた治療の妥当性を検証するのに役立つ。たとえば，薬剤選択において薬効や有害事象リスクを見積もり，既往疾患・慢性疾患に影響を受けた肝・腎・心機能を考慮しながら薬剤の種類や用量を検討できる。
　その他，外科的治療を考慮する際の周術期リスク評価においても役立つ。

3 既往歴をどのように聴くか？

　「既往」という言葉は日常語ではないということをまず知ってほしい。「既往はありますか？」と聞かれても日本人の約3割はピンと来ないというデータがある。
　「これまでに大きな病気をしたことがありますか？」といった問診票などをみかけるが，病気の大きさの判断をつけることは難しく，結果として重要な既往歴を聴き逃す可能性が高くなる。
　尋ね方には多種多様な方法があるが，以下に一例を示す。コツを1つだけ挙げるとすれば，既往歴を確認する目的を患者へ説明することである。これから受ける治療に役立つことだと理解できれば，協力を得やすい。

【既往歴の尋ね方の例】（現病歴聴取の目途がたった後に）
「では次に，かかったことのある病気についてお尋ねします。今の症状の原因の特定や治療に役立つことがあるので，わかる範囲で教えて下さい」

4 既往歴に含む項目は？

　既往歴として代表的な項目を示す（**表1**）。
　言うまでもないが，表1にあるすべての情報が必須というわけではない。救急外来での急病患者の情報収集の目的は，あくまで今起こっている健康問題の解決に役立てることにあるので，緊急度や致死率の高い疾患の診断，あるいは除外に役立つ過去の病歴を狙って聴取し，それ以外はあえて省略する（または別の機会に補足する）。
　方法としては，「○○という病名を告げられたり，治療を受けたことはありま

表1 既往歴に含む項目リスト

項目	情報収集のポイント・注意点
過去に罹患した疾患 現在治療中の慢性疾患	・時期（正確，詳細な日時は多くの場合不要。ただし，発症年齢は参考になる） ・小児，思春期の患者では，先天・遺伝性疾患，乳幼児期の罹患歴を丁寧に聴取する ・日常生活制限，機能障害，後遺症は具体的に聴取 ・多くの疾患に影響する生活習慣病は，個別に挙げて有無，期間，治療内容を聴取（例：高血圧，糖尿病，脂質異常症，高尿酸血症） ・患者の挙げる診断名，または過去のカルテ記載は不正確なことがあるため再確認する。（例：良性発作性頭位めまい症とメニエール病，緊張性頭痛と片頭痛，椎間板ヘルニアと鼠径ヘルニア，関節リウマチとリウマチ性多発筋痛症などの誤認識）
入院歴	診断名，治療内容，時期，期間，医療施設名をわかる範囲で聴取
手術歴	入院歴と同内容＋術式や合併症の有無も聴取
外傷歴	入院歴・手術歴と同内容＋受傷機転も聴取
アレルギー歴	・薬剤，食物，動植物，生じた反応についてもわかれば聴取 ・薬剤の副作用をアレルギーと誤認識している場合も多い ・喘息，アナフィラキシー，花粉症なども併せて尋ねる
輸血歴	製剤の種類，目的，副作用の有無
予防接種歴	現病歴との関連性をふまえ，必要時に個別聴取 （インフルエンザ，肺炎球菌ワクチン，破傷風トキソイドなど）
精神疾患歴	・話すことをためらう場合も多いため，主訴，病歴上，必要なら意図的に質問する ・不眠症，不安症，パニック障害，過換気症候群，自律神経失調症などの病名で通院治療があるが，疾患としての認識を持っていない方も中にはいる ・服用薬に精神疾患関連薬剤があった場合に，それを理由に尋ねるという手もある
産婦人科歴（女性）	主訴に応じて，妊娠・出産・流産・中絶歴，帝王切開，周産期合併症，月経（周期・期間・経血量・月経痛），最終月経，避妊の有無・方法，不妊症治療歴を尋ねる

せんか？」というように，疾患名ごとにその有無を個別に尋ね，既往があったものだけは追加質問して詳細な情報を取る。

　一方で，急性期の病状に対処し，状態が落ちついた入院患者や慢性疾患の継続診療に際しては，網羅的に既往歴を集める必要がある。理由としては，患者のベースの健康度や未来の疾患リスクを見積もって，それを参考に取り組むべき予防策を講じるために役立つからである。そのような目的の場合は，たとえば外来受診のたびに対話しながら少しずつ既往歴を完成させていくとよい。

　なお，生活習慣病など様々な疾患の危険因子については，その疾患の既往が「ない」ことが貴重な病歴なので，あえて「○○の既往なし」といった記載を心がける。

5 現病歴とどう関連づけるか？

　現病歴を取り終えた段階ではまったく思いつかなかった病態を，既往歴の問診作業中にハッと思いつくことをしばしば経験する。その際，その情報をもとに再び現病歴に戻って問診し直すと，一見無関係と思っていた情報どうしがきれいにつながり，その後は特異度の高い診察や検査による最小限の確認作業だけで最終診断に到達できることがある。このように，現病歴で行き詰まった際には，ひとまず既往歴の聴取に進んでみると，期せずして診断へのヒントを得られるかもしれない。

　なお，特に主訴や現病歴が慢性の基礎疾患や既往歴との関連性が高いと判断できる場合は，あえて既往歴の項目を分離せずに，現病歴内に既往歴や基礎疾患を含めるのも良い方法である。

　口頭による症例提示の場合は，聴き手が鑑別疾患を想起する際に役立つ。また，学会や論文などで国内外問わず広く目にする症例提示の多くが「○○の既往のある年齢/性別」というスタイルである。この表記によって，冒頭の1文目である特定の既往歴が現病歴との関連性の高さを暗に示すことができ，受け手側も患者像をつかみやすくなる。

> 【症例提示における既往歴表記の例】
> "A 70 year-old male with past medical history of hypertension, diabetes mellitus and dyslipidemia presents with acute chest tightness."
> ➡「高血圧，糖尿病，脂質異常症の既往のある70歳男性が急性の胸部圧迫感を呈している」としか述べていないが，鑑別疾患の筆頭に急性冠動脈症候群が挙がることを共通理解として，その疾患に関連性の高い重要な既往歴を意図的に提示している．

6 その他の留意事項：既往歴は漏れなく聴取すべきか？

　既往歴の詳細な把握は貴重な患者のデータベースとなる．ただし毎回その情報がすべて必要というわけではない．

　一般的に急性疾患では，直近または数年以内に罹患した疾患，または慢性疾患と関連性の高い合併症の有無を上位に記載し，それ以外はごく簡単な記載にとどめる．

　たとえば，90歳の患者の意識障害の原因評価に，小児期の既往歴や20歳時の外傷歴，40歳時の痛風発作，前立腺肥大症，白内障手術歴などの既往歴はまったく寄与しないが，1カ月前の転倒歴，糖尿病の治療歴，1年前の痙攣発作エピソードは見逃すべきでない既往歴である．

　既往歴が多数あり，それを整理する際には，診断・治療に役立つ有益な情報かという視点を持って，既往の時系列にはこだわらずに，現在の病状に関連性が高いものを上位に記載してもよい．

　高齢患者では，患者自身の記憶が不確かであるために，現在の健康問題に直結する重要な既往歴が抜け落ちることもよく経験する．これに対しては，患者の家族や介護スタッフからの情報，過去の診療記録を参考にしたり，前述のように「○○という病気になったことがないか」と具体的な病名を挙げたりしながら，必要または役立つ情報を入手できるよう努める．

> Column 〈驚きの病歴シリーズ〉そんなことあるの？ やっぱり病歴は大事！

34歳男性　主訴：嘔気，嘔吐を繰り返す

▶職場の飲み会があり夜半過ぎまで飲酒後，嘔吐反復し気分不良のため救急外来受診。大量飲酒後で急性アルコール中毒，二日酔いとして補液後帰宅。

▶3日後，夜9時頃麻婆豆腐を食べた後に嘔気が出現し，10回ほど嘔吐し，午前2時救急外来受診。来院後は嘔気軽減，下痢，腹痛，発熱なし。採血上特記すべき異常なく補液後症状軽減し，急性胃炎として帰宅。その2カ月後にも，飲み会後に嘔吐の反復で早朝救急受診歴あり，上部消化管内視鏡での評価を提案したが，以後来院なし。

▶その1年後に救急外来受診。夜間になると37℃台の熱，来院3日前から両前腕に皮疹，血液検査上白血球減少所見，フェリチン軽度上昇，非特異的ウイルス感染として対症療法。その1週間後の外来フォローアップでは体調改善，白血球数も正常化したため終診。

▶その4カ月後，悪心・嘔吐を反復し救急外来受診。今回は腹痛も強いと訴えがあるが下痢はなし。顔面皮疹，左頸部，鼠径部リンパ節圧痛，上腹部に圧痛あり。腹部エコー上，十二指腸肥厚所見。翌日，上部消化管内視鏡では，十二指腸が浮腫状である以外は異常所見なし。

▶採血で軽度貧血，フェリチン，血沈上昇，補体低値，IgG上昇あり，造影CTで十二指腸〜小腸で全周性の壁肥厚所見があり，ループス腸炎と診断。ステロイドによる治療で改善。その後，全身性エリテマトーデス（SLE）として膠原病外来で定期通院治療中。

➡診断確定まで3年を要した症例。飲酒後，刺激物摂取後などに悪心・嘔吐の類似のエピソードで複数回救急受診し，毎回，補液などの対症療法で帰宅できるため「急性アル中で時間外に救急受診する常習の酒飲みの若年男性」といった，医療者側からも陰性感情を抱かれかねない受診が続いた。このようなケースでは，同じパターンの受診が増えるたびに，病歴聴取のモチベーションが低下して思考停止状態となり，前医と同じ対応で無難に処理されやすい。

本患者においては，たまたま当院の救急外来を毎回受診したことと，毎回の担当医が，受診のたびに悪心・嘔吐の状況を丁寧に聴取し，リンパ節腫脹や淡い皮疹など，その時点では一見無関係にも思えるマイナーな所見にも言及し，血液データのわずかな異常にも考察を加えて，丁寧に病歴を積み重ねたことが最終診断につながったと思う。

➡「後医は名医」とよく言われるが，本症例のように未分化な病状の段階で毎回の担当医が病歴を丁寧に聴取し，考察を繰り返すことで診断の扉が少しずつ開きだし，後医はそれらの成果を俯瞰的にとらえやすいため，必ずしも後医の診療能力が高いためではないのだろうと筆者は考えている。加えて，3年のうちにSLEらしさが身体所見や血液検査のデータに表現されてきたことも大きい。

➡このように，診療時点で原因がよくわからない症例に遭遇したら，継続的にフォローアップして病歴を積み重ねる粘り強さが大事である。

Column〈変な症状シリーズ〉 そういうことだったのね…！

60歳代女性　主訴：やたらとガムばかり口にしている

▶患者の娘から，最近，母が絶えずガムを噛んでばかりいると相談あり。

▶短期間で大量にガムの購入歴あり。認知機能は問題なし，ガムの種類は問わない。昼夜問わずガムを口にしているとのこと。

▶本人にも自覚があり，なぜそれほどガムを噛むのかと理由を問うと「口がさみしいのか，無性にガムを口にしたくなる。空腹を紛らわせるためでもない。自分でも理由はよくわからない」と回答。

▶既往歴は特になし。薬剤歴，アレルギー歴，飲酒，喫煙歴なし。バイタル正常，体重変化なし。

▶身体所見：口腔内異常なし。ほかに特記すべき異常はない。

▶血液検査：ヘモグロビン値8.0g/dL，小球性低色素性パターン，フェリチン1桁。

▶鉄欠乏性貧血として鉄剤の内服を開始し貧血は改善。以後，ガムを噛む習慣

はなくなった。

➡鉄欠乏性貧血に伴う異食症（pica）の可能性が考えられた。話を詳しく聴いたところガムだけではなく，氷片もやたらに食べていたことが判明した。

（林　恒存）

2 生活歴・家族歴

> **POINT**
> ▶喫煙歴や飲酒歴は,具体的なリスクを理解すると同時に,適切に禁煙や節酒・断酒につなげる行動変容を促すアプローチが重要である。
> ▶特定の化学物質や微生物に曝露しやすい職業や,業務負担が疾患に影響するような職業がある。
> ▶生活背景や家族背景が適切な診断・治療につながることがある。

1 喫煙・飲酒歴

　喫煙や飲酒は,様々な疾患のリスクとなる(**表1**)。喫煙であれば,COPDをはじめ呼吸器疾患はもちろん,心・脳血管障害や悪性腫瘍,消化器疾患や骨折など様々な疾患のリスクを上昇させる。これらのリスクに応じて,予防的な薬剤の検討や,適切なワクチン接種の推奨などが求められる。飲酒も同様で,突然死をはじめ,悪性腫瘍や心・脳血管障害などのリスクを上昇させる。飲酒の摂取量とリスク上昇に正の相関を認める疾患もあり,喫煙歴と同様に具体的な摂取量を確認することが重要である。

　喫煙歴や飲酒歴を確認することで,何らかの疾病の診断に直結するということは多くないが,健康増進・予防医療として適切に禁煙や節酒・断酒につなげる,つまり行動変容が重要である。喫煙歴・飲酒歴を聞くとき,「1日何本吸っていますか？」「どのくらい飲んでいますか？」と医師に聞かれると,患者としては詰問されているように感じてしまう。なぜ常習的な喫煙・飲酒に至ったか,普段の生活でどのようなタイミングで喫煙・飲酒しているか,どう影響しているかを聞いてみるとよい。このような聞き方をすることで,病歴聴取として必要な情報だからというより,患者に関心を持って接しているという共感的な態度の表明にもなる。患者背景を意識して聞くことで,禁煙や節酒・断酒に

表1 エビデンスに基づく喫煙・飲酒のリスク

	リスクが高まる疾患	注意点
喫煙	・COPD ・虚血性心疾患 ・脳血管障害 ・感染症(侵襲性肺炎球菌感染症,インフルエンザウイルス感染症,結核など) ・悪性腫瘍(肺,大腸,子宮頸部,食道,腎臓,咽喉頭,尿路,鼻腔,口腔,膵臓,骨髄性白血病など) ・糖尿病 ・大腿骨頸部骨折/骨粗鬆症 ・月経異常 ・胃・十二指腸潰瘍 ・白内障,加齢黄斑変性 ・周術期合併症 ・歯周病,歯肉炎	・女性より男性のほうがハイリスク[1] ・1本/日でもリスクが25%上昇する[2] ・侵襲性肺炎球菌感染症は,喫煙者はもちろん副流煙曝露でもリスクが上がる[3] ・性別関係なく頸部骨折のリスクを高める[4]
飲酒	・高血圧 ・虚血性心疾患 ・脳血管障害 ・肝疾患 ・膵炎 ・胃食道疾患 ・骨粗鬆症 ・末梢神経障害 ・感染症 ・肺炎 ・悪性腫瘍(口腔,食道,咽喉頭,肝臓,乳房) ・HIV ・精神疾患	・6ドリンク/日以上で突然死リスク上昇[5] ・6ドリンク/日以上の摂取で脳出血リスクが上昇[6] ・短時間の過剰な飲酒もリスクになる[7] ・1カ月に1回不定期にでも5ドリンク以上の過剰な飲酒で虚血性心疾患のリスクが上昇[8]

つなげるきっかけとなる。

　喫煙者に対してはニコチン依存度の評価,アルコール使用障害者に対してはCAGEやAUDITなどのスクリーニングツールが存在する。いずれも禁煙や節酒・断酒などの行動変容に欠かせないが,これらも聞き方によっては詰問されているように感じる場合があるため,**表2**のようなopen-endedな表現で聴取することで,喫煙や飲酒に対する患者本人の思いや姿勢をふまえたほうがよ

表2 問診の注意点

問診内容	注意点
何がきっかけで喫煙・飲酒するようになったか 例:「たばこを吸い始めたのって何かきっかけがあったのですか?」	本人の意思で始めたというより,当時の友人や上司などに勧められて(場合によっては強制されて)始めたということが多い。患者が所属・生活していた組織や地域の文化にも影響されていた可能性に配慮する
どんなときに吸ってしまう/飲んでしまうのか? 例:「どんなときにお酒を飲まれることが多いですか?」	普段の生活と喫煙・飲酒がどう関わっているかを知ることで,喫煙・飲酒行動を促進・阻害する因子を同定することにつながる。1人で,というより他者と一緒に喫煙・飲酒する場合もあり,喫煙・飲酒行動が人間関係や社会生活とつながっている場合もある

い。禁煙や節酒・断酒をしたい意向が感じられれば,スクリーニングツールを用いてより深く評価していくとよいが,行動変容のステージでいう無関心期にあたるような患者の場合,喫煙・飲酒状況を評価されることで,医療者に対してネガティブな感情を持ってしまいかねない。

　余談だが,地域によっては飲酒歴の聞き方に注意を要する。「酒(さけ)」という表現が日本酒のことだけを指すと思っている場合があり,よくよく確認すると,ビールやウイスキーなどを過剰に摂取していたということがある。「アルコールとしては何を飲まれますか?」などと,表現の工夫を要する。

　このように,喫煙・飲酒ともに本人の意思だけで始めたり依存したりしているわけではないことに注意が必要である。「健康の社会的決定要因(social determinants of health；SDH)」として,喫煙や飲酒も社会的要因によって依存してしまい,結果として予後不良につながるとされる[9, 10]。喫煙・飲酒が様々な疾患のリスクを高めているという医学的な事実は,我々医療者は喫煙・飲酒行動を患者自身でコントロールできないことに否定的な感情を抱きがちである。患者の意思だけで喫煙・飲酒を始めたとは限らないし,喫煙や飲酒が常習化してしまっているのは心理的・社会的な要因も影響している可能性をふまえるべきである。

2 職業歴

特定の職業では，化学物質などの曝露によって特定の疾患のリスクを上昇させたり，その職業特有の業務負担が疾患に影響したりすることがある（**表3, 4**）。職業歴の聴取はルーチンに行わないことも多いかもしれない。また，患者本人も就いている職業と関連しているとは考えていないことがほとんどだろう。

表3 職業や化学物質，環境ごとに起こりやすい疾患

	起こりやすい疾患	職業	要因
悪性腫瘍	悪性黒色腫，悪性中皮腫	建設業，石綿鉱山，自動車工業	アスベスト
	膀胱癌	染料を扱う業種	芳香族アミン（ベンジジン，2-ナフチルアミンが多い）
	白血病	ベンゼン（溶剤，燃料など）を扱う仕事	ベンゼン
	皮膚悪性腫瘍	船乗り	日光曝露
	胆管癌	印刷業（インク用洗浄剤に含有）	ジクロロメタンやジクロロプロパン
	肝血管肉腫	塩化ビニルを扱う仕事	塩化ビニル
感染症	ツツガムシ病，日本紅斑熱	農業，林業	*Orientia tsutsugamushi*, *Rickettsia japonica*
	伝染性紅斑	保育士（小児との接触）	パルボウイルスB19
	壊死性筋膜炎	漁師（肝機能障害がさらにリスクを高める）	*Vibrio vulnificus*
	皮膚軟部感染症，敗血症	犬や猫の飼育	*Pasteurella*属菌
その他	肝障害，意識障害，多発神経炎，腸管嚢腫様気腫症，過敏症症候群	カメラレンズの製造	トリクロロエチレン
	肺癌，呼吸器疾患（急性），肺肉芽腫性炎症性病変（慢性）	電子機器，X線装置や航空・軍事の構造部品	ベリリウム
	貧血，疝痛，橈骨神経麻痺，脳症など	バッテリー製造，クリスタルガラス製造，七宝（しっぽう）焼き，ラジエーター修理	鉛

表4 業務内容と関連する疾患

睡眠障害	シフト制や夜勤のある業務	医療職や警備員, 高速道路の料金所勤務, タクシー運転手など。システムエンジニアやエレベーター保守点検の業務は夜間呼び出しがあるので注意
手根管症候群	手作業の負担が大きい業務	手関節の反復使用や強い負担, 長時間の伸展・屈曲, 低温下での業務が関連する
糖尿病や脂質異常の悪化	季節性の過重労働(例:農家における農繁期と農閑期の違い)	農業や漁業などは季節によって収穫できるものが異なるため, 季節によって労働の負担が著明に異なる。食事も十分にとる時間がない中で働くこともめずらしくないので, 繁忙期が終わると体重が増え, 検査上も糖尿病や脂質異常が悪化する
皮膚炎	美・理容師	染料が原因で生じることがある

　それぞれの疾患を疑った際には, 職業歴の確認をすることが診断の一助となるし, どんな職業に就いているかや, その作業内容を聞くことが診断につながる可能性がある。必要に応じて産業医と連携し, 業務とそれが与えるリスクについて情報提供したり, 職務の調整をしたりすることが求められる。具体的な職業と疾患の関連を見出すことで, 業務の内容に合わせて疾患のコントロールを図ることもできるだろう。

　特に, 呼吸器疾患と関係する職業歴は多様である。気管支喘息の悪化, 塵肺, 過敏性肺炎などが職業と関連することは多い。**表5**に呼吸器疾患と関係する職業歴についてまとめる。

表5 呼吸器疾患と関係する職業歴

疾患		職業	原因物質
気管支喘息の発作や悪化		高齢者施設の勤務, 柔道整復師	トリコフィトン (白癬の原因菌)
		塗装業	イソシアネート
		医療者	ラテックス
		カキ殻を扱う仕事	ホヤの体液
塵肺	炭鉱夫肺	炭鉱作業	石炭
	珪肺	鉱山, トンネル工事, 窯業	遊離珪酸
	石綿肺	建設業, 石綿鉱山, 自動車工業	珪酸化合物
	滑石肺	採石, ゴム工場	
	珪藻土肺	珪藻土工場	
	セメント肺	建設業	
	炭素肺	製墨工場, カーボンブラック工場	カーボンブラック
	黒鉛肺	黒鉛, 電極工場	黒鉛
	溶接工肺	建設業, 造船業	酸化鉄
	アルミニウム肺	金箔製造工場	アルミニウム
	ベリリウム肺	ベリリウム精錬	ベリリウム
	インジウム肺 (間質性肺炎, 気腫性変化, 気胸など)	液晶ディスプレイ	インジウム
職業性過敏性肺炎		菓子, パン製造	小麦粉
		鳥飼	鳥類の糞, 尿, 唾液
		酪農畜産業	真菌・酵母 (カビの生えた干し草)
		キノコ栽培	シイタケ, なめこ (キノコ胞子)
		木工作業	カビの生えた木屑
		真珠養殖, 貝細工	貝粉塵
		塗装業	イソシアネート
		リード溶接	トリクロロエチレン

【中毒性頭痛】

- ▶飲酒，グルタミン酸（中華料理店症候群），コカインなどは中毒性頭痛を引き起こすことがある。
- ▶特定の職業に関連した中毒性頭痛の例として，溶接工が挙げられる。溶接時に生じるガスにはマンガンが含まれており，中毒症状として筋痙攣，集中力低下，パーキンソン症状といった神経症状を起こすが，頭痛も症状として呈することがある。他に呼吸への影響も示唆されている[11]。
- ▶職業歴として，溶接工は尿中や血中のマンガンが低値でも，キレート剤の使用で尿中のマンガン濃度が有意に上昇したり，休職によって改善したりすれば，マンガンによる中毒性頭痛が強く示唆される[12]。

3 家族歴

家族歴が診断に直結する，という例もあまり多くない。明らかな遺伝性疾患以外では，片頭痛やクモ膜下出血のような家族歴の確認が重要な疾患はある。以降のコラムで，家族背景の確認が重要であった事例を紹介する。

Column 〈驚きの病歴シリーズ〉そんなことあるの？ やっぱり病歴は大事！

75歳女性　主訴：数カ月来の頭痛

- ▶数カ月来の頭痛で外来受診。二次性頭痛らしい症状・所見は乏しく，この年齢で片頭痛が新規に出現したとは考えにくかった。年齢を考慮して頭部画像評価を行うも，異常は認めず。
- ▶自宅での生活に関し，暖房器具のことを聴取したところ，豆炭こたつを使用していることが判明。血液ガスでCOHb 20％と高値であり，一酸化炭素中毒による頭痛と診断した。
- ▶また，同居ではないが本人と一緒にいることの多い孫も体調不良で小児科を受診しており，本人宅の豆炭こたつの中で遊んでいたというエピソードがあった。この孫も血液ガスを採取したところ，COHb 25％と上昇しており，こちらは急性の一酸化炭素中毒として入院加療となった。

➡一酸化炭素中毒は，意識障害や心筋障害（虚血や不整脈），遅発性の神経障害（認知機能障害や運動障害など）を起こすとされるが，小児や高齢者では症状が非特異的ではっきりしないこともある。本症例のように頭痛や悪心などで受診する例や，その孫のように非特異的な症状で受診する例もあるため，不完全燃焼するような物質の曝露歴の聴取は重要である。豆炭こたつは近年ではだいぶ使用頻度が減ってきているが，寒冷地ではまだ使用されている例が存在する。家族背景の確認はもちろん，地域の特徴をふまえた診療の重要性を感じさせられた事例であった。

> Column 〈変な症状シリーズ〉 そういうことだったのね…！

43歳女性　主訴：喘息のコントロール不良

▶以前から気管支喘息のために外来通院しており，吸入薬でコントロール良好であった。ここ半年で発作の頻度が増え，吸入薬のステップアップを要したり短時間作用型β刺激薬の吸入頻度が増えたりしていた。患者は有料老人ホームに勤務する介護職であり，夜勤もあるため，仕事のストレスではないかと本人とも話していたが，仕事の負担と関係なく発作が生じることも多かった。発作が生じる日の仕事内容を確認すると，足白癬や臀部白癬に罹患した入居者のケアや，シーツやリネンの片づけを行った日に多かった。そこで，ケアの際にはマスクを装着することを指導し，勤務の調整を職場の上司に依頼したところ，発作の頻度が激減した。

➡皮膚糸状菌であるトリコフィトンは，気管支喘息の発症や発作と関連する。本症例では，皮膚白癬に罹患した患者のケアに関わったことで，トリコフィトンに職業性曝露してしまい，喘息発作につながったと推測した。白癬と喘息の両方を罹患している患者において，白癬の治療をすると喘息のコントロールが改善する例が確認されているが[13]，非白癬患者においてトリコフィトンに対する感作により喘息発作が誘発されることがわかっている[14]。喘息患者本人の白癬罹患も重要だが，周囲に白癬患者がいないかどうかの確認も必要であり，職業性曝露が原因となっている可能性を考慮すべきであろう。

文献

1) Huxley RR, et al:Lancet. 2011;378(9799):1297-305.
2) Hackshaw A, et al:BMJ. 2018;360:j5855.
3) Nuorti JP, et al:N Engl J Med. 2000;342(10):681-9.
4) Kanis JA, et al:Osteoporos Int. 2005;16(2):155-62.
5) Wannamethee G, et al:Br Heart J. 1992;68(5):443-8.
6) Iso H, et al:Stroke. 2004;35(5):1124-9.
7) Mukamal KJ, et al:Circulation. 2005;112(25):3839-45.
8) Roerecke M, et al:Am J Epidemiol. 2010;171(6):633-44.
9) 高野健人, 監/WHO健康都市研究協力センター, 訳:健康の社会的決定要因 確かな事実の探求. 第二版.(2024年5月閲覧)
http://www.tmd.ac.jp/med/hlth/whocc/pdf/solidfacts2nd.pdf
10) 厚生労働科学研究健康の社会的決定要因に関する研究班:健康の社会的決定要因に関する研究班HP.(2024年5月閲覧)
http://sdh.umin.jp/
11) Bowler RM, et al:Occup Environ Med. 2007;64(3):167-77.
12) 福武敏夫:神経症状の診かた・考えかた. 第2版. 医学書院, 2017, p74-5.
13) Elewski BE, et al:J Eur Acad Dermatol Venereol. 1999;12(3):250-3.
14) Matsuoka H, et al:Chest. 2009;135(4):898-903.

(﨑山隼人)

❶章 診断につながる病歴聴取　⒞ルーチンの質問では何がヒントになるか？

③ 薬剤歴

> **POINT**
> ▶常に適切な薬剤歴（サプリメントも含む）を取ること。
> ▶高齢者が急病で受診した際には，常に薬剤性も考慮すること。
> ▶不適切処方を見つけたら減薬（de-prescribing）を行う。
> ▶外来担当医師へ連絡する際，薬剤副作用の詳細についても必ず伝えて，再発予防に努める。

1 薬剤性疾患

薬剤性疾患とは薬剤に関連して起こる疾患のことである。薬剤アレルギーと薬剤性疾患（アレルギー以外）に分類される。過剰な薬物投与は，薬に伴う副作用のリスクを高める。代表例には，ポリファーマシーがある。

薬剤性疾患のうち，薬剤アレルギーの頻度は高い。薬剤アレルギーの既往でも病歴が重要である。アレルギーのクームス・ゲル分類におけるⅠ型アレルギー（即時型過敏症）は，時に重篤なアナフィラキシーショックを起こすことがあるので注意を要する。Ⅰ型アレルギーは，IgEを介した肥満細胞の脱顆粒によって起こる。

薬剤性疾患の種類を**表1**に示した。

表1 薬剤性疾患の種類

薬剤副作用	アレルギー，アレルギー性疾患以外の副作用
薬剤間相互作用	薬物動態的相互作用，薬力学的相互作用

2 薬剤の副作用

　薬剤の副作用には様々な種類がある。薬剤内服中の患者では，ほとんどの症状について常に薬剤性疾患の可能性がある，と考えたほうがよい。もちろん，片っ端から薬剤性とするわけではないが，その可能性を追求する姿勢が重要なのである。発熱や食欲低下などの全身症状から，視力障害や嚥下障害などの局所症状まで，あらゆる症状で薬剤性の可能性を考える。

　因果関係を証明することは意外に困難である。経過から薬剤性だったのだろうと言えるかどうかが最も重要である。

　高齢者や臓器障害のある患者では薬剤副作用のリスクが高くなる。高齢者では腎臓や肝臓の機能が低下し，かつ水分量や筋肉量も低下しているため薬物の代謝が低下し，体内に薬物が蓄積しやすくなる。また，高齢者では体内脂肪の割合が増加しているので脂溶性薬剤の半減期が長くなり，これらの薬剤の副作用リスクが高まる。

　高齢者では併存疾患が増えるために自然と薬の種類も増えてポリファーマシーとなる場合が多く，これにより薬剤副作用のリスクが高まる。またポリファーマシーは，転倒とそれによる骨折のリスクも高める。

　図1に，90歳代男性で，ポリファーマシーによる薬剤性パーキンソニズム，サルコペニア，嚥下障害，誤嚥性肺炎，下痢，脱水などを認めたケースを示す。

　このケースに対して，必要最小限の薬剤までに整理した結果，3種類のみの

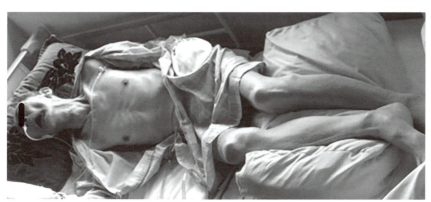

図1 90歳代男性，ポリファーマシー・ケース

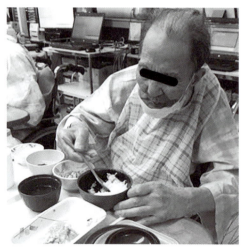

図2 減薬で全身状態が軽快した同患者

投薬となった。患者は全身状態が回復し，リハビリに励むようになり，自力で食事摂取可能となった（**図2**）。

　患者自身の希望によって処方の種類が増える場合もある。さらには，ある薬剤による副作用をそれとは知らず別の薬によって治療しようとする現象，すなわち処方カスケードもポリファーマシーの原因となる。**表2**に処方カスケードが疑われる組み合わせの例を示す。

表2 処方カスケードが疑われる組み合わせの例

ケースA：認知症，尿失禁，便秘	
ドネペジル（アリセプト®）	抗認知症薬（コリンエステラーゼ阻害薬）
オキシブチニン（ポラキス®）	尿失禁治療薬（抗コリン薬）
ケースB：慢性腰痛，最近の高血圧	
ロキソプロフェン（ロキソニン®）	鎮痛薬（NSAIDs：血圧上昇作用あり）
降圧薬	どの種類でもよい
ケースC：高血圧，痛風	
サイアザイド系利尿薬	血清尿酸値上昇作用あり
アロプリノール	尿酸低下薬

水戸市の2次救急病院で行われた研究によると，高齢者が救急で入院する原因のうち，約5％が薬剤性疾患であった[1]。このうち原因として頻度が高い薬剤は，アスピリンなどの抗血小板薬，ワルファリンなどの抗凝固薬，広域スペクトラムの抗菌薬，ベンゾジアゼピン系の鎮静薬，認知症の周辺症状に対して使用された非定型抗精神病薬，利尿薬，スルホニル尿素薬などの血糖降下薬などであった。これらのハイリスク薬を内服中の患者では，常に副作用出現について注意を払うべきであろう。

3 薬剤間相互作用

　薬剤間相互作用には大きく2つの種類がある。「薬物動態的相互作用」と「薬力学的相互作用」である。

　薬物動態的相互作用では，ある薬物の吸収や分布，代謝，排泄などに影響を与える薬剤が追加されることにより，元の薬剤の薬理作用が増強あるいは低下するものである。薬物動態的相互作用の例には以下のようなケースがある。

【甲状腺機能低下症のために甲状腺ホルモンを内服しているケース】
鉄剤を内服すると，甲状腺機能低下症状をきたすことがある。これは鉄剤が甲状腺ホルモンの吸収を低下させるためである。

【高血圧症のためにカルシウム拮抗薬のアムロジピンを内服しているケース】
抗菌薬のクラリスロマイシンを内服すると，血圧低下をみることがある。これはクラリスロマイシンがアムロジピンを代謝する酵素の活性を阻害するためである。

　薬力学的相互作用は，受容体レベルまたは臨床レベルにおいて，薬理作用が重なるか，または拮抗するために薬理作用が増強または減弱することである。薬力学的相互作用の例には以下のようなケースがある。

【抗精神病薬を複数内服しているケース】
嚥下障害が増悪することがあるが，これは複数の抗精神病薬がそれぞれドパミン受容体遮断作用を有するからである。

【高血圧症で降圧薬のカルシウム拮抗薬を内服しているケース】
前立腺肥大症のためにα遮断薬を内服すると，血圧低下による失神をみることがある。これは両方の薬剤に血圧を低下させる臨床的な作用があることによる相互作用である。

表3に薬剤間相互作用の例を挙げる。

表3 薬剤間相互作用の例

薬剤＃1	薬剤＃2	副作用
ACE阻害薬またはARB	スピロノラクトン	高カリウム血症
ACE阻害薬またはARB	ST合剤（バクタ®）	高カリウム血症
ベンゾジアゼピン系鎮静薬	CYP3A4阻害薬（クラリスロマイシンなど）	転倒・骨折
カルシウム拮抗薬	CYP3A4阻害薬（クラリスロマイシンなど）	低血圧，失神

> Column〈驚きの病歴シリーズ〉そんなことあるの？ やっぱり病歴は大事！

70歳代女性　心不全？

- ▶急性心不全で総合診療科に入院となった。急激な血圧上昇に伴う肺水腫を認めたため，高血圧性心不全という初期診断であった。しかし，その患者の既往歴は気管支喘息のみで，高血圧はなかった。
- ▶我々が診察したところ，身体所見上S4はなく，長期の高血圧性心疾患ではないと判断した。問診を追加すると，行きつけの飲み屋のママから喘息の薬として漢方薬をもらっており，患者はそれを1カ月前から飲んでいたことがわかった。
- ▶患者家族の協力を得てその漢方薬を取り寄せることができたため，成分を分析したところ，麻黄（Ephedra Herb）を含有するものであった。麻黄はエフェドリンを高濃度に含有しており，過量摂取により興奮・妄想・幻覚・異常行動などの中枢神経症状，急激な血圧上昇による高血圧性心不全や高血圧性脳症，致死的頻脈性不整脈などの交感神経系興奮症状をきたす。

➡ 問診で診断がついたケースであり，今回の急性心不全の治療が終わった後は心不全になることはなかった。もちろん，問診で判明した麻黄を中止したからである。

> **Column〈変な症状シリーズ〉 そういうことだったのね…！**

80歳代の女性　主訴：浮腫と関節痛

▶ 約3週間前からの，原因不明の浮腫と多発関節炎で紹介となったケース。認知症なし。

▶ 前医では各種膠原病検査が実施され，すべて基準値内であった。全身のCT画像でも腫瘍性病変は認めなかった。

▶ 診察では四肢の陥凹性浮腫と多発滑膜炎を認め，診断はremitting seronegative symmetrical synovitis with pitting edema（RS3PE症候群）であった。低用量ステロイドなどによる治療を開始することにした。

▶ 本人からの病歴聴取により，mRNA型コロナワクチンの接種後数日以内に発症したことがわかった。

▶ e-Diagnosis*を活用してmRNA型コロナワクチン副作用のcase reportを見つけ，医薬品副作用ケースとして政府機関に報告した。

＊：Google ScholarやPubMedなどの論文検索エンジンを利用して鑑別診断の想起を行うこと[2]。

文 献
1) Fushiki Y, et al：J Gen Fam Med. 2014；15(2)：110-6.
2) Tokuda Y, et al：J Hosp Med. 2009；4(4)：262-6.

（徳田安春）

4 旅行・曝露・動物など

> **POINT**
> ▶積極的に病歴を取り，感染を起こしている微生物を推定することが重要。
> ▶感染臓器・部位を見きわめ，そこに感染を起こしやすい微生物について情報収集をする。
> ▶シックコンタクト，旅行歴，動物曝露歴，水や土壌との接触歴，食事歴，職業，セクシャルコンタクトをルーチンに確認する。

1 感染症診療の原則に沿って病歴聴取する

　筆者が病歴を聞く際，はじめの数分は患者が思うように話をしてもらう。いつからどんな症状があり，その症状がどうなったか，といったことについては積極的に話してくれるが，それ以外の情報はこちらから問いかけなければあまり話してくれないように思う（もちろん個人差があり，ずっと話し続ける患者もいるが）。

　ここでは，感染症診療の原則に基づいてどのように追加の病歴を取っていくかを解説する。

積極的な病歴聴取で微生物を推定する

　まず，感染症診療の原則として「どんな患者の，どの臓器・部位に，どんな微生物が」感染を起こしているかを考えなければならない。

　「どんな患者の」というのは，これまでに説明のあった既往歴や生活歴，薬剤歴といったものであり，「どの臓器・部位に」というのは，症状から疑う。しかし，一番重要な「どんな微生物が」という部分は抜けてしまいやすい。

　たとえば，COPDのある高齢者の肺炎，基礎疾患のない若年女性の腎盂腎炎などは，微生物を想定せず診断が終わってしまっている。ここで診断が終

わってしまう感染症診療は不十分であり，適切な治療を選択できないし，また治療に失敗した際にリカバーできない。だからこそ，感染を起こしている微生物を推定するため，積極的に病歴を取りにいくのである。

「感染症は，必ずその病原微生物との接点がある」というのは，亀田総合病院感染症科の細川直登先生の金言である。つまり，病原微生物との"出会い"があるわけである。どこでその病原微生物と接触したのか，それを探るためにルーチンで聞いておくべきことを以下で説明する。

2 ルーチンの病歴聴取

❶感染臓器・部位を見きわめる

これまで説明したように，まず主症状から感染臓器・部位を疑わなければならないが，患者はどういった症状を訴えるだろうか？ おそらく最も多い症状は発熱だろう。確かに発熱があれば感染症を疑うきっかけにはなる。

しかし，発熱は特異的な症状ではなく，臓器特異的な＋αの症状のほうが重要である。たとえば，咳や痰といった気道症状があれば肺炎を疑うだろうし，頻尿や残尿感といった尿路症状があれば尿路感染症を疑うだろう。代表的な感染症の，その症状と身体所見を**表1**に示す。

表1 代表的な感染症とその症状，身体所見

感染症	症状	身体所見
気管支炎 肺炎	咳嗽，喀痰，呼吸苦，呼吸時胸痛	呼吸数，SpO₂, wheeze, crackles, ヤギ音
尿路感染症	排尿時痛，頻尿，残尿感，血尿，混濁尿，背部痛	恥骨上部圧痛，CVA叩打痛
腸管感染症	腹痛，下痢，血便，嘔気，嘔吐	腹部圧痛，腸蠕動音亢進
胆道系感染症	右上腹部痛，嘔気，嘔吐	右上腹部圧痛，肝叩打痛，Murphy徴候
皮膚軟部組織感染症	皮膚発赤，腫脹，熱感，疼痛	左に挙げた症状や水疱形成，色調変化があれば壊死性筋膜炎を疑う
菌血症	悪寒，悪寒戦慄，意識障害，尿量低下	高熱，血圧低下，頻脈，末梢冷感（初期には温かい）

では，なぜ感染臓器・部位を先に絞るのか？　それは，あなたに好き嫌いがあるように，微生物にも好きな臓器・部位があるからだ。つまり，感染臓器・部位が見きわめられれば，そこに感染を起こしやすい微生物についての情報収集をすればよい。

ここでルーチンに聞くべきは，シックコンタクト，海外渡航などの旅行歴，ペットや節足動物を含めた動物曝露歴，生ものなどの食事歴，職業，セクシャルコンタクト，水や土壌との接触歴である。

❷ シックコンタクト

これは周囲の感染症患者との接触のことである。

メジャーどころで言えば，流行期におけるインフルエンザが挙げられるだろう。学校や職場，家庭内といった生活環境でインフルエンザが流行っていて，濃厚接触があれば鑑別診断の上位にインフルエンザが来るのは間違いない。これについては，患者自ら「職場でインフルエンザが流行っているので，インフルエンザだと思います」などと教えてくれることもよくある。この場合，インフルエンザらしい症状を確認しにいけばよい。

ただし，インフルエンザらしくない症状や身体所見だった場合，もう一度病歴に立ち返って，他の感染症の可能性はないか考え直す姿勢が大切である（たとえば，症状が片側の咽頭痛のみであれば溶連菌感染を疑い，乳幼児との接触はないかなどを確認する）。インフルエンザ流行期こそ，溶連菌感染やEBウイルス感染などは見逃されやすくなる。

感染症の流行情報の確認も重要

シックコンタクトとともに，流行している感染症についての情報を得ることも重要である。このような情報は各都道府県などが出している感染症発生動向で確認することができるので参考にしたい。

❸ 旅行歴（海外渡航歴）

考えてもいなかった感染症を想起させてくれるのが，海外渡航歴である。
海外渡航歴があればそれは輸入感染症であり，想定される微生物が大きく変

表2 潜伏期別にみた輸入感染症

短い（＜10日）	中くらい（11～21日）	長い（＞30日）
デング熱 チクングニア熱 ウイルス性出血熱 旅行者下痢症 黄熱 リケッチア症 インフルエンザ レプトスピラ症	マラリア（特に熱帯熱マラリア） レプトスピラ症 腸チフス 麻疹 トリパノソーマ症 ブルセラ症 トキソプラズマ症 Q熱	マラリア（特に非熱帯熱マラリア） 結核 ウイルス性肝炎（A, B, C, E） メリオイドーシス 急性HIV感染症 住血吸虫症 フィラリア症 アメーバ性肝膿瘍 リーシュマニア症

（文献1をもとに作成）

わる。患者自ら「○○に旅行してきました」と言うことは意外と少ないので，積極的に聞きたい。

　いわゆる輸入感染症で聞くべきは，渡航先と曝露歴である。もちろん，**表2**[1]のように潜伏期によって鑑別する疾患が変わるので，これも念頭に置いて聞く。出発日から帰国日までの日程をスケジュール帳などで確認してもらいながら詳細に聞くとよいだろう。

渡航先と曝露歴

　渡航先は「どの国か」だけでなく「どの地域か」まで尋ね，またトランジットの場所も聞いておく。渡航先での流行状況は，厚生労働省検疫所のHPであるFORTH[2]や，米国疾病予防管理センター（CDC）のHP内のTravelers' Health[3]などを参考にするとよい。

　曝露歴は，現地での水や生ものなどの食事歴，虫を含めた動物への曝露歴，アドベンチャーなどでの水や土壌との接触歴，性交渉歴などを聴取する。

　国内旅行であれば，浸淫地として以下は覚えておきたい。

沖縄県：レプトスピラ症や糞線虫症

南九州や千葉県，福島県：日本紅斑熱，ツツガムシ病

西日本：重症熱性血小板減少症候群（severe fever with thrombocytopenia syndrome：SFTS）

また過去に，大阪にある商業施設のバレンタインフェア会場で働いていた店員が麻疹を発症したというニュースがあった。その後，この会場にいた買い物客が次々に麻疹を発症したのだが，我々医療者はこういったニュースにも気を配っておく必要がある。

❹ 動物曝露歴

ペットを飼っているか，そのペットは何か，魚類や爬虫類まで含めて聴取する。たとえば，ペットのミドリガメによるサルモネラ症は有名である。

犬や猫から引っかかれていないか，出産後ではないか，などについても突っ込んで聞く。また，牛や豚，鶏を飼っていないか，畜産関連の仕事ではないか，牧場などで接触がなかったかについても聞いておく。

昆虫との接触で比較的頻度が高いのがリケッチア症であり，ダニによって媒介される。野山や茂みなどに入らなかったかも聞く。刺し口については，患者自身が既に気づいている場合がある。

その他の感染についても**表3**[4)]にまとめた。

表3 動物曝露歴と感染症

イヌ	レプトスピラ症, パスツレラ症, ブルセラ症, ジアルジア症, イヌ回虫症, 狂犬病, 皮膚糸状菌症
ネコ	Q熱, 猫ひっかき病, トキソプラズマ症
トリ	インフルエンザ, オウム病, クリプトコッカス症
ネズミ	ペスト, 鼠咬症, ラッサ熱
家畜	カンピロバクター腸炎, サルモネラ症, 炭素, E型肝炎, 無鉤条虫, 有鉤条虫, O157感染症
昆虫	ライム病, ツツガムシ病, 発疹チフス, バベシア症, 日本脳炎, 黄熱, デング熱, フィラリア症, ウエストナイル熱, リフトバレー熱, リーシュマニア症, アフリカ・アメリカトリパノソーマ症, オンコセルカ症, クリミア・コンゴ出血熱
野生動物	日本住血吸虫症, エキノコックス症, 腎症候性出血熱, オムスク出血熱, キャサヌル森林熱, エボラ出血熱, 赤痢, 結核, 野兎病
魚	横川吸虫症, 肺吸虫症, 肝吸虫症, アニサキス症, 広節裂頭条虫症

(文献4をもとに作成)

❺ 食事歴

　食事の内容で病原微生物を予想できることはあるが，確定できることはそう多くない。多くは感染性腸炎の病原微生物を探すことになるだろう。潜伏期間を念頭に置いて病歴を聞く必要がある。大まかに，<u>数時間で発症するのが毒素型で，数日経ってから発症するのが細菌感染</u>である。

　国内における細菌感染で代表的なものとしては，*Campylobacter jejuni* や *Salmonella species* が挙げられる。生肉（特に生の鶏肉）や生卵の摂取はリスクであり，具体的に聞くようにする。

❻ 職業

　職業については，近年注目を浴びている微生物に関連して説明する。

【養豚業や食肉処理業，豚を扱う飲食業】
Streptococcus suis 感染のリスクがある。*S. suis* は豚レンサ球菌とも訳されるが，豚だけでなくヒトにも感染しうる人獣共通感染症である。菌血症のほか，髄膜炎，関節炎，心内膜炎などを起こし，しばしば重症化する。
➡筆者も焼きとん屋の店員の菌血症を伴う髄膜炎を経験したことがある。培養から検出されるまで予想もしなかったが，職業を聞いていれば予想されたはずであり，悔やまれる。

【水族館職員や熱帯魚ショップ店員，漁業関係者】
Mycobacterium marinum 感染のリスクがある。*M. marinum* は主に皮膚感染を起こす。結節や潰瘍，時に皮下膿瘍などを形成し，難治性である。

❼ セクシャルコンタクト

　性に関する病歴の聴取は，プライバシーの問題もあり簡単ではないが，聴かないことには鑑別に挙げることができない。

　近年，性行為感染症（sexually transmitted infections；STI），特に梅毒の感染者数が増加している。コロナ禍を経て，2022年の新規感染者は1万人/年を超え，以降も増加傾向である。原因には諸説あるが，風俗との関連も報告されて

いる．また，男性同性愛者（men who have sex with men；MSM）のように，HIV感染のリスクが高い患者もいる．より踏み込んだ性に関する病歴聴取を行わなければならない場合もあるだろう．

　まず大前提として，患者本人とだけ話せるような環境を準備したい．パートナーや親が同席していると，正確な情報を得られないことが多い．慣れてくれば，世間話をするかのように話を進めていかれる先生もいるが，慣れていないのであれば，テンションを変えずに淡々と病歴聴取するのもひとつの方法ではある．たとえば，「患者さん皆さんにお聴きしているのですが」や「診断のために必要な情報なので，お聴きするのですが」などと切り出してもよいのではないだろうか．性に関する病歴聴取の際に聴くべき内容としては，**表4**の"5P"を参考にしてほしい．

　パートナーが多ければ多いほど，コンドームを使用していなければSTIのリスクは上がり，また前述のようにMSMではHIV感染のリスクが上がる．口腔性交では，淋菌・クラミジアなどによる咽頭炎やHPV感染による喉頭癌のリスクが上がるし，肛門性交では，HIV感染のリスクが上がり，A型肝炎，赤痢アメーバ，ジアルジアなどに感染する可能性もある．そして，特に挿入される側でリスクが高い．

　最後に，STIの治療においては，パートナーも同時に治療することが重要である．患者を治療しても，パートナーが持続感染していた場合には再感染する可能性があり，互いに移しあっていつまでたっても治癒しない，"ピンポン感染"を起こしかねない．近年は，性の多様化によって複数のパートナーがいる場合もあり，"ピンポンパン感染"や"ピンポンパンポン感染"といった複雑な

表4　5P―性に関する病歴聴取の際に聴くべき内容

Partners	性別（男性，女性，どちらも），人数，相手の性交渉歴など
Practice	コンドームの使用，口腔性交や肛門性交の有無
Prevention of pregnancy	避妊しているか？　その手段は？
Protection from STI	予防をしているか？　その手段は？
Past history of STI	STIの既往

状況も存在する。

❽アウトドア

　近年，アウトドアへの志向が高まっており，宿泊だけでなく日帰りでも山や海，川に出かけたり，そこでキャンプをしたりする人が増加している。街中では遭遇しない微生物との"出会い"によって，稀な感染症に罹患するリスクが高まる。どこに出かけたのかだけでなく，そこでどんなアクティビティを行ったのかについても聴くことが重要である。

　山に出かけた場合，ダニやヒルに噛まれていないか，蚊に刺されていないか，を確認する。ダニに刺される部位は腋窩や鼠径部など軟らかい部位が多く，衣服を脱がせなければ分からないことも多い。ダニ咬傷では日本紅斑熱やツツガムシ病などのリケッチア感染症やSFTSのリスクがある。発生頻度の高い地域では特に注意が必要である（図1〜3）[5〜7]。ヒル咬傷でも日本紅斑熱に感染した可能性が示唆されている。

　筆者の勤務している鹿児島県では，ダニ咬傷について，本人または周囲の人が感染したり，新聞やニュースなどでも度々取り上げられるため，上記疾患を患者自ら訴えたり，開業医の先生が疑って紹介されることもしばしばある。

　海外においては，蚊に刺されることでマラリアやデング熱などに感染する可能性がある。しかしながら，2014年に日本国内でのデング熱感染が報告された。これは，海外ではネッタイシマカによって媒介されるデングウイルスが，日本に生息するヒトスジシマカによっても媒介しうるためであり，その後も散発的に国内感染例が報告されている。ちなみにマラリアを媒介するのはハマダラカであり，ネッタイシマカによっては媒介されないため，日本国内では感染しえない。

　水へ曝露されている状況で受傷して皮膚軟部組織感染症を起こした場合，海水ならば*Vibrio vulnificus*や*Shewanella*, *Erysipelothrix*などの菌，淡水ならば*Aeromonas*, *Edwardsiella*などの菌，そして海水と淡水の両方で*Mycobacterium marinum*による感染のリスクがある。沖縄県においては，特に夏季，川や池などでのレジャーの際に，レプトスピラ感染に注意するよう呼びかけられている。

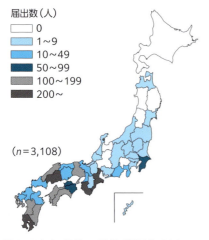

図1 日本紅斑熱の発生状況（1999〜2019年）
感染症発生動向調査：2020年6月10日現在報告数　　　（文献5より引用）

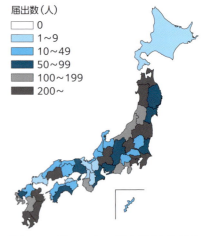

図2 ツツガムシ病の発生状況（2007〜2021年）
感染症発生動向調査：2022年6月16日現在届出数　　　（文献6より引用）

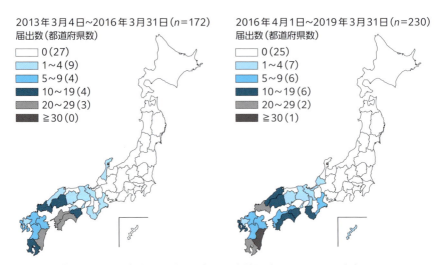

図3 重症熱性血小板減少症候群（SFTS）の発生状況（2013〜2019年）
感染症発生動向調査：2019年4月22日現在届出数　　　（文献7より引用）

キャンプではバーベキューをすることも多いだろう。屋内での調理と比べて不衛生になる可能性がある。きちんと洗浄できていなかったり，加熱が不十分だったり，生ものと加熱後の食品を同じ皿に盛ってしまったり，同じ箸を使ってしまったりして，前述の食事関連の感染症を引き起こす可能性がある。

Column〈驚きの病歴シリーズ〉そんなことあるの？ やっぱり病歴は大事！

60歳代男性　主訴：食欲不振，体重減少

▶ 3週前から食欲不振があり，徐々に体重が減少し，食べてもすぐ満腹になってしまうため総合内科外来を受診。その他の症状としては，微熱や歩行時の息切れがあったが，10歳前後から1日20本の喫煙歴があり，その影響と考えられた。腹部造影CTで小腸ガスと液体貯留を認め，麻痺性イレウスと診断され入院したが，翌日には自主退院。しかし，その後も食欲不振は続いた。

▶ 前日に悪寒戦慄を認め，当日に頭痛と嘔吐が出現したため救急外来を受診。39℃台の発熱と項部硬直を認め，腰椎穿刺を施行。細胞数の著明な上昇と糖の低下を認め，細菌性髄膜炎の診断で入院となった。その後，血液培養からグラム陰性桿菌が検出された。グラム陰性桿菌による髄膜炎であり，出身地を聞くと沖縄県であった。播種性糞線虫症を疑って便および痰スメアを行い，糞線虫が確認された。

▶ 25年前から関西に住んでおり，帰省はしていなかった。HTLV-1感染が確認され，免疫低下により播種性糞線虫症をきたしたと考えられた。

➡ 出身地が沖縄県であると聞いて播種性糞線虫症を疑ったが，患者の名前は沖縄県に多い名字であり，名字から出身地を想定していれば，さらに早く播種性糞線虫症を想起できたかもしれない。ちなみに筆者の名字は鹿児島県に一番多いのだが，「名字由来net」(https://myoji-yurai.net/) などでどの都道府県に多い名字かを調べることができる。

文 献

1) Spira AM:Lancet. 2003;361(9367):1459-69.
2) 厚生労働省検疫所:FORTH.(2024年8月閲覧)
   https://www.forth.go.jp/index.html
3) Centers for Disease Control and Prevention:Travelers' Health.(2024年8月閲覧)
   https://wwwnc.cdc.gov/travel
4) 河野公一,他編:動物由来感染症マニュアル.金芳堂,2009.
5) 国立感染症研究所:IASR. 2020;41(8);133-5.
6) 国立感染症研究所:IASR. 2022;43(8);173-5.
7) 国立感染症研究所:IASR. 2019;40(7);111-2.

(有馬丈洋)

❶章 診断につながる病歴聴取　Ⅾ疾患が浮かばないとき

1 Nature：何系の疾患？
──病歴から予測する

POINT
- ▶問診で60％の診断は想定可能である。
- ▶VINDICATE-Pといった語呂合わせを用いると漏れなく鑑別疾患を挙げられる。
- ▶1回の問診で疾患が想起できなくても，時間と場所を変えると診断可能となる場合があるので，諦めないことが肝要である。

1 病歴聴取で疾患のNatureにせまる

　内科領域で扱う疾患は感染症，循環器，膠原病，神経，呼吸器など様々なカテゴリーからなる。本項では病歴からどのカテゴリーの疾患か（本項ではそれをNatureと表現）を予測するために一般医が留意すべきことをテーマとして取りあげる。

　一般に，診断から治療までの過程は図1のような流れになる。臨床診断の過程において，病歴聴取に当たるのが図1①〜③のステップであり，これらはきわめて重要な位置を占める。Petersonらの報告[1]によれば，外来受診した診断のついていない80症例において，病歴の診断に対する貢献度は病歴聴取（history taking）が76％，身体診察が12％，検査が11％とされており，病歴聴取が診断に占める割合は大きい。

　筆者の個人的経験でも60％以上の疾患は病歴の段階である程度"あたり"がつくものが多いと感じる。総合病院の総合診療外来の患者は既に多くの医師の手を経て，時にはエンピリックな治療を施された後に紹介受診に至ることも稀ではない。このとき，採血やX線などの検査所見は前医による治療の修飾を既に受けてしまっており，診断の助けにならないこともしばしばである。しかし，病歴は修飾を受けない。そこが病歴の最大の強みである。

　本項の目的は病歴聴取でどこまで疾患のNatureにせまるかというものであ

①：さわりの病歴聴取
主訴，罹病期間，年齢，性別，重要な既往歴などからのNatureの想起

②：本格的病歴聴取（以下を留意しながら情報を得る）
a. ①で想起したNature／b. 解剖（症状のある場所，放散部位からの病変の推察）／
c. 病態生理（性状，増悪因子，寛解因子，随伴症状）／d. 時間軸（超急性，急性，亜急性，慢性）／
e. 家族歴／f. 服薬歴／g. より詳細な既往歴

③：①〜②をもとに，以下のa〜cを意識しながら鑑別疾患を想起
a. 頻度／b. 時間軸（急性，亜急性，慢性）／c. アウトカムの重要性（見逃してはいけない疾患か？）

④：身体診察

⑤：治療開始，または検査／経過観察
【パターンA】
十分な診断前確率が得られれば，エンピリック治療か確定診断に向けて検査を施行
【パターンB】
診断前確率が低い場合，あるいは診断が思いつかないときにはreview of systems（ROS）を駆使して診断前確率を上げ，必要に応じて検査あるいは経過観察

図1 診断から治療までの過程

り，図1のうち①，②のステップについて詳述する。

2 さわりの病歴聴取（主訴，年齢，性別，重要な既往歴）

「胸痛」「腹痛」といった主訴だけでなく，患者背景（性別，年齢，重要な既往歴，旅行歴など）を確認して，この段階である程度Natureを想起したほうがよい。経験を積むと，この段階でかなり鑑別を絞ることができる。

「胸痛」という主訴だけでは診断は膨大であるが，年齢，性別，特徴的な既往歴などの情報を手に入れることで，鑑別疾患は絞り込める。以下に，その例を示す。

【患者背景から鑑別疾患は絞り込める！？】
「20歳男性，特に既往歴なし，発熱を伴う，吸気時の左胸部痛」
とあれば，この時点での鑑別は胸膜病変，心膜病変などになるが…
「69歳男性，肺癌既往あり，発熱を伴う，吸気時の左胸部痛」
となれば，他に肺癌骨転移，帯状疱疹などが鑑別に加わる。

一方，この段階で極度に診断を絞り込むことはしないほうがよい。主訴，患者背景から大体の診断を想起することは大事であるが，主訴は患者という非医療者（例外はあるが）の言葉であり，医学的な問題を適切に表現していないことや患者自身のバイアスを含んでいることもある。また，医師自身も直感や様々なバイアスに引きずられるリスクが高い段階であり，この点は注意したい（例：インフルエンザの流行期に受診した発熱患者をインフルエンザと思い込み，他の発熱疾患を見逃すなど）。

　つまり，この段階での過度の絞り込みや診断の決め打ち・思い込みは誤診の原因となるリスクをも孕んでいる。この段階では，やや大きく網を広げるようなイメージで臨むほうがよいと考える。

3 本格的病歴聴取

　一番大切なステップである。この段階において，疾患のNatureを推測できることが多い。この病歴聴取の最大の目的は正確なsemantic qualifier（SQ）を作成することに尽きる。

　SQとは，患者から得られた情報を普遍的な医学情報に変換することである。精度の高いSQを手に入れることで，鑑別診断，文献検索などの精度が上がり，正確な診断に寄与すると言われている。たとえば患者が「頭痛」を訴えた場合，「生まれて初めて経験する，バットで殴られたような」頭痛なのか，「夕方になると徐々に後頭部から始まる」頭痛なのかで，鑑別疾患が大きく異なる。

　質の高いSQを手に入れるためには，図2のステップが必要となる。

　この段階で最も大事なのは図2②の疾患想起である。得られた情報を直感的に判断するのではなく，漏れなく鑑別疾患を挙げることができるよう，"VINDICATE-P"（表1）といった語呂合わせを用いるとよい。病歴や身体所見から得られた情報を整理し，質の高いSQを作成する際に便利である。ここではテーマの関係上，病歴聴取からみたVINDICATE-Pの使い方を紹介する。

❶ Vascular（血管性）

　血管系の疾患を想起する病歴は次のようなものである。

①：コミュニケーションスキルの向上
どんな些細な情報でも，まずは患者に語らせる。患者に本音を語らせる関係性の構築

↓

②：VINDICATE-Pなどのツールを使い，どこで（病巣の把握），何が（病因）起こっているのかを推察（疾患想起）

↓

③：①と②で得られた情報を正確なSQに変換
臨床的知識，理論，経験，直感が必要

図2 質の高いSQを手に入れるためのステップ

表1 VINDICATE-P

Vascular	血管性
Infection	感染症
Neoplasm	腫瘍性
Degenerative	変性疾患
Iatrogenic	医原性
Congenital	先天性・遺伝性
Autoimmune/**A**llergy	自己免疫/アレルギー性
Toxin	中毒
Endocrine/Metabolic	内分泌/代謝
Psychiatric/**P**sychogenic	精神的/心因性

※文献によってはIatrogenic→Intoxication（中毒），Toxin→Trauma（外傷）としているものもある

突然発症：突然とは数秒〜数分で症状が一気にピークに達する場合を指す。管腔構造（血管，下部腸管，卵管など）が「突然」，閉塞，破裂，または捻転して虚血に陥る病態が挙げられる。具体的疾患としては脳梗塞，クモ膜下出血，胸腹部動脈瘤破裂，大動脈解離，下肢動脈血栓症，心筋梗塞，肺梗塞，腸管血栓，脂肪塞栓，羊水塞栓，腸管捻転，精巣・卵巣捻転，子宮外妊娠卵管破裂などである。

注意しなくてはならないことは，突然発症が血管系に特有なものではないということである。即時型アレルギー，血管浮腫，パニック発作，一部の内分泌疾

患（低血糖発作，副腎不全），てんかんなどでも突然発症の形をとることがある。
酸素需要度が上がったときの症状：労作により出現する症状（狭心症，慢性下肢動脈閉塞），摂食による腸管酸素需要量上昇に伴う腹痛（腹部アンギーナ）など，虚血による疾患が代表的疾患である。しかしこれ以外にも，酸素需要度が上がったときに出現するような症状を病歴で得たときは，その症状が出現する解剖学的部位の血管病変を疑うべきである。
痛み：血管系疾患により組織に虚血が生じ，その結果，痛みや血流不全による症状を訴えることがある。酸素需要量が上がったときに出現する痛みに関しては前述したが，それとは関係なく持続的に生じる痛みの場合は血流低下による虚血が神経に生じている場合がある。代表疾患は，血管炎などによる神経障害である。

❷ Infection（感染症）

感染症はウイルス，細菌，真菌，寄生虫などの微生物がヒトの体内に「感染」して様々な疾患を引き起こす病態である。原因微生物が多岐にわたるため，その症状も様々である。このため，原則としては各微生物が引き起こす臨床症状をある程度理解していないと，病歴で感染症を想定することは困難である。よって，ここでは大まかに感染症がNatureである病歴を記載する。
発熱：感染症の大半は発熱疾患である。このため，発熱の病歴があるときは感染症を必ず想起する。無論，感染症が必ずしも発熱をきたすとは限らない。時に低体温が重症感染症のサインであることも忘れてはならない。
細菌感染症：一部の例外を除き，細菌感染症のほとんどは局在化する。これは非常に大事なことである。肺炎であれば咳・喀痰増加，腸管感染なら嘔吐・下痢，腎盂腎炎なら腰痛・上下部尿路症状などである。つまり，いつまで経っても臨床症状が局在化しないときは細菌感染症ではない可能性が高い，ということになる。例外は，感染性心内膜炎などの血管内感染症，または深部膿瘍である。
新興感染症：渡航先で感染症に罹患して帰国時に持ち帰ってくるケース，海外からの旅行者や移民者が持ち込む感染症（結核，寄生虫疾患など）が増えている。このため，感染症を疑うときは渡航歴，ワクチン接種歴，マラリア予防の

有無，虫刺歴の有無，虫除けスプレー使用の有無（非使用時は虫刺のリスクが増す）を聞き逃さないようにする。

シックコンタクト：発熱がないと聞き逃すことも多い．患者のほうも感染症とは考えていないので，シックコンタクトを自ら語ることもない．良い例が，成人のヒトパルボウイルスB19感染症である．成人の場合，発熱は呈さず，関節痛，皮疹症状で受診することが多いが，<u>子どもとの接触歴を聞くだけで診断にぐっと近づく</u>．

sexual history：HIV，梅毒といったgreat masqueraderの診断のためにはsexual orientationをはじめとしたsexual historyは欠かせない病歴である．

❸ Neoplasm（腫瘍性―特に悪性腫瘍）

病歴上，腫瘍性を疑う特異的な病歴はないように感じる．しかし，不明熱の原因のひとつでもあり，発熱が持続するときは鑑別に入れる．また，意図しない体重減少の場合も鑑別に入れる．

paraneoplastic syndrome（傍腫瘍症候群）のように神経症状，関節症状を呈するものもあり，原因不明の意識障害，関節症状をみたときは鑑別から外さないように心がける．

<u>意外と病歴で聞き逃すのが，がん検診受診の有無である</u>．一般的ながん検診は胃癌，大腸癌，乳癌，子宮頸癌，肺癌である．検診を適切な間隔で受けていればそのがんの可能性は低くなる．しかし，5年以上がん検診を受けていないということであれば，これらの悪性腫瘍を念頭に置いて病歴を聞く必要がある．

❹ Degenerative（変性疾患）

主に神経系の疾患がこのカテゴリーに入ることが多い．神経疾患は病気が進行すると検査所見も含め，診断に迷うことは少なくなるが，病初期診断の鍵は病歴と診察所見にある．代表的神経疾患の病初期の病歴は**表2**のようなものがある．

表2 代表的神経疾患の病初期の病歴

パーキンソン病	〈発症前〉嗅覚障害, 睡眠障害を呈することがある 〈発症後〉巧緻運動障害が目立つようになり, 箸が上手く使えない, 車の運転が上手くできないなどと訴えることがある. 視界の開けた場所のほうが狭い場所よりも歩きやすい, といった症状を呈することもある
末梢神経障害	暗いところで転びやすくなる(=ロンベルグ徴候)
下肢痙性麻痺	階段を上るより降りるのが辛いと言う (降りるとき, 足首に筋緊張によるクローヌスが生じるため)

❺ Iatrogenic(医原性)

特に投薬歴が重要である. 多くの薬があるが, それらの代表的副作用, 新しく報告される副作用を日々アップデートしておく必要がある.

また, 患者の症状が他のことで説明できないときに, 一度は服用薬による副作用を疑ってもよい.

皮疹, 腎障害, 肝障害, 胃腸障害, 薬剤熱, 蕁麻疹, SIADH〔syndrome of inappropriate secretion of antidiuretic hormone(バソプレシン分泌過剰症)〕などの一般的な副作用以外に, 稀ではあるが頻用薬の特徴的な副作用(DPP-4阻害薬による水疱性類天疱瘡など)もきちんとアップデートしておくことが大切である.

❻ Congenital(先天性・遺伝性)

家族歴が重要である. 診断の対象となる疾患は神経疾患, 自己炎症性疾患, 代謝性疾患などがあるが, ほとんどが小児期に発症するものばかりであり, 成人で対象となるものはおおむね少ない. しかし, 中には成人で, **表3**のような病態で発見されるものがあるので注意する.

表3 成人で発見される先天性・遺伝性疾患

弁膜症, 動脈瘤, 習慣性脱臼	Ehlers-Danlos症候群, Marfan症候群
心筋症	筋ジストロフィー
脳梗塞, 糖尿病	ミトコンドリア脳筋症
免疫不全症 (common variable immunodeficiencyなど)	繰り返す下気道感染症

❼ Autoimmune（自己免疫疾患）

自己免疫疾患は「自分で自分を攻撃する」疾患である。一般に，以下のような症状が複数重なるときに疑うことになる。

> ▶発熱
> ▶関節炎
> ▶皮疹
> ▶レイノー現象
> ▶筋炎症状・神経症状（一番多いのは末梢神経障害だが，脳炎，ミエロパチーもある）

発熱：自己免疫疾患の発熱は37～38℃の微熱が圧倒的に多い。しかし，全身性エリテマトーデス（SLE）やシェーグレン症候群，成人スチル病では40℃付近の高熱を認めることがある。特に成人スチル病は発熱の時間がほぼ決まっており，患者は「時計を見なくても時刻がわかる」とまで言うことがある。そして，発熱時は口もきけないほどの重症感があるが，発熱がないときは健常人と変わらないほど元気に見えるのも，同疾患の病歴の特徴である。

関節炎：自己免疫疾患の関節炎は"炎症性関節炎"であり，その特徴は"安静で悪化し，労作で軽快する"というものである。このため関節リウマチ患者は起床時の関節痛が一番辛く，手を動かしはじめるとだんだん楽になると言う。

アセトアミノフェンよりもNSAIDsに対する反応が良いのが特徴である。病歴でも聞き逃さないようにする。

患者は手足の関節炎を「むくみ」や「力が入らない」と訴えることが多いので，鵜呑みにせず診察で確認するようにする。

皮疹：爪上皮の肥厚やゴットロン徴候などの皮膚症状が「難治性白癬」として治療されていることもあり，病歴上注意する。

蝶形紅斑はSLEの病初期から認められることが多いが，若い女性は化粧で隠していることがあるので，診察時には認められなくても，きちんと問診することが重要である。

レイノー現象：SLE，強皮症の発病前，または病初期にみられることが多い。寒冷刺激で誘発されることが多い。白色→赤紫→赤色の３色変化が典型的と言われるが，一番大切なのは白色（血管のスパズムを示唆する）である。

筋炎症状：筋炎と言いながら，筋痛を生じることは多くない。症状で一番多いのは近位筋の筋力低下である。筋力低下は左右対称で（稀に限局した筋力低下もある），下肢→上肢の順番で近位筋のみに起こる。患者は髪をとかす動作，歯磨き，階段の昇降や車の乗降が困難になると言うことが多い。

神経症状：自己免疫疾患で多いのはポリニューロパチー，多発性単神経炎などの末梢神経障害である。病態は血管炎による虚血であり，しびれのほかに痛みを訴えることもある。

その他：高齢者の筋痛，関節痛，微熱，食欲低下では必ず，リウマチ性多発筋痛症，巨細胞性動脈炎を念頭に置く。50％の症例では比較的急性の発症である（患者自身が日付を覚えていることが多い）。疑わないと早期に診断できない。

❽ Toxin（中毒）

様々な中毒物質があり，物質の種類，曝露状況（服薬，付着，吸入など），曝露量・期間によっても症状が様々であること，中毒物質の検出が通常検査では困難なことから（例外：血中鉛濃度），実際には臨床症状と曝露状況から疑わないと診断確定が不可能である。

集団発生した症状，ある特定の状況下で起こる症状（自宅のみ，職場のみなど）が中毒を疑うきっかけになる。職歴（重金属曝露職の確認），趣味，食歴（山菜，キノコ，魚，獣など）なども診断の端緒になる。

いくつかの中毒症状と曝露源は覚えておくとよい（**表4**）。

表4 中毒の症状と曝露源

	急性症状	慢性症状	曝露源
一酸化炭素中毒	頭痛，めまい，吐き気，心筋虚血，意識障害，肺水腫	パーキンソニズム	密閉空間での火気の使用（練炭など）
有機リン中毒	尿便失禁，流涎，縮瞳，嘔吐，気管攣縮，徐脈	ニューロパチー	農薬誤飲，付着
アルコール関連障害	急性アルコール中毒	神経症状（中枢・末梢），水溶性ビタミン欠乏症，肝・膵臓障害	

❾ Endocrine（内分泌），Metabolic（代謝）

各種内分泌ホルモンの過剰（亢進症），不足（低下症）によって臨床症状が異なるので，現病歴でもそれを意識することが肝要である。中でも病歴で疑うことのできる疾患を**表5，6**に挙げる。しかし，確定診断はホルモンの高値，低値，反応不良などを生化学検査で証明することになる。

内分泌疾患：疾患ごとの症状を**表5**にまとめる。

代謝系ではビタミン欠乏が盲点になりやすい。歯肉出血（ビタミンC，K欠乏），腱反射低下，浮腫，心不全（ビタミンB_1欠乏），難治性脂漏性湿疹（ビタミンB_2, B_6，ナイアシン欠乏），脆弱性骨折（ビタミンC，D欠乏）などである。偏った食事をしている高齢独居者やアルコール多飲者は特にビタミン欠乏のリスクが高い。

電解質異常：病歴で比較的見つかりやすいものは**表6**の通りである。

❿ Psychiatric/Psychogenic（精神的/心因性）

精神疾患をNatureとして考慮するときに留意する点は以下の2つである。

①病歴が典型的な場合は，むしろ精神科疾患を積極的に診断しにいく。
➡特に有病率が高く，有用なスクリーニング方法があるうつ病やパニック障害などではこの方法をとり，補助的に器質的疾患の除外をするほうがよい

表5 内分泌疾患とその症状

先端巨大症(成長ホルモン過剰)	新規発症の糖尿病, 関節痛, 多汗, 体臭が強くなる, 声が低くなる, 顎骨増大, 手根管症候群*などがある
甲状腺機能亢進症	動悸, 食事量は減らないのに体重減少, 頻便(患者は下痢を訴えるが, 実際には便の回数が増える)
甲状腺機能低下症	亢進症と逆の症状と覚える。高血圧を呈して来ることもある
一次性副腎不全	食欲低下, 起立性低血圧, 関節痛, 悪心, 嘔吐, 色素沈着(肘, 膝, 手指, 口腔頬粘膜など繰り返し外傷を受ける部分), 塩分を異常に欲しがるようになる(salt-craving)
血糖値異常	特に低血糖発作はその名の通り「発作」的に生じる

＊:両手の手根管症候群をみたときに考えなくてはならない疾患等→糖尿病, アミロイドーシス, 妊娠, 関節リウマチ, 先端巨大症, 甲状腺機能低下症

表6 電解質異常とその症状

ナトリウム異常	〈高ナトリウム血症, 低ナトリウム血症のいずれも〉 食欲低下, 意識状態の変化(興奮, 傾眠など)
カルシウム異常	〈高カルシウム血症(通常12mg/dL以上)〉 意識障害, 口渇, 食欲低下, 便秘, 頻尿, 筋痛, 筋力低下 〈低カルシウム血症〉 神経症状(筋痙攣, しびれ), 精神症状(せん妄, うつ状態など)
カリウム異常	〈高カリウム血症, 低カリウム血症のいずれも〉 筋力低下(下肢→体幹→上肢と進行。ギラン・バレー症候群に似る) 不整脈(房室ブロック, 洞停止など)からめまいや失神を起こす

(☞1章D4)。

② 器質的疾患では説明できない愁訴が並ぶ, いわゆるmedically unexplained physical symptoms (MUPS) では, A-MUPSを用いる。

➡ この場合は従来通り, 器質的疾患を可能な限り除外した後に, 身体症状症(以前は「身体表現性障害」と言われていた)を考えることが多いが, この際にA-MUPS(表7)というツールを使い, 身体症状症を拾い上げるようにするとよい。

➡ A-MUPSとは非急性の痛み(部位は問わない)を訴える患者に対し, 器質的

疾患と心因性疾患（身体症状症など）を鑑別する問診ツールである．患者の訴えが痛みであり，その原因として心因性を疑ったときは，A-MUPSを使うとよい．

表7 A-MUPS

Analgesic ineffective	鎮痛薬が無効
Mental disorder history	精神疾患の既往
Unclear provocative/palliative factors	増悪・寛解因子が不明瞭
Persistence without cessation complaints	絶え間なく持続する訴え
Stress feelings/episodes	ストレスの存在

5項目中2項目以上陽性のときは，心因性疾患に対する感度92％以上，特異度85％との報告がある

　以上，病歴から疾患のNatureを予測する際に用いるアプローチを"VINDICATE-P"を中心に記述した．

　しかし，実際の臨床現場では病歴から診断にすんなりたどり着かないこともしばしばある．そのようなときは，時間や人を変えてやり直すと有用な情報が得られることがある．しつこく，諦めずに病歴を繰り返し取ること，これもNatureを予測するための大切なTipである．

> **Column 〈驚きの病歴シリーズ〉そんなことあるの？ やっぱり病歴は大事！**

64歳男性　主訴：関節痛

▶心房細動，アルコール性肝障害で外来に通院していた．ある時，「そういえば最近，関節があちこち痛い．特に指と膝と肘が痛い．日内変動もなく，いつも痛い．でも腫れたことは一度もない」と訴えるようになった．

▶診察では両手指に変形性関節症（osteoarthritis；OA）を認めるのみで，腫脹，熱感などの関節炎所見はなかった．このためOAによる症状として経過をみた．

▶しかしOAは通常，肘には生じないところが釈然としない点でもあった。患者はその後も外来で繰り返し関節痛を訴えた。やがて，起立性低血圧による失神で救急外来を受診するといったエピソードも出現した。

▶「外来通院中に何か変わったことはありませんか？」と聞いたところ，妻のほうから「最近，食事の嗜好が変わり，以前は見向きもしなかった，味噌カツや漬け物など塩味の濃いものを好むようになった」という病歴を得た。ここで初めてsalt cravingの病歴から副腎不全を疑い，精査の結果，確定診断となった。少量ステロイドの投与により関節痛は消失した。

Column〈変な症状シリーズ〉そういうことだったのね…！

75歳女性　主訴：座れない

▶高血圧で外来通院中。「ここ1週間座れない」という主訴で外来受診。話を聞いてもただ「座れない」を繰り返し，診察中も突然立ち上がって「立ったまま診察してもらってもいいですか？」と言う。

▶診察では大きな異常はなく，神経診察でも問題はない。

▶無理やり椅子に座らせると，数十秒で我慢できないと言って立ち上がってしまう。本人に聞いても痛みなどはなく，ただ「じっとできない」と言うばかりである。

▶よく話を聞いてみると，症状が出現する3日前に下痢・嘔吐を主訴に他医療機関を受診していた。

▶処方された薬の中にメトクロプラミドが入っており，受診時も服用中とのことであった。

▶ここでメトクロプラミドによるアカシジア（静座不能症）を疑い，同薬を中止してもらったところ，症状は3日程度で消失した。

➡病歴を病名，症状，検査内容だけでなく，処方内容まで把握する必要性を強く感じた症例であった。

文 献

1) Peterson MC, et al:West J Med. 1992;156(2):163-5.

参考文献

- Suzuki S, et al:J Pain Res. 2017;10:1411-23.
- 鈴木慎吾, 他：日内会誌. 2017;106(12):2568-73.
- 野口善令, 他：誰も教えてくれなかった診断学. 医学書院, 2008.

（星　哲哉）

❶章 診断につながる病歴聴取　Ｄ疾患が浮かばないとき

❷ Site：内臓？　内臓外？
──臓器別の特徴

> **POINT**
> ▶発症形式，経過や性状，随伴症状を確認する。
> ▶近接臓器も含めて解剖学的に考える。増悪・寛解因子，診察所見で臓器を推定する。

1 解剖を意識して診察する

　まず症状のある箇所を，患者本人に指し示してもらう。患者の訴える「胃が痛い」は，必ずしも心窩部痛のことではないし，「腰が痛い」も臀部痛だったりする。

　解剖を意識して診察する。表面から皮膚，皮下組織，末梢神経，筋肉・骨，内腔・深部臓器，と考えていくと漏れが少ない。たとえば皮膚の発赤では，蜂窩織炎，筋膜炎，関節炎，骨髄炎など表面から深部に至るまで鑑別を挙げる。皮膚をつまんで寄せるだけで疼痛がある場合は，蜂窩織炎など表面に近い炎症である。発赤の範囲が不明瞭だったり，発赤の範囲を超えて圧痛があったりする場合は，筋膜炎，骨髄炎など深部の炎症を疑う。

2 皮膚

　意外と本人は気づいていないことがあるため，高齢者など症状の訴えが難しい場合は特に注意する。たとえば腹痛で受診したが，実は帯状疱疹だった，というのはよくある落とし穴である。痛みのある部位は，必ず服をめくって視診も行う。ピリピリする疼痛や痛がゆい感じ，服が擦れるだけでも痛い場合は帯状疱疹の可能性が高い。また，痛みが皮疹より先行する場合もある。

　内科的疾患の一部として皮疹が出現することがある。たとえば，感染性心内膜炎による微小塞栓，小血管炎など自己免疫疾患に伴う紫斑や紅斑，成人T細

胞白血病の皮膚病変などが挙げられる。発熱や体重減少などの全身症状に注意する。

3 筋膜・筋肉，骨

外傷や労作後に出現した症状や，疼痛が体動で悪化し，安静で軽快する場合は筋骨格系を疑う（例外として，脊椎関節炎による炎症性腰痛の場合には，安静後のほうがむしろ悪化する）。

背部痛で膵臓癌，前胸部痛で心筋梗塞を心配して受診する患者も多いが，疼痛が瞬間的であったり，明らかに圧痛を認める場合は筋骨格系や神経性疼痛の可能性が高い。

筋肉痛や筋力低下が主訴の場合，おおよそ下記のように鑑別される（**表1**）。

表1 筋肉痛，筋力低下を主訴とする場合の鑑別疾患

	筋肉痛（＋）	筋肉痛（－）
筋力低下（＋）	ウイルス感染症，炎症性筋疾患，甲状腺機能異常，薬剤，アルコール性ミオパチーなど	筋萎縮性側索硬化症（ALS），重症筋無力症，筋ジストロフィーなどの神経筋疾患，末梢神経障害，電解質異常，感染症や脱水による全身状態不良など
筋力低下（－）	リウマチ性多発筋痛症，好酸球性筋膜炎，血管炎，薬剤性，労作性，線維筋痛症など	

筋肉と筋膜の鑑別：好酸球性筋膜炎では，orange-peel signなど皮膚所見の異常を伴う。また，炎症の主体が筋膜なら疼痛，筋肉なら筋力低下が目立つ。

関節内と関節外の鑑別（図1）：痛みの最強点を指さしてもらい，関節裂隙直上であれば関節内，裂隙から離れていれば関節外（腱付着部，筋など）のことが多い。また，関節可動域（range of motion；ROM）に関して，全方向に制限がある場合は関節内である。一方，肩関節周囲炎や腱板断裂など関節外の場合は，特定の方向のみROM制限がある。自分で動かしたとき（自動的ROM）よりも，検者が動かしたとき（他動的ROM）のほうが改善する場合は，関節周囲の問題（リウマチ性多発筋痛症における滑液包炎など）である。

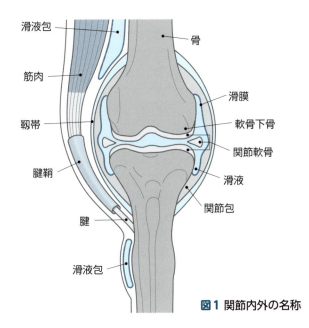

図1 関節内外の名称

骨由来では，少し離れた場所を叩いても疼痛が誘発されることがある（介達痛）。肋骨骨折や肋軟骨炎ではピンポイントに圧痛を認める。

4 血管

　突然発症（「○○したとき」など明確に発症時期を言える）で持続痛の場合は，血管病変（閉塞，捻転，破裂）の可能性が高い。尿管結石など管腔臓器の病変も同じ発症様式をとりうるが，仙痛で疼痛に波がある場合が多い。

　背部痛，歯痛，肩痛では，急性冠症候群の放散痛との鑑別が重要である。冷汗や嘔気は急性冠症候群を疑うが，伴っていなくても動脈硬化リスクの高い患者が顎〜心窩部・上肢の範囲で疼痛を訴える場合，ルーチンで心電図をとるべきである。

　主訴が肩痛にもかかわらず，肩を動かしても痛みが誘発されない場合は，心筋梗塞など筋骨格系以外の問題を考える。

　虚血による症状では，色調変化や冷感などわかりやすい表在の異常以外にも，間欠性跛行や腕を動かしているとだるさを感じるなどの労作で誘発される

症状，食後に持続性の腹痛をきたす腹部アンギーナなどがある。

5 消化管

　腹痛では，嘔気・嘔吐や排便異常がない場合，安易に胃腸炎と診断しない。血管病変，泌尿器，婦人科疾患など，消化管以外の近接する臓器について鑑別を挙げる。突然発症や食事・排便で増悪・寛解しない場合は消化管由来である可能性は下がる。また，器質的異常以外に蠕動による痛みなど機能的異常もありうる。

　前屈や下肢の屈曲で痛みが軽減する場合は腹膜刺激徴候と関連しており，仰臥位で悪化する場合は後腹膜臓器由来を疑う。痛みでじっとしている場合が多い。

6 神経

❶ 運動系

　高次脳機能障害を伴う場合や片麻痺では大脳の障害を疑う。交代性麻痺は脳幹病変であり，多くは脳神経障害を伴っている。脊髄病変の場合は障害された脊髄のレベルによって麻痺も様々な形態をとりうるため，縦（高位診断），横（横断面での病変部位診断）を意識して診察する。

❷ 小脳系

　小脳虫部の障害では平衡障害による坐位保持・歩行困難，小脳半球の障害では病側の上下肢に運動失調が出現する。両側性では代謝障害，変性疾患，中毒などを疑う。

❸ 感覚系

　表在感覚，深部感覚を評価する。表在感覚では，異常感覚と感覚低下の区別が難しい場合もある。帯状疱疹などの神経性疼痛では「電気の走るような」，しびれは「正座した後のような」，感覚低下は「布が1枚被っているような」などと言い換えて確認する。

❹自律神経系

排尿・排便障害,心循環系(立ち眩みなど),発汗障害などを聴取する.

❺末梢神経系

末梢神経病変では,神経支配領域に一致して筋力低下や腱反射の低下・消失を認める.急性発症の場合はギラン・バレー症候群を疑い,神経障害の進行に注意しながら問診・診察を行う.慢性経過では糖尿病,アルコールについて確認する.

7 その他

症状の分布が特定の臓器では説明困難な場合や,症状に再現性がない場合は,内分泌・代謝性疾患,精神科疾患を疑う.特に体重減少や貧血の進行などの消耗や,数年単位で変化がない場合は,器質的疾患ではない可能性が高くなる.一定の周期で他覚的異常所見を伴う場合は,自己炎症性疾患など発作性に繰り返す疾患を疑う.

8 問診・診察の重要性

疾患や臓器を思い浮かべずに画像を撮っても見落とすことが多い.血液検査・読影レポートが出てから考えるのではなく,問診や診察で罹患臓器・鑑別疾患を想像することが大切である.

> **Column 〈驚きの病歴シリーズ〉そんなことあるの? やっぱり病歴は大事!**

62歳男性　嚥下困難と筋萎縮?

▶1カ月前から頸部痛,嚥下困難,両上肢の挙上困難が出現し,体重も10kg減少した.整形外科を受診し,頸椎MRIでは軽度の脊柱管狭窄と椎間孔狭窄が認められたのみであったが,上肢の筋萎縮を指摘されたため神経内科に精査入院となった.

▶運動ニューロン疾患や悪性腫瘍随伴症候群を疑われたが,造影CT・消化管内

視鏡は異常なく，髄液検査・反復神経刺激試験は正常範囲で，末梢神経伝導速度検査でも手根管症候群の所見のみであった．筋萎縮の精査で上腕MRIを施行したが，筋に異常信号は認めなかった．読影で肩・肘関節に炎症を指摘されたことから関節エコーを施行し，腱鞘滑膜炎を認めたため当科コンサルトとなった．

▶よく話を聞くと，嚥下困難よりも多関節痛が先行しており，頸部痛のために嚥下の動作がしにくいとのことであった．なお，耳鼻科の嚥下評価では異常を認めなかった．X線で骨びらんを認め，関節リウマチの診断で治療を開始したところ，嚥下困難を含む自覚症状は消失し，ADLとともに筋萎縮も改善した．

➡頸部を含む多関節炎により嚥下がしにくくなり，体動困難による廃用から筋萎縮をきたしたのである．結果や現在の状態だけをみるのではなく，症状の始まりからよく聴くことが重要と感じた症例であった．

Column〈変な症状シリーズ〉 そういうことだったのね…！

45歳女性　主訴：右背部〜腰部痛

▶全身性エリテマトーデス (SLE) に関して当科で少量ステロイド，ヒドロキシクロロキンによる治療を受けていたが，定期受診の際，1週間前から右背部〜腰部に痛みが出現したと相談された．朝は起き上がれないくらいの痛みがあるが，昼過ぎになると改善し，歩行も普通にできる．痛みは締めつけられるような性状で，かがむと楽になる．神経性疼痛とは異なるものの，免疫抑制患者であることから帯状疱疹を考慮したが，皮疹や皮膚の感覚異常は認めなかった．また，検尿は異常なく，突然発症でもないことから，尿管結石は否定的と考えた．体動により痛みの増悪・寛解があるため筋骨格の問題を疑ったが，痛みを訴える部位に圧痛や脊椎の叩打痛はなく，腰椎単純X線で指摘しうる骨折は認めず，普通に歩けているという点も説明がつかなかった．

▶SLEによる関節・筋肉痛として対症療法をしようとしたが，前年に肝血管腫に対して肝左葉切除の既往があり，残存している血管腫の増大も考えられた

ことから,造影CTで精査することにした(3カ月前のCTでは血管腫のサイズは変わりなかった)。

▶画像検査の結果(図2),後腹膜に長径85mmの内部均一な巨大腫瘤を認めた(矢印)。なお,肝血管腫は変化がなかったが,肝臓S6に新たな乏血性腫瘍を認めた(矢頭)。これらの所見から悪性リンパ腫を疑いCTガイド下生検を行ったところ,びまん性大細胞型B細胞リンパ腫の病理像を認め,OIIA-LPD (other iatrogenic immunodeficiency-associated lymphoproliferative disorders)と診断確定した。

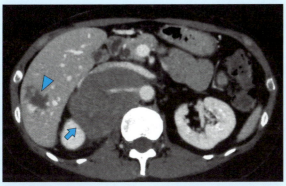

図2 造影CT画像

➡もう一度症状を振り返ると,「かがむと楽になる」は後腹膜臓器の症状であり,筋肉よりももっと深い臓器を想起すべきであった。画像検査の後にうかがうと,発熱・盗汗は認めなかったが,腫瘍圧排による腹部膨満感もあったようだった。

(伊藤加菜絵)

❶章 診断につながる病歴聴取　D疾患が浮かばないとき

3 よくわからない症状，あまり聞いたことのない症状

POINT
- ▶Nature（病態生理学的に何系の疾患？）とSite（解剖学的にどこの臓器？）を考えながら問診する。
- ▶局在性か全身性か，発症形式を考えながら問診する。
- ▶「自分が診断し治療するのだ」という気概と責任感を持って診療する。

1 よくわからない症状，あまり聞いたことのない症状

　よくわからない症状，あまり聞いたことのない症状は，やはりよくわからないことが多いが，詳細な問診の中で，どのような範疇の病気であるかくらいは絞れる可能性があるかもしれない。

　様々な分類方法があると思うが，Nature（病態生理学的に何系の疾患？）については"VINDICATE-P"（☞1章D1, 表1）のように，Site（解剖学的にどこの臓器？）については表1のように分類するのも1つの方法だろう。

　NatureとSiteを検討し，腫瘍性，中毒性，アレルギー性で肝臓の病気といった具合に分類するのもよいだろう。

　表1のように局所に限局した症状なのか，全身の症状なのか，また突然発症なのか急性発症なのかでも鑑別が変わってくる。たとえば，突然発症の局在性であれば，血管/管障害（閉塞/破裂/絞扼）を考えるし，慢性でびまん性であれば変性疾患や中毒/代謝性疾患を考えてもよい。

　上記のようにある程度の分類を行った上で，さらに鑑別していくのがよいだろう。よくわからない症状，あまり聞いたことのない症状は，実際に患者の中で起こっていることが正確に表現されていないことによる可能性もある。

　そのような場合，患者に内在する真の訴えが，患者が発言として表現する場面で量・質ともに変化してしまうことで，聞き手からするとわからなくなって

表1 Site：解剖学的にどこの臓器？ ―当院で使用している鑑別診断の表

	突然発症 （秒～分単位）	急性～亜急性 （時間～日単位）	慢性 （週～月単位）
局在性	・血管/管障害（閉塞/破裂/絞扼） 　脳梗塞/腹部大動脈瘤破裂/卵巣 　茎捻転 ・外傷	・炎症性疾患 　（膿瘍/肺炎など） ・外傷	・腫瘍 ・外傷 ・炎症性疾患*
びまん性	・血管/管障害（閉塞/破裂/絞扼） 　クモ膜下出血/大動脈解離 ・中毒/代謝性	・炎症性疾患 　（脳炎/膠原病/血管炎な 　ど） ・中毒/代謝性	・変性疾患 ・中毒/代謝性 　疾患 ・炎症性疾患*

＊：慢性経過では感染症はかなり少ないが，結核などの慢性の感染症もありうるし，血管炎/膠原病でも慢性経過になることはあるので，慢性に炎症性疾患を入れている　　　　　　（今村総合病院）

しまっている．

　患者の表現がわかりにくい場合には，以下のような要因により表現が歪んでいる可能性も考えるとよいかもしれない．

【患者の表現を歪ませる可能性のある要因】
▶思春期，精神疾患，認知機能低下，知的障害，外国人（日本語が母国語でない）
▶感覚器の機能低下・不全（聾啞者，難聴など），重度身体機能不全や重症疾患

　このような場合，「今日は時間がかかる」と諦めて，わかりやすい表現や具体例を挙げながら時間をかけて問診していくしかないだろう．

　医療者が今までに聞いたことのない症状であると，「大丈夫」「気のせい」「医学的には理解不能」などと言って切り捨てられ，しっかり問診や診察が行われない危険性があるので注意が必要である．

　患者の訴える症状自体が主たる症状ではなく，随伴症状や放散痛などである可能性も考える．

　主訴以外の随伴症状，既往歴，生活歴，薬剤歴などが突破口になる可能性があるかもしれない．

2 よくわからない症状, あまり聞いたことのない症状の具体例

よくわからない症状, あまり聞いたことのない症状の具体例はあまりないので,「こんな症状でこの疾患だったの!?」というような具体例を下記に示す。

症例① 「目の周りが腫れてきました」 特に既往のない22歳男性

▶3〜4日前からの両側眼瞼浮腫にて受診。口唇の浮腫や全身の瘙痒感, 皮疹といったアレルギー症状の訴えはなく, 咽頭違和感, 腹部膨満感, 微熱といった症状を認めていた。急性発症で炎症性疾患, 特に感染症を疑うが, びまん性の症状からウイルス感染を疑うだろう。

▶EBウイルスによる伝染性単核球症を疑い, 血液検査や腹部エコー検査を行ったところ, 異型リンパ球, 肝酵素上昇, 脾腫を認め, 伝染性単核球症と診断した。

　➡眼瞼浮腫は伝染性単核球症の25〜40%で認められる徴候ではあるが, 他疾患で認めることは少ないため, 有用な徴候であろう。

症例② 「裸で出てきました！」 高血圧の既往のある65歳男性

▶自動車運転中, 前方の信号待ちの自動車に追突し, 裸で自動車を降りてきて, おかしなことを言っているため, 周囲の人間が救急依頼し救急搬送となった。確かに精神科疾患の可能性も考えられる病歴であるが, 精神科疾患の既往はなく, 朝は普通に仕事に出かけたようであった。

▶突然発症の精神症状ということで, 血管疾患による脳病変の可能性が考えられた。頭部CTを撮像したところ, 左後頭葉に脳出血を認めた。

　➡突然発症の精神症状の場合は, 脳血管障害の可能性も考えなくてはならない。後頭葉の梗塞であると麻痺が出にくいため, 脳疾患を想起しない可能性がある。追突された上に, 裸で出てこられた前方の自動車運転手のショックは相当なものでしょうね。

症例③ 「裸で歩いていました！」 裸の大将, 70歳男性

▶裸は嫌いじゃなくて好きですが, もう1例。パンツだけで傘を差して歩いて

いるところをパトロール中の警察官に発見され，パトカーで当院救急外来受診。全身に入れ墨の痕があり，何の入れ墨が入っていたか尋ねると「森の熊さん」と答える始末であった。同居の女性に事情を尋ねたところ，3日くらい前から部屋でうろうろしたり，トイレ以外の場所で排尿しようとするようになり，当日からは会話も成り立たなくなったり，箸を頻回に落とすようになっていたそうである。

➡急性発症の意識レベル低下ということで様々な病態が考えられる状況であるが，既往にアルコール性肝硬変があるとのことで鑑別はかなり絞れるだろう。NH_3：380μg/dLと上昇を認め，便秘が誘因の肝性脳症であった。病歴上も見当識障害と「箸を頻回に落とす」という羽ばたき振戦がはっきりしている。

症例④ 「どうも熱中症になったようです」 74歳男性

▶真夏の午前外来を受診。前日の昼に夏の高校野球地方大会を観ている途中で，発汗過多，嘔気，嘔吐が出現。その後，嘔気，倦怠感，食欲低下が持続していて，「熱中症になった」と言って受診した。血圧も普段は140mmHgだが，受診時は100mmHg，心拍数90回/分と血圧低下を認める。

▶「こんなに暑いと，僕らでも熱中症になるわ」などと思い問診したところ，クーラーの効いた自宅のテレビで高校野球を観ている途中に上記症状が出現していた。胸痛，腹痛，タール便，コーヒー残渣様嘔吐などはなく，既往も喘息だけ。血圧低下があるので，急がなくてはならない。急性〜突然発症の嘔気，嘔吐で冷汗を伴っているそうで，血管障害や管障害を考えるべきだろう。

▶腹部に圧痛はなく，直腸指診でも出血を認めなかったため，すぐに心電図を施行したところ，下壁梗塞ならびに右室誘導で右室梗塞の所見を認め，循環器内科に引き継いだ。

➡嘔気だけの場合には必ず心疾患も考えるべきだという教訓的症例である。

症例⑤ 「手足が火照って眠れません」 74歳男性

▶「4〜5日前から調子が悪い」と言って来院された。4〜5日前から手足が火照

り出して，微熱があるようだ．手足の火照りは以前にはなく，顔面の火照りや四肢の冷感は感じないとのこと．2日前に近医受診し血液検査を施行され，WBC：3,000/μL，CRP：0.7mg/dLで感染症と言われたようだ．他には軽度の咽頭痛，体動時に頸部の疼痛があるくらいであった．

▶既往歴は特発性血小板減少性紫斑病があったが，現在は完治していて内服薬もない．孫が1週間前に微熱があったとのこと．急性疾患であり，シックコンタクトや微熱を考えると炎症性疾患，特に感染症を考えるだろう．身体所見上も特記所見はなかったが，パルボウイルスB19 IgM抗体陽性でパルボウイルス感染症と診断した．

　➡成人のパルボウイルス感染症の場合，関節炎や四肢末梢の浮腫などの症状を合併することが多い．急性の四肢末梢だけの火照りで，微熱も伴っていることがヒントだろう．

症例⑥ 「うつ病になってしまいました」 76歳男性

▶4カ月前からの不眠，喪失感，食欲低下があり，うつ病ではないかと自己判断して当科外来受診．病歴聴取にて微熱や全身の関節痛を伴っていることがわかった．慢性であるが，症状からは変性疾患や中毒/代謝性疾患，また微熱を伴っているため炎症性疾患も考えるべきだろう．

▶感染性心内膜炎や結核，血管炎などの可能性を考えて身体所見を取ったところ，心尖部を最強とする汎収縮期雑音や胸骨左縁第2肋間に拡張期雑音を聴取した．血液培養にて連鎖球菌を認め，経胸壁心エコーでも僧帽弁ならびに大動脈弁に疣贅を認め，感染性心内膜炎と診断した．

　➡慢性のうつ症状だが，他に全身疾患を思わせるような病歴がないかを慎重に確認する必要がある．

症例⑦ 「妻の様子がおかしくなっています」 46歳女性

▶1カ月前から子どもの給食費を計算できず，振り込めない，単語を並べるだけで文章にならない，昔の話が多い，笑い方がおかしいといった症状がときどきみられるようになってきたとのこと．

▶1週間くらい前からは仕事中に計算ができず，傾眠傾向となり当科外来受診。慢性経過の高次脳機能障害，意識レベル変容。病歴上は，2カ月くらい前から下腿浮腫，食欲低下，体重減少，顔面の紅斑があったようである。

▶慢性の経過であり，変性疾患や腫瘍，中毒／代謝性疾患，炎症性疾患を考えるが，他の全身症状も伴っており，全身疾患に伴う高次脳機能障害ということになるだろう。精査の結果，全身性エリテマトーデスならびにCNS (central nervous system) ループスと診断した。

➡高次脳機能障害ではあるが，それに合併した全身症状があるのがポイントであろう。

症例⑧ 「口が開きません！」 58歳女性

▶3～4日前から咽頭痛があり，また口が開かなくなったとのことで当科外来紹介受診。嚥下時痛はなく，咽頭痛は前頸部から後頸部にかけての体動時の疼痛で，口が開きにくく食事ができなくなってきたとのこと。発熱や歩行困難，四肢筋力低下や感覚障害は自覚していない。1カ月以内の外傷の記憶はなく，医療行為も受けていない。急性の局所症状であり，炎症性疾患や外傷を考えるべきだろう。

▶明らかな開口障害があり，頸部の筋緊張が強く，それを咽頭痛と本人は訴えていたようだ。身体診察上も四肢の筋力低下や腱反射低下，感覚障害はなく，破傷風を強く疑って治療を開始した。症状は徐々に改善し，人工呼吸器管理になることなく退院した。

➡急性発症の口が開かないという症状は，頭頸部感染症を示唆する症状がなければ破傷風以外の疾患は考えにくい印象である。

症例⑨ 「お尻の穴が痛くて痛くて座れません！」 68歳男性

▶2カ月くらい前から肛門周辺の疼痛があり，改善がなく座ることができないため当科外来受診。肛門とその周辺の疼痛があるが，排便は可能。尿失禁や排尿障害はなく，四肢筋力低下や感覚障害の自覚はなかった。また食欲低下，不眠，体重減少，うつ症状を伴っていた。発熱はなく，身体診察上，肛門の疼

痛で座ることが困難であり立ったままでの診察であったが，全身所見，神経所見ともに特記所見はなかった。肛門の疼痛が強く，直腸診はできていない。血液検査や画像所見上も異常所見はなく，大学病院で入院精査を行い，身体表現性障害（現：身体症状症）の診断となった。
　➡肛門痛とうつ症状以外に症状がなく，当初より身体表現性の疾患の可能性を考えていた。

症例⑩　「体調がなんとなく優れないです」２型糖尿病で通院中の69歳男性

▶10日くらい前からなんとなく体調不良であるとのことで当科外来受診。具体的には10日前の昼食後，2回の嘔吐が出現。同時期より両側頭部全体の頭痛があった。2〜3年前から年に数回同様のことがあったため，元に戻るだろうと思って経過をみていた。7日前には自然と改善し，食事も少し摂取できるようになったが，量は少なかった。6日前に37℃台の微熱と咳が出現したが，2日間で解熱した。2日前から再度，37℃台の微熱が出現した。頭痛や咳，食欲低下は持続していた。当日17：30，心配した妻に連れられ当科外来受診。

▶急性〜亜急性の経過の微熱，頭痛，咳で，いずれの症状もそこまでひどくないもののそれなりに消耗している状況であり，炎症性疾患，特に肺炎や髄膜炎などを疑うべきだろう。

▶身体所見上は項部硬直を認め，血液検査や画像検査上は特記所見を認めず，腰椎穿刺を施行したところ墨汁染色にて真菌を認め，クリプトコッカス髄膜脳炎の診断となった。肺野にも結節影を認め，クリプトコッカス肺炎もあると判断した。血清抗HTLV-1抗体陽性で成人T細胞白血病 (adult T-cell leukemia；ATL) キャリアであった。
　➡亜急性〜慢性の微熱，頭痛で熱源がはっきりせず，頭痛以外の症状がない場合は必ず慢性髄膜炎も鑑別診断に挙げておかなくてはならない。

症例⑪　「左顔面と左半身が震えています」　腹膜透析中の68歳女性

▶当日朝から左顔面と左半身が震えるためかかりつけ医を受診．意識障害もあるため当科へ救急搬送となった．同居の夫の話では前日夜までは普通にしていて，起床してこないため見に行ったところ上記の状況で，話しかけても反応が悪かった．目や頸部は右を見ていて，便尿失禁もあった．既往は末期腎不全で腹膜透析中である．血圧：196/98mmHg，意識レベル：JCS Ⅱ-10，右への共同偏視，左顔面痙攣，左不全片麻痺を認めた．

▶突然〜急性発症であったため脳血管障害や脳炎の可能性を考え，頭部MRIや髄液検査を施行するも異常所見は認めなかった．尿毒症性脳症の可能性を考え，血液透析を施行したところ上記症状は速やかに回復した．

　➡腹膜透析患者に起こる神経症状は尿毒症の可能性があり，血液透析が著効する．

症例⑫　「左麻痺と失語が出ています」　施設入所中の82歳男性

▶当日朝から左麻痺と失語が出現したために救急搬送となる．前日夜まではいつもと変わりはなかった．認知症と心房細動にて施設入所中でADLは車椅子レベルである．血圧：176/92mmHg，脈拍数：68回/分，呼吸数：16回/分，体温：35.6℃，意識レベル：JCS Ⅰ-2で，左麻痺と運動性失語を認めた．

▶血液検査で低血糖を認め，頭部CTや頭部MRIでは異常所見を認めず，血糖補正で左麻痺・失語は完全に回復した．もともと左利きで糖尿病の既往はなかったが，心房細動に対してジソピラミドを内服していた．

　➡低血糖では様々な神経徴候が出現する．「低血糖を否定できるまでは脳卒中と言うな」という格言がある．1a群の抗不整脈薬はインスリンの感受性を増大し低血糖をきたす可能性がある．

症例⑬　「心窩部の痛みがあります」　急性骨髄性白血病移植後の26歳女性

▶前日から緩徐発症の心窩部の間欠的な疼痛と微熱が出現．当日に心窩部痛が増強したため，当科外来受診．下痢や嘔気・嘔吐なし．食欲なし．腹痛は脈

打つような疼痛（NSR：8/10）。痛くて歩けない。楽になる体位があるわけではない。3日前に鳥刺しを食べていた。バイタルは体温（38.1℃）以外に異常なく，かなり痛がっていて苦悶様であった。腹部はソフトで心窩部に軽度圧痛あり，椎体圧痛や叩打痛なし，感覚障害なし。前頭部正中と胸部正中に丘疹を認めたが，本人は「いつものにきびで，関係ないですよ」とのこと。

▶腸炎と推定して対症療法で帰宅した数時間後に「処方された内服薬で薬疹が出てきた」と来院された。前述の丘疹が全身に拡大していた。免疫抑制状態による汎発性帯状疱疹と考えられた。

　➡免疫抑制状態による汎発性帯状疱疹は，激しい腹痛で発症することがある。薬を出すと薬疹を疑われることがある。左胸痛で来院された高齢女性の場合，左胸部の神経痛様の疼痛で同部位の感覚障害もあったため，「皮疹が出る前の帯状疱疹です」と言って抗ウイルス薬を処方したところ，2日後に「先生の出した薬のせいで左胸部に皮疹が出てきたよ」と言って再受診した例もある。

症例⑭ 「右睾丸の痛みがあります」 39歳男性

▶来院当日の起床時は特に問題はなかった。職場に着き扉を開けた際に右睾丸の痛みが出現，その後，右大腿部の疼痛も出現したため当科外来受診。来院時は右下腹部から右腰部にかけての疼痛や右下肢の脱力感も出現していた。既往は特になく，収縮期血圧が200mmHg程度に上昇していた。突然発症の睾丸痛や腰腹部の疼痛であり，特に既往のない男性であったため尿路結石とその放散痛の可能性や精巣上体炎，精巣捻転などを考えたが，血圧が非常に高いことや右下肢の脱力があることで，血管障害が危惧されたため胸腹部造影CTを撮像したところ，Stanford B型大動脈解離を認めた。

　➡右睾丸や下肢の症状は，虚血による症状であった。

症例⑮ 「発熱が持続しています」 72歳男性

▶1カ月前に37℃台の微熱が出現。2週間前より38℃台となったため，1週間前に近くの総合病院を受診。血液検査で抗核抗体陽性でCK上昇もあったた

め，膠原病を疑われクリニックを紹介受診。当日朝より立てなくなっていたということで感染症疑いで当科外来紹介受診。狭心症が既往歴にあるが，ADLは自立していた。発熱と同時期より食欲低下が出現しており，最近ではときどきおかしなことを言うこともあった（朝食を食べたあとに「夕食を食べようか」など）。それ以外の頭痛，感冒様症状，腹部症状，尿路症状などはなかった。バイタルは特に問題なく，来院時の意識レベルは，JCS：Ⅰ-1でややぼーっとしていた。血液検査は炎症反応陰性，胸腹部CT上も有意な所見を認めず，「ときどきおかしなこともあった」とのことだったため，慢性髄膜脳炎を疑って腰椎穿刺を施行。髄液細胞数増多，蛋白増多，糖低下を認めた。頭部MRIでT2WI，DWIで右側頭葉に高信号を認めた。慢性の経過であったが，単純ヘルペス脳炎の可能性が高いと考え，アシクロビルの点滴を開始し，徐々に改善。後日，髄液HSV-1（単純ヘルペスウイルス1型）陽性との報告があった。

➡局所症状を検索するための問診で，中枢神経感染症を疑い腰椎穿刺に至った症例である。

3 よくわからない症状，あまり聞いたことのない症状に遭遇した場合

どのようにして解決するのが一番良いのか筆者にはわからない。

前述のようにNatureやSiteを決め，大まかにどの領域の疾患かを決めて，その後に絞っていくという問診をするようにする。

既往歴，生活歴，薬剤歴などは「しつこくてすみません」というくらいに漏れなく問診する。漏れのないようにROS（review of systems）に準じてあらゆる症状の有無を尋ねる。

一見関係がないと思われる既往歴・生活歴・症状が突破口になる可能性があるため，そこから攻めてみる。患者本人に「あまり関係がないと思っているようなことでも重要なことかもしれませんので，気になることや思い出したことは何でも教えて下さい」と話しておくと，後日に重要な情報を得ることができるかもしれない。

Googleなどで症状を入力してみると，何らかの疾患が出てくるかもしれない。その後はUpToDateやPubMedに何かヒントがないかを探してみる。また，同僚や上司に相談したり，カンファレンスで相談したりする，といったことを繰り返していくしかないのではないだろうか。陳腐だが「問診→身体所見」「検査→問診」の繰り返しも大事だと思われる。

　月並みではあるが，自分が診断して治療するのだという気概と責任感を持って診療するのが最も大事だと思う。

Column 〈驚きの病歴シリーズ〉そんなことあるの？やっぱり病歴は大事！

73歳男性　主訴：血尿，発熱

▶2日前より血尿が出現し，当日夕方に38℃を超える悪寒戦慄を伴わない発熱を認めるようになったため，夜間に当院救急外来受診。

▶血尿は全体に赤い尿で，残尿感・頻尿・排尿時痛・排尿困難などは伴っておらず，腰背部痛もないとのことであった。腹痛もないが，便が灰白色になっているとのこと。尿路症状のない血尿で，便が灰白色になっていることから，血尿は胆道系疾患によるビリルビン尿の可能性を考えた。

▶既往歴に総胆管結石や胆管炎を繰り返しており，いずれも腹痛はなかったとのことであった。血液検査で肝胆道系酵素，炎症反応の上昇，また腹部エコー，腹部CTで肝内胆管の拡張を認め，急性化膿性胆管炎として消化器内科に引き継いだ。

Column 〈変な症状シリーズ〉そういうことだったのね…！

63歳女性　主訴：全身の痛み，口の中のヒリヒリ感

▶1年ほど前から全身の痛み，口の中がヒリヒリする感じがあり，内科・整形外科・脳神経外科などを受診するも特に異常はないと言われた。10カ月前に心療内科を受診し，抗うつ薬や抗不安薬などを処方されるも症状の改善を認めず，2週間前から食欲も低下したため当科外来受診。既往は特になし。全身

の疼痛を訴えるが，詳しく聞くと吸気時や体動時に増悪する左前胸部の疼痛や体動時に増悪する両側大腿の疼痛が強いようであった．口の中のヒリヒリ感は焼けつくような感じと舌や頬粘膜の痛みのようで嚥下時痛はなく，食事摂取は可能，夜間に増悪した．口腔内乾燥や目の乾燥の訴えもあった．全身の疼痛は吸気時と体動時に増悪するため筋骨格系の病変を疑った．

▶体幹部や大腿のCTでは特記所見はなく，骨シンチで多数の肋骨や大腿に取り込みを認めた．血液検査で低リン血症，低カリウム血症，アニオンギャップ（AG）正常の代謝性アシドーシス，腎性糖尿などを認め，低リン血症性くる病と考えられた．

▶口腔内の症状はシェーグレン症候群による灼熱感を疑い精査したところ，シェーグレン症候群の分類基準を満たした．シェーグレン症候群よる口腔内灼熱感，RTA（尿細管性アシドーシス）→低リン血症性くる病と診断し，加療後に症状は軽快した．

（市來征仁）

❶章 診断につながる病歴聴取　D疾患が浮かばないとき

4 メンタル系の疾患？と思うとき

POINT
- ▶「疾患が浮かばないとき」こそ「メンタル系の疾患？」と思うとき。
- ▶「疾患が浮かばないとき」はMUS（医学的に説明できない症状）というカテゴリーで考える。
- ▶よくある「メンタル系の疾患」については"MAPSO"を想起して問診を行う。
- ▶「メンタル系の疾患」の決め打ちに注意。

1 「疾患が浮かばないとき」こそ「メンタル系の疾患？」と思うとき

　全身倦怠感やめまいなど，特定の臓器障害が想起できないような症状のとき，疾患が浮かびにくいかもしれない．内分泌疾患なども否定的な場合では，メンタル系の疾患を想起したい．「メンタル系の疾患」は不安や気分の落ち込み，幻視・幻聴といったわかりやすい「メンタル系」の訴えではなく，身体症状を訴えて受診することが多いからである．たとえば，うつ症状群の初診診療科は内科が64.7％と最も多く，ついで婦人科9.5％，脳外科8.4％，精神科5.6％とする研究[1]がある．

　多様な訴えや身体所見，検査で異常が見つからない身体症状に遭遇したとき，身体疾患・器質的な疾患の見落としがないか注意しつつ，うつ病やパニック障害など頻度の高い「メンタル系の疾患」が隠れていないか（併存もありうる）注意したい．

2 MUSというカテゴリーで考える

　医学的に説明できない症状は，MUS（medically unexplained symptoms）として知られている[2]．その症状の主なものとしては疲労感，頭痛，関節痛，筋肉

痛，動悸，めまい，腹痛，下痢などがある。MUSに含まれる状態像は**表1**²⁾のようなものが考えられる。

表1²⁾の中でもよくみられる，④の未診断のまま放置されている身体症状で，a)「心因性」と考えられている身体疾患と，b) 身体症状を伴う精神疾患に焦点を絞って解説する。当たり前ではあるが，身体疾患と精神疾患の併存にも注意したい。いずれもうつ病やパニック障害など「メンタル系の疾患」にも併存しうる。

図1³⁾のようなカテゴリーにわける考え方もある。

表1 MUSに含まれる状態像

① 未知の疾患による身体症状
② 詐病・虚偽性障害
③ 身体症状症
④ 未診断のまま放置されている身体症状 　a)「心因性」と考えられている身体疾患 　b) 身体症状を伴う精神疾患

（文献2をもとに作成）

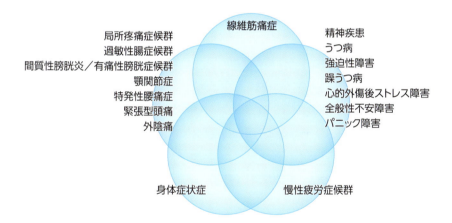

図1 身体疾患と精神疾患のオーバーラップ　　　　　（文献3をもとに作成）

3 「メンタル系の疾患」についてMAPSOを想起

MUSの中でも，身体症状を伴う精神疾患について鑑別を考えたい。どのような精神疾患であっても身体症状を起こしうる。よくある精神科疾患を5つのカテゴリーにわけた"MAPSO"（**表2**）⁴⁾は便利な鑑別診断の整理方法である。以下では疾患と，それぞれの疾患に効果的と考えられる問診を具体的に解説する。

表2 MAPSO

Mood disorders	気分障害
Anxiety disorders	不安障害
Psychoses	精神病群
Substance-induced disorders	物質関連障害
Organic or Other disorders	器質性疾患／その他の障害

(文献4をもとに作成)

❶ Mood disorders（気分障害）：うつ，躁および軽躁（双極性障害を含む）

うつについては2つの質問が有用である。「憂うつですか？」「物事に対して興味がわきませんか？」の両方の質問で「はい」なら感度97％，特異度67％でうつ病の可能性がある[5]。治療方法に違いがあるため，うつに併存しうる躁および軽躁に注意すべきで，躁病エピソード（軽躁状態を含め）がないか確認することが重要である。以下に問診の例を挙げる。

【躁病エピソードを確認するための問診の例】
▶「眠る必要性がないように感じたことはありますか？」
▶「気持ちが突っ走るように感じたことはありますか？」
▶「普段の落ち込んでいる状態と明らかに違う状態になったことはありますか？」

❷ Anxiety disorders（不安障害）（表3）

様々な精神疾患があるが，パニック障害であれば，予期不安を問診する「動悸がしてこのまま死んでしまうかもと思うことはありますか？」が有用である。全般性不安障害では，様々なことを対象に不安が強くなることから，「心配性が強いですか？」「その気持ちを抑えられますか？」といった質問を行う。強迫性障害では，突き詰めないと落ちつかない状況が生じるため，「日常の何でもないことでも，これでいいのか疑問に思いますか？」，心的外傷後ストレス障害では，トラウマ（外傷）を思い出す過程で様々な症状を引き起こすことがあり，「フラッシュバックするような経験はありますか？」，社交不安障害では「人前で話すことが怖くなることがありませんか？」のような質問が有用である。

表3 不安障害ごとの特徴と有用な問診

疾患	特徴	有用な問診
パニック障害	予期不安	「動悸がしてこのまま死んでしまうかもと思うことはありますか？」
全般性不安障害	様々なことを対象に不安が強くなる	「心配性が強いですか？」「その気持ちを抑えられますか？」
強迫性障害	突き詰めないと落ちつかない状況が生じる	「日常の何でもないことでも，これでいいのか疑問に思いますか？」
心的外傷後ストレス障害	トラウマ（外傷）を思い出す過程で様々な症状を引き起こす	「フラッシュバックするような経験はありますか？」
社交不安障害		「人前で話すことが怖くなることがありませんか？」

❸ Psychoses（精神病群）：統合失調症など

幻覚，妄想などの確認を行うことが重要で，「誰かから監視されるように見られていると感じますか？」といった質問が有用である。

❹ Substance-induced disorders（物質関連障害）

多様な症状が物質関連障害から起こっている可能性を考え，アルコールや薬物依存の確認を行う。アルコール使用障害スクリーニング（AUDIT）はアルコール依存症のスクリーニングに適したもので，ウェブサイトでも確認できる[6]。

❺ Organic or Other disorders（器質性疾患／その他の障害）

器質的な異常としては，脳炎，悪性腫瘍に伴う精神症状，投薬されている薬による薬剤性の意識変容には注意が必要である。その他の障害としては，発達障害，認知症，パーソナリティ障害などを鑑別する。

4 うつ病とパニック障害

よくみられる疾患であるうつ病とパニック障害について解説する。

❶ うつ病

2つの質問(「憂うつですか？」「物事に対して興味がわきませんか？」)で1つ以上陽性なら，うつ病の可能性が高いと考える(表4)[5]。

表4 うつ病に関する2つの質問の感度・特異度

両方陽性：感度97%，特異度67%
・「憂うつ」のみ：感度86%，特異度72%
・「興味がわかない」のみ：感度83%，特異度79%

(文献5をもとに作成)

さらに「Patient Health Questionnaire-9(PHQ-9)こころとからだの質問票」(表5)[7, 8]を用いる。回答を「まったくない＝0点」「数日＝1点」「半分以上＝2点」「ほとんど毎日＝3点」として総得点(0〜27点)を算出する。0〜4点はなし，5〜9点で軽度，10〜14点で中等度，15〜19点で中等度〜重度，20〜27点で重度となる。

❷ パニック障害

不安が強い場合は，不安障害(パニック発作，強迫性障害，全般性不安障害など)を考えるが，ここでは頻度の高いパニック障害について解説したい。

繰り返される予期しないパニック発作がパニック障害である。特定の状況で起こる場合(状況依存性発作)では，社交不安障害など別の疾患を考える。パニック発作とは，突然激しい恐怖，または強烈な不快感の高まりが数分以内にピークに達するものである。

次の質問(表6)[9]で，パニック障害かどうかスクリーニングできる(感度81%，特異度99%)。

表5 PHQ-9 日本語版（2018）

この2週間、次のような問題にどのくらい頻繁（ひんぱん）に悩まされていますか？	全くない	数日	半分以上	ほとんど毎日
(A) 物事に対してほとんど興味がない、または楽しめない	☐	☐	☐	☐
(B) 気分が落ち込む、憂うつになる、または絶望的な気持ちになる	☐	☐	☐	☐
(C) 寝つきが悪い、途中で目がさめる、または逆に眠り過ぎる	☐	☐	☐	☐
(D) 疲れた感じがする、または気力がない	☐	☐	☐	☐
(E) あまり食欲がない、または食べ過ぎる	☐	☐	☐	☐
(F) 自分はダメな人間だ、人生の敗北者だと気に病む、または自分自身あるいは家族に申し訳ないと感じる	☐	☐	☐	☐
(G) 新聞を読む、またはテレビを見ることなどに集中することが難しい	☐	☐	☐	☐
(H) 他人が気づくぐらいに動きや話し方が遅くなる、あるいは反対に、そわそわしたり、落ちつかず、ふだんよりも動き回ることがある	☐	☐	☐	☐
(I) 死んだ方がましだ、あるいは自分を何らかの方法で傷つけようと思ったことがある	☐	☐	☐	☐

あなたが、いずれかの問題に1つでもチェックしているなら、それらの問題によって仕事をしたり、家事をしたり、他の人と仲良くやっていくことがどのくらい困難になっていますか？

全く困難でない	やや困難	困難	極端に困難
☐	☐	☐	☐

©kumiko. muramatsu「PHQ-9 日本語版（2018）」
無断転載、改変、電子化、転送化を禁じます。
出典：Muramatsu K., Miyaoka H., Kamijima K. et al. Performance of the Japanese version of the Patient Health Questionnaire-9 (J-PHQ-9) for depression in primary care General Hospital Psychiatry. 52: 64-69, 2018.
新潟青陵大学大学院臨床心理学研究、第7号、p35-39, 2014.

表6 パニック障害に関するスクリーニング

5つがすべて陽性でパニック障害 (感度81%, 特異度99%)
a) 過去4週間以内に不安発作 (突然の恐怖感, パニック) があったか?
b) この発作は以前にもあったか?
c) これらの発作はまったく予測できない (緊張したり, 不快になることを予測しない) 状況で生じたものか?
d) これらの発作で頻回に障害されているか, また, 他の発作が起こらないか不安に感じるか?
e) 今までの不快な不安発作で, 息切れ, 発汗, 動悸, めまい, 失神, チクチクした感覚, しびれ, または吐き気や胃のむかつきの症状があったか?

(文献9より改変)

5 「メンタル系の疾患」の決め打ちに注意

「メンタル系の疾患? と思ったら, ○○だった」という例のほうが記憶に残るかもしれない. 下記にいくつか例を挙げる.

- ▶30歳女性, 安静時の5分程度持続する動悸, 胸部違和感, 不安感
  - ➡パニック障害と思ったら, 冠攣縮性狭心症
- ▶28歳女性, 精神科でパニック障害の診断, 安静時の脈拍110回/分
  - ➡パニック障害と思ったら, バセドウ病
- ▶17歳男性, 1週間前からの幻視, 幻聴, 体温37.4℃
  - ➡統合失調症と思ったら, ヘルペス脳炎
- ▶50歳男性, 気分の落ち込み, ふらつき, 頭痛など訴え多数
  - ➡うつ病と思ったら, 副腎不全 (ACTH単独欠損症)
- ▶60歳女性, 不安が強く, ふらつき, 頭痛, 熟眠感がないなど訴え多数
  - ➡うつ病と思ったら, 睡眠時無呼吸症候群
- ▶22歳女性, ふらつき, 頭痛など訴え多数
  - ➡不安障害と思ったら, 低髄液圧症候群
- ▶17歳女性, 不登校, めまい, 嘔吐, 腹痛, 頭痛など訴え多数
  - ➡発達障害と思ったら, 片頭痛 (片頭痛関連めまい, 腹部片頭痛の症状あり)

身体疾患，精神疾患ともに，決め打ちすると思わぬ誤診につながることがあるため，どちらにも偏らない思考を持つことが重要である。

Column〈驚きの病歴シリーズ〉そんなことあるの？ やっぱり病歴は大事！

80歳女性　主訴：2週間続く食思不振，体重減少

▶ 2週間続く食思不振，体重減少を主訴に介護職員に連れられて来院。患者は認知症があり，自身の症状を上手く伝えられない。上部・下部消化管内視鏡検査，全身CTでは異常なし。

▶ 認知症の進行もしくはうつ病による食思不振と思われたが，介護職員から「少し喉を痛がる」とのコメントがあり，甲状腺の圧痛があることに気づいた。

▶ 甲状腺ホルモンと赤沈を測定すると高値であり，亜急性甲状腺炎を疑い，NSAIDsを投与すると数日ですべての症状が改善した。

➡ 症状がはっきりしない中でも，病歴と身体所見の重要性を感じた症例であった。

Column〈変な症状シリーズ〉 そういうことだったのね…！

74歳女性　主訴：家の中で歩くと大丈夫なのに，外に出るとなぜかふらつく

▶ 脂質異常症以外に既往なし。生け花の師範であり，元気で活動的な日々を送っている。半年前より歩行時のふらつきを自覚し，複数の医療機関を受診。神経学的検査やMRIなど画像診断でも異常なしと言われていた。ラジオ番組の健康相談に応募し，実際に相談したところ，総合診療科受診を勧められて来院された。

▶ 病歴として，自宅内での歩行に支障はないが，外に出るとふらつくとの訴えがあった。病院の廊下は手元の手すりを見ながら歩くと問題ないが，遠くを見るとふらつく感じがするとのことで，遠見複視を疑った。診察室での複視はなかったが，廊下に出て5mほど離れると複視があり，本人のふらつきの

原因が，遠くを見て歩くときの複視によるものであることが考えられた。

▶ 眼科に紹介，サギングアイ症候群（sagging eye syndrome；SES）＊との診断で，プリズム眼鏡を使用することとなり，症状は軽快した。

＊：SESは，眼周囲の支持靱帯の加齢性変化により複視を呈する後天斜視であり，外直筋－上直筋バンドの変性による外側直筋の下方変位が，非近視の高齢者において斜視を引き起こすとされる[10,11]。

文献

1) 三木　治：心身医．2002；42(9)：585-91．
2) 宮崎　仁：日内会誌．2009；98(1)：188-91．
3) Clauw DJ：The Rheumatologist. Turn Down the Pain Volume. 2009.（2024年5月閲覧）
https://www.the-rheumatologist.org/article/turn-down-the-pain-volume/
4) 井出広幸, 他監訳：ACP内科医のための「こころの診かた」. 丸善出版, 2009.
5) Arroll B, et al：BMJ. 2003；327(7424)：1144-6.
6) 厚生労働省：保健指導におけるアルコール使用障害スクリーニング（AUDIT）とその評価結果に基づく減酒支援（ブリーフインターベンション）の手引き．(2024年5月閲覧)
https://www.mhlw.go.jp/seisakunitsuite/bunya/kenkou_iryou/kenkou/seikatsu/dl/hoken-program3_06.pdf
7) Muramatsu K, et al：Gen Hosp Psychiatry. 2018；52：64-9.
8) 村松公美子：新潟青陵大院臨心理研．2014；7：35-9．
9) Spitzer RL, et al：JAMA. 1999；282(18)：1737-44.
10) 岡　真由美, 他：日視能訓練士協誌．2020；49：13-20．
11) Rutar T, et al：J AAPOS. 2009；13(1)：36-44.

参考文献

- 金城光代, 他：ジェネラリストのための内科外来マニュアル．第2版．医学書院, 2017．

（本村和久）

❶章 診断につながる病歴聴取　E 病歴を診断に使うために整理する

1 主訴は何か？
──外せる病歴，外せない病歴

> **POINT**
> ▶患者の受診時，最初の訴えが"真の"主訴とは限らない。
> ▶"真の"主訴は何かを意識して病歴聴取し，身体診察を行っていくと"真の"主訴にたどり着く場合がある。
> ▶主訴について繰り返し吟味し，思考を整理していくことが重要である。

1 主訴とは？

　主訴とは「患者自身の言葉による主要な症状の言及」であり，問診を行う中で重要であると思われる症状である[1]。"誤った"主訴を重要事項ととらえ"誤った"診断へと導かれないために，患者自身が何を心配して受診に至ったのかを患者自身の言葉で明確に診療録へ記載するように心がけることがまず重要である。

　我々は患者の訴えをもとに診断推論を行う。主訴の同定を誤ると見当外れな鑑別疾患を想起してしまうため注意が必要である。それを防ぐためには，患者自身の言葉で診療録への記録を行い，振り返りができるようにすることが手始めとなる。

2 "真の"主訴を探す

　主訴を正確にとらえるためには"真の"主訴を探す必要がある。"真の"主訴とは，今回のテーマに合わせた造語である。主訴としてとらえる症状は，患者の訴えや患者家族からの訴え，彼らの解釈モデルが混在したり，語彙の問題で伝えることが困難であったり，詳細を把握していない人が伝聞や推測で話す症状が含まれる。

　患者の訴えが必ずしも"真の"主訴と一致しているとは限らず，我々は病歴聴取の中で"真の"主訴を探り，最も重要であると思われる主訴の決定をする必要

がある。

　たとえば，体のだるさを訴えて患者が来院した場合，なんとなく慢性に経過した倦怠感を主訴と考え診察を始めるだろう。問診の過程で，実はだるさの原因が発熱，咳による呼吸困難で眠れなかったことだとわかった場合，患者の訴えは倦怠感であるが"真の"主訴は発熱，呼吸困難感であることがわかる。

　上記のように，必ずしも「患者の訴え＝"真の"主訴」とはならない場合があり，患者の訴えの内容をopen-ended questionのみで対応すると陥りやすい。<u>必ず診察医自らが病歴聴取を行いながら，訴えの中から，鑑別を浮かべclosed-ended questionを行うと診療時間に制限のある外来の場では"真の"主訴に気がつきやすい。</u>逆説的だが，救急隊の搬送記録や診察前の問診票やチェック項目が診察医にとってバイアスとなり"真の"主訴を惑わせる要因となりうるので注意が必要である。

　主訴は一度決めたら終わりではなく，病歴や身体所見から特異的な症状があれば，それが実は"真の"主訴である可能性があり，何度も吟味する必要がある。一方，プライマリ・ケアの現場では症状が未分化であり，患者自身が自身の"真の"主訴に気づいていない場合が多い。患者がわかりやすく表現した症状に飛びつくのではなく，丁寧に問診し，患者の背景，価値観，健康感なども把握しながら，患者の"真の"主訴を探ることで，適切な治療につながっていくのである。

3 臨床推論を進める：semantic qualifierに置き換える

　病歴から"真の"主訴を選択することが重要だが，それらは患者の具体的な言葉で表現されているため鑑別疾患を想起しにくい。我々が臨床推論を進めていく上では，具体的な言葉を抽象化した情報（semantic qualifier；SQ）に置き換え，普遍化した医学用語に変換し，さらに時間経過や発症様式，状況，質，量，場所などを付け加えて正確な描写へと修正を加えることも大切である。SQに置き換える際に重要な情報をノイズとして棄却してしまう場合もあり注意が必要である。

【SQへの置き換えの例】
▶「1日前からの右下あたりのお腹の痛み」という患者の具体的な情報
　➡「急性発症の右下腹部痛」とSQに置き換えて表現すれば，「虫垂炎」「憩室炎」などと鑑別診断を想起しやすくなる。

❶外せない病歴：「high yieldな情報」と「low yieldな情報」

　high yieldな情報とは，鑑別診断を狭めてくれるような疾患特異性の高い情報であり，low yieldな情報とは，それ単体では想起される疾患が多く鑑別を狭められない情報のことである。時にlow yieldな情報は，それらをまとめて考慮することでhigh yieldな情報になりうる。
　具体的に以下の2症例で見てみよう。

症例①　40歳男性　疾患特異性の高いhigh yieldな情報が有用だった
▶COVID-19流行中の一般診療所の発熱外来に発熱を主訴に来院。特記すべき既往歴はなく，生来健康な成人男性である。本人の主訴は2日前からの「発熱」「咽頭痛」だった。問診の中で「喉が痛くて唾も飲み込みづらい」「口が開きにくい」と訴えがあった。診察すると開口障害があり，咽頭後壁が見えないほど扁桃周囲の腫大を認めたため，扁桃周囲膿瘍と診断し，高次医療機関へと救急搬送した。
　➡本症例における「開口障害」「強い嚥下障害」はkiller sore throatの特徴で，疾患特異性が高いhigh yieldな情報であり，積極的に聴取することが重要である。

症例②　40歳女性　疾患特異性の低いlow yieldな情報を組み合わせて診断に至った
▶検診で肝機能障害を指摘され来院。肝機能障害の鑑別は多岐にわたる。肝機能障害のみでは鑑別疾患が多くlow yieldな情報であり，鑑別診断を絞ることは難しかった。
▶さらに問診を進めると，骨折による手術歴があり，脂質異常症のため定期的

に他院に通院している。3カ月前の血液検査では肝機能は正常であり、同時期に沖縄旅行をした。2カ月前から夕方に微熱、階段の上り下りで息切れや動悸をきたすようになっていたことがわかった。

➡本症例で最も困っていること、"真の"主訴は「繰り返す発熱」「労作時の息切れ、動悸」であった。それぞれ単体ではlow yieldな情報である「発熱」「息切れ、動悸」「肝機能障害」を組み合わせることでhigh yieldな情報として整理し、精査を行いバセドウ病の診断に至った。

　疾患特異性の低いlow yieldな情報でも、それらを組み合わせることで鑑別が狭まり一塊としてhigh yieldな情報となりうるため、low yieldな情報でも外せない病歴を見きわめることが重要である。

　症例のように臨床医は"真の"主訴から鑑別疾患を想起し、high yieldな情報とlow yieldな情報の塊を組み合わせることで鑑別診断を絞り、診断に結びつける。そのため、"真の"主訴の同定と主訴に関連した情報の取捨選択が重要である。

　また、ある症候から鑑別疾患を浮かべるときに、ルーチンで問診する内容をしっかりとまとめ上げておくことが必要である。たとえば発熱を主訴に来院し、感染症を鑑別にあげる場合には性行為歴・動物との接触歴・野外作業・渡航歴・発熱患者との接触・内服治療歴などを当たり前のように外さずに聞くということである。

❷外せる病歴

　臨床医は病歴聴取の中で情報の取捨選択を行っている。その中で患者の持つ疾患の事前確率を大きく変化させることのできる情報は重要な情報である。一方で、事前確率に変化をきたさない情報でillness script（病気のシナリオ）から外れる病歴に関してはノイズとして棄却している。前述のバセドウ病の症例では「骨折による手術歴」「沖縄旅行」などは、ノイズであると判断できる。

　このように主訴から想起できる鑑別疾患をもとに、「何が外せない病歴で、何が外せる病歴（ノイズ）なのか」を常に吟味していく必要がある。症例の典型例

については教科書で学べるが、ノイズを伴った症例から鑑別を挙げるためには、実際の診療場面において経験を繰り返し、結果的に画像や検査所見から診断に至った場合には、診療の場面で気づけるヒントはなかったかどうかの振り返りを何度も行っていくことが大切だろう。これにより裏付けのない直感的思考から、クリニカルパールを伴ったヒューリスティックな思考へ前進することが可能となる。

4 不定愁訴がある場合も"真の"主訴を探すことが必要

不定愁訴とは「ある一定の疾患で説明できないような訴え」であり、以下の要因が挙げられる[2]。

【不定愁訴の要因】
① 実際に病理学的に原因を特定できない、もしくは医師の技量により特定できない場合
② 患者の健康不安や心気症に伴う場合
③ 線維筋痛症や慢性疲労症候群のように心因的要素と身体機能障害が加わっている場合、神経障害などで生じる機能障害
④ うつ病や身体症状症など精神疾患が主な場合

医師の技量による不定愁訴が生じている場合がある。不定愁訴と考えた場合、必ず初心に返り"真の"主訴が何かを探ることが必要である。不定愁訴を訴えている場合、患者の抽象的な表現や認識の誤り、未分化な症状、医師の解釈や認識によるバイアス、症状の複雑さなど、様々な要素により実際の疾患を隠している場合がある。そのため、何が"真の"主訴か、SQへの置き換えが正確か、何が外せる病歴か外せない病歴かをその都度振り返り、"真の"主訴を探すため思考を巡らせることが見落としを減らすことにつながっていくだろう。

5 まとめ

診断推論を行っていく上で、「主訴は何か」を考え、それに基づく診断推論を進めて行く。しかし、診療の過程でillness scriptから外れている場合や特異的

な症状・経過を呈している場合は，再度"真の"主訴について吟味し，主訴を再決定することが必要になる（**図1**）。

　病歴聴取も同様であり，繰り返し吟味し，患者のもとへ何度も足を運び，思考を整理する。そして，経験豊富な上級医や指導医と議論することで，なぜこれが「外せない病歴」なのか，なぜこれが「外せる病歴（ノイズ）」なのか理解が進むだろう。

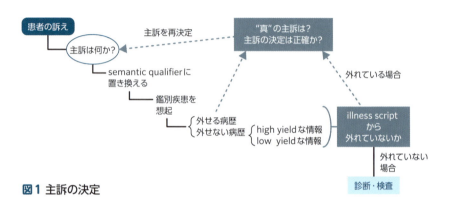

図1 主訴の決定

Column〈驚きの病歴シリーズ〉そんなことあるの？ やっぱり病歴は大事！

61歳女性（中米A国より来日）　主訴：発熱，全身倦怠感

▶5日前より倦怠感があり，徐々に体熱感の出現，食欲低下を認めていた。もともと歩行器を利用していたが，来日時（来院前日）には倦怠感が強く歩行困難であったため車椅子を使用。

▶来日翌日には動作緩慢で傾眠，嘔吐，失禁を認めたため来院。診察にて口腔内に褐色の血液付着があり，血液検査の結果，血小板：$2.9 \times 10^4/\mu L$と血小板減少を認めた。

▶問診後，A国での感染症の状況に関して調査したところ，マラリアやデング熱，レプトスピラ症などの同様の症状を引き起こす感染症の流行を確認した。

▶入院後，血小板輸血を施行し，加療を行いながら精査を継続した結果，1週間後にデングNS1抗原陽性であることから，デング出血熱の診断に至った。

➡感染症診療において渡航歴や周囲の状況も診断の手がかりとして重要であることを再認識した症例であった。

Column 〈変な症状シリーズ〉 そういうことだったのね…！

15歳女性（中学生，吹奏楽部：トランペット奏者）　主訴：微熱，頭痛・肩こり，疲労感

▶微熱感（37℃前後）で頭痛や肩こり，疲労感が1カ月以上続くため来院した。診察では特に特徴的な病歴はなく，身体所見では特記すべき所見はなかった。COVID-19流行中であったが陰性。血液検査ではWBCやCRP，甲状腺機能など異常はなく，身体症状症の可能性も考慮したが，日常生活に混乱をきたすような苦痛や症状はなく，症状に対する過度な不安感などはみられず否定的であった。手がかりがなく，精査目的に大学病院へと紹介。炎症性疾患，膠原病，内分泌疾患などを外来精査するも原因がわからず，日常生活に支障がない程度の症状であるため終診となった。

▶あるとき，風邪で再診された際に，ふと手を見ると手荒れがあり，質問すると「トランペットを触ると手荒れする」「他の金属でも荒れることがある」と話された。金属アレルギーが原因と判断し，抗ヒスタミン薬内服，トランペットの練習をしばらく休み，症状が良くなるかを確認したところ，これまでの不調が改善した。

➡不調の原因が「金属アレルギーだったのか！」とハッとさせられた症例であった。

文 献
1) Orient JM, 著／須藤 博, 他監訳：サパイラ 身体診察のアートとサイエンス 原書第4版. 医学書院, 2013, p71.
2) Burton C, 編／竹本 毅, 訳：不定愁訴のABC. 日経BP, 2014.

（白水雅彦／仲里信彦）

❶章 診断につながる病歴聴取　　Ｅ 病歴を診断に使うために整理する

2 病歴をまとめてstoryをつくる

> **POINT**
> ▶ 外来診療では，プロブレムリストを作成して一元的に説明しうる疾患を考えるのが時間的に困難なことも多い。
> ▶ 病歴を聴取しながら経時的に何が起こったのかを把握し，主訴・年齢・性別・既往歴などから疑われる疾患に特徴的な随伴症状や徴候の有無をとらえて，原因疾患としての可能性を上下させていく。
> ▶ 経過中の他院受診歴は，重要な客観的データの情報源となるとともに医原性疾患の付加の可能性を，また受診動機や自己解釈モデルは疾患による精神的・社会的影響を考える手がかりとなる。

1 「病歴をまとめてstoryをつくる」とは

「病歴をまとめてstoryをつくる」とは，陽性症状の羅列でもなく，病院受診歴でもなく，どのように病気が起こり，そのために患者がどのような影響を受けてきたのか，を理解することである。

定型的な手順はないが，概要は以下のようになる。

① 発症から受診までの流れをつかむ
② 可能性のある疾患を想起する
③ その疾患で一連の出来事が説明しうるか考える
④ どのように病気が起こり，そのために患者がどのような影響を受けてきたのか，がわかる

2 発症から受診までの流れをつかむ

「何が起こって，どのようになり，今日の受診に至ったのか」を把握するために，以下を明らかにする。

> ▶主訴はどのように起こったのか
>
> ▶いつまで「まったく普段通り」だったのか
>
> ▶最初に何が起こったのか
>
> ▶その後どうなったのか
>
> ▶どうして本日受診しようと思ったのか

多くの疾患で認められる症状よりも，より鑑別疾患が絞られる症状を掘り下げる。主訴が「全身倦怠感」や「めまい感」など非特異的な症状の場合には，その前後に認められた「発熱」や，「部位が特定できる痛み」などについて詳しく聞くほうが診断につながりやすい。

漠然とした症状しか認めない場合には，その発症様式（特に急性だったかどうか）と，その後の経過（増悪傾向，増悪寛解，間欠的）を明らかにし，システムレビューを詳細に行う。経過中のADLの低下（できていた日常労作が困難になった），体重減少，寝汗などは進行性の臓器障害，亜急性感染や炎症，腫瘍を示唆する。

3 可能性のある疾患を想起する

年齢・性別・主訴などの初期情報から「よくある疾患」や「見逃してはいけない疾患」をいくつか想起し，①発症様式，②「想起された疾患に特徴的な症状」「よくある症状の組み合わせ」「経時的なパターン」などを聴き出すことで鑑別疾患を絞っていく。

初期の段階での「思いつき」や「前医の診断」が思考の妨げ（早期閉鎖）になりそうな場合には，それでは「合わないところ」を探す。

❶ 発症様式から考える

発症の仕方は疾患を鑑別する上で特に有用であるとともに，突発性や急性の場合には心血管疾患など緊急性の高い疾患が示唆されるなど，その後の方針（診断・検査のスピード，入院の必要性）にも影響するため，常に注意して聞き，明らかにする（☞1章B1）。

❷「想起された疾患に特徴的な症状」「よくある症状の組み合わせ」や「経時的なパターン」から考える

　ある疾患以外ではほとんど認められない症状の訴えがあれば診断的だが，そういった疾患特異的な症状はあまり存在せず，通常はよくある症状の組み合わせや複数の症状の経時的な出現パターンなどから，その疾患「らしさ」を感じていく。

　特徴的な症状や徴候のよくある組み合わせを**表1**に，経時的なパターンを**表2**に示す。

表1 特徴的な症状や徴候のよくある組み合わせ

症状・徴候の組み合わせ		疾患等
間欠性の頭痛 ➡ 拍動性疼痛，嘔気		片頭痛
高齢者の亜急性の（新たな）頭痛 ➡ 顎跛行		巨細胞性動脈炎
急性の咽頭痛 ➡ 嚥下障害，開口障害		喉頭蓋炎，咽頭周囲膿瘍
急性の胸痛 ➡ 顎や肩への放散，冷汗		虚血性心疾患
女性の亜急性の嘔気 ➡ 朝に増悪するが食欲あり		妊娠

表2 経時的なパターン

・発熱と頭痛のため，昼頃に解熱鎮痛薬を服用したがその後は傾眠傾向で，夜には会話もはっきりしなくなってきた	細菌性髄膜炎
・心窩部痛が起こり，その数時間後から嘔気・嘔吐（嘔吐の前に腹痛）	虫垂炎
・激しい嘔吐があり，その直後から心窩部痛（腹痛の前に嘔吐）	食道破裂
・悪寒と嘔吐があり，その後すぐに高熱	菌血症の症状としての嘔吐
・嘔吐があり，その半日～翌日に発熱	誤嚥による化学性肺臓炎
・発症日時が不明瞭な発熱が週単位で続き，寝汗や倦怠感もあったが，仕事はなんとか続けられていた	亜急性心内膜炎，結核，悪性リンパ腫

　問題が複合的な場合などには，想起された疾患であれば「あるはずのこと」を直接確認する。以下に具体的な例を示す。

【上気道炎症状で発症し，2～3日でやや軽快したが，その後急に立てなくなった】
▶上気道炎から二次的に細菌性肺炎になった？　➡悪寒戦慄，膿性痰の有無の

確認
▶使用した風邪薬（抗ヒスタミン薬）によるふらつき？　➡使用薬剤の詳細

【数日前に嘔気があり胃薬を使用したが，その後徐々に全身倦怠感と労作時息切れを感じるようになった】
▶上部消化管出血で貧血？　➡黒色便，コーヒー残渣様嘔吐の確認
▶急性心筋梗塞後の心不全？　➡嘔気時の胸部症状，持続時間，冷汗の有無の確認

【長年のうつ症状で「慢性的な心因反応」と言われていたが，数週間前からさらに全身倦怠感が増悪し，節々の痛みも感じるようになった】
▶これまでの経過で説明可能か？　➡節々の痛みも「以前と同じ」症状か，うつ症状が線維筋痛症ではなかったか，日常労作困難・体重減少・寝汗の有無など確認，システムレビューの確認
▶節々の痛みをきたす疾患（リウマチ性多発筋痛症，結晶性関節炎，心内膜炎）を併発した？　➡どこが痛いのか，どこから痛み出したのか，痛くてできない動作は何か，システムレビューの確認

❸ 思いついた疾患で「合わないところ」はあるか

その疾患であれば高率に認められるはずの（感度の高い）症状の訴えがない場合は，それは否定的となるが，本来なら顕著であるはずの症状がはっきりしない場合（非定型的発症）もあり，注意を要する。

たとえば高齢者の肺炎では，一般的に肺炎に認められるはずの「発熱・湿性咳嗽」が目立ちにくい一方，「立てなくなった」「食欲がなくなった」など全身的な（非特異的な）症状が主訴になることがある。

また，左心不全に感度の高い症状は「労作時息切れ」だが，高齢者では元から日常生活での労作が乏しいため，その訴えがないからといって左心不全を除外できない。

4 その疾患で一連の出来事が説明しうるか考える

　初期情報（年齢・性別・主訴）と発症様式，時間経過，問診中の様子などから想起された疾患に，病歴で「あるはずの症状」を複数認め，さらに身体診察で疑った疾患に特異度の高い所見を認めた場合には「この疾患によってこのような経過をたどったに違いない」と実感することができる．

　しかし，そのように上手くいくことはむしろ少なく，実際にはそのような段階的考察と並行して疑った疾患に「合う」「合わない」を，あらかじめ自分が持っている「疾患像」に照らして判断することが多い．すなわち「適切な疾患像」が備わっているかが診断力に直結しているわけだが，その形成も簡単ではないことは，専門医が担当領域の疾患に対しても「重症度が合わない」「このような経過はとらない」など自分の経験した症例に似ていないことによって判断を誤ることがある点からも容易に想像できよう．

　筆者も自分の持つ疾患像の歪みに常々悩まされているが，適切な疾患像を形成するには，病歴から疾患を想起し，身体診察で確かめ，検査を選び，確かに診断された症例を振り返り，その都度，その疾患の教科書的なまとめを読み直す以外にないだろう．

　一方，診断基準やスコアリングシステムによる診断は，「経過のパターン」や「適切な疾患像」を必要とせず簡便ではあるが重要なものを欠いているように思われるのは，病歴と身体所見から診断しえたときのような「腑に落ちた感」が得られないことによるのか，"master physician"と呼ばれる人たちがそのようなものを「知ってはいるが依存しない」ことへの模倣によるのか筆者自身もよくわからないが，いずれにしても「その疾患の可能性が確率的に高いかどうか」の判断材料にしかならず，それによる診断のみを繰り返しても臨床力の向上は難しいのではないかと思われる．

5 どのように病気が起こり，そのために患者がどのような影響を受けてきたのか，がわかる

　難しいプロセスであるが，ティアニー先生は著書の中で，社会歴，すなわち「生活背景」の聴取の重要性を述べている．元・沖縄県立中部病院感染症科の喜

舎場朝和先生も患者の生活史については詳細な描写を求め，学歴や職歴のほか，沖縄戦の戦禍をいかにくぐりぬけてきたかなどについても含めるようにと言われた。また本書の編者である西垂水和隆先生は，外来診療であっても「生い立ち」を詳しく聞き，自分も知っている土地があれば，そこからさらに会話を広げるなどすることが診療全体に有益であることを教えている。

　そのようにして純粋に人として関心があることを示しながら対話を進めることが，より重要な事項を引き出し，ティアニー先生の言う「病歴を患者の伝記と同様なもの」にしていくことを可能にすると思われる。それは診断に重要であるだけでなく，診断がつくまでの時間やその後の治療，回復までの時間に患者と医師の双方に有益なものをもたらすであろう。

参考文献
- Tumulty PA, 著, 日野原重明, 他訳：よき臨床医をめざして. 医学書院, 1987.
- 生坂政臣：めざせ外来診療の達人. 日本医事新報社, 2010.
- ローレンス・ティアニー, 他：ティアニー先生の臨床入門. 医学書院, 2010.

（芹澤良幹）

2章
主訴別の問診を取るべきポイント

❷章 主訴別の問診を取るべきポイント

1 発熱 ── 感染症か非感染症かを見きわめるポイント

> **POINT**
> ▶感染症による発熱では，臓器特異的な症状がないかを聞き出し，そこに所見があるか確認する。症状が出にくい糖尿病患者や高齢者では，見逃しがないよう注意。
> ▶非感染症の発熱は，膠原病や悪性腫瘍のほか，薬剤熱，結晶性関節炎，血栓症，ホルモン異常などを見逃さないようにする。

1 感染症の病歴聴取

「熱が出たので受診しました」と言って受診する患者は少なくない。しかし，それが診断の決め手になることは少ない。もちろん熱があることで，特に感染症を疑うきっかけにはなる。発熱をきたす疾患は感染症が最も多いため，まず始めに感染症における問診の取り方について説明する。

❶感染は「どの臓器・部位」に？ ── 臓器特異的な症状を聞き出す

☞**1章C4**で説明したように，適切な感染症診療を行うためには「どんな患者の，どの臓器・部位に，どんな微生物が」感染を起こしているかを考えなければならない。ここでは特に「どの臓器・部位に」の部分に注目する。つまり，臓器特異的な症状がないかを聞き出し，そこに所見があるかを確認するのである。

しかしながら，ウイルス感染症においては，臓器特異的な症状が現れにくい場合もある。皆さんも悪寒と発熱という症状だけで受診したインフルエンザ患者を診たことがあるのではないだろうか？　それでも，ウイルス感染症で最も多いのはかぜ症候群であり，経過中に咽頭痛，咳，鼻汁といった症状が出てくることも少なくない。細菌感染症に比べると緊急性は低いので，経過をみていけばよい。

❷ 細菌感染症の症状・所見

本題の細菌感染症に戻るが，頻度の高い二大巨頭といえば，やはり肺炎と尿路感染症だろう．肺炎であれば咳や痰といった気道症状を，尿路感染症であれば頻尿や残尿感といった尿路症状がないかを聞くようにする（腎盂腎炎の場合，特に尿路症状はなく，悪寒戦慄のみという状況にも遭遇するが…）．

その他の頻度の高い細菌感染症についても，追加問診も含めて表1に挙げておく．細菌は局所に感染して増殖するので，これらを疑って病歴を取る際にはぜひ左右差にも注目しておきたい．

表1 各感染症の症状と身体所見，追加問診

	症状	身体所見	追加問診
咽頭炎	咽頭痛，嚥下困難感	扁桃の発赤・腫大，白苔，前頸リンパ節腫脹	咳がない，小児との接触
副鼻腔炎（各副鼻腔によって異なる）	頭痛，顔面痛，鼻汁，後鼻漏，咳嗽，鼻閉感，嗅覚低下	前頭洞や上顎洞の発赤・圧痛・叩打痛，鼻粘膜の発赤，透光性の低下	先行する鼻炎，喫煙歴
中耳炎	耳痛，耳閉感，難聴，めまい，耳漏	耳牽引痛，鼓膜の発赤・膨隆	先行する上気道炎
気管支炎，肺炎	咳嗽，喀痰，呼吸苦，呼吸時胸痛	呼吸数，SpO₂，wheeze, crackles, ヤギ音	先行する上気道炎（特にインフルエンザ），ワクチン接種の有無，COPDや気管支拡張症など肺疾患の有無，誤嚥のエピソード
尿路感染症	排尿時痛，頻尿，残尿感，血尿，混濁尿，背部痛	恥骨上部圧痛，CVA叩打痛	神経因性膀胱や前立腺肥大など尿路閉塞をきたす疾患の有無
腸管感染症	腹痛，下痢，血便，嘔気，嘔吐	腹部圧痛，腸蠕動音亢進	食事歴（特に生の鶏肉や生卵の摂取歴）
胆道系感染症	右上腹部痛，嘔気，嘔吐	右上腹部圧痛，肝叩打痛，Murphy徴候	胆石や胆泥の既往，腹部手術歴
皮膚軟部組織感染症	皮膚発赤，腫脹，熱感，疼痛，所属リンパ節の疼痛・腫脹	症状に加え，水疱形成や色調変化があれば壊死性筋膜炎を疑う	衛生環境，爪白癬の既往，リンパ管に沿った皮膚の発赤（図1）

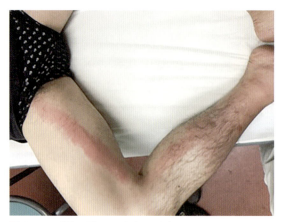

図1 リンパ管に沿った皮膚の発赤

❸感染は「どんな患者」に？──注意すべき感染症

また，「どんな患者」という部分に注目すると，注意すべき感染症がみえてくる。

糖尿病患者においては，いわゆるsilent infectionというように局所の症状が出ないことも多く，特に悪性と気腫性の感染症を見逃してはならない。予後が悪く外科的介入が必要な場合もある．悪性外耳道炎，気腫性胆嚢炎，気腫性腎盂腎炎，気腫性膀胱炎，気腫性前立腺炎などが挙げられる．感染臓器・部位を推定できるよう，こちらから積極的に問診を取っていく．

高齢者や免疫不全者も糖尿病患者と同様に症状が出にくいため，同様の態度で臨まなければならない．

2 非感染症の病歴聴取

非感染症の患者は感染症の患者に比べると，比較的シックさに乏しいことが多いように思う．非言語的だが，いわゆる"バクテリアにやられている感"がないのである． もちろん例外的に，clinically amyopathic dermatomyositis（CADM）に伴う急速進行性間質性肺炎や劇症型抗リン脂質抗体症候群（catastrophic antiphospholipid syndrome；CAPS）などの重篤な膠原病などもある．膠原病のほか，腫瘍性疾患でも病状が進行していれば重篤になりうる．

❶ 外来・入院患者の非感染症による発熱

　非感染症で外来に来る頻度の高い疾患は結晶性関節炎だろう。局所的な痛みを訴えるので，その部位を丁寧に診察する。一般的に若年者であれば痛風を，高齢者であればピロリン酸カルシウム結晶沈着症（CPPD）を考える。

　入院患者においては，頻度の高い発熱を拾い上げるため，筆者は感染症および非感染症の9Dsという鑑別の仕方を用いている（**表2**）。

　非感染症においては，薬剤歴を詳細にまとめ直し，関節痛がないか聞き，くまなく触診し，深部静脈血栓症（deep vein thrombosis；DVT）のリスクはないか，予防はしていたかを確認して，ホルモン異常症における他の症状を聞くようにする。

表2 有馬の9Ds

感染症	
Devices	HAP／VAP（挿管チューブ，人工呼吸器，広く院内肺炎），CAUTI（尿道カテーテル，広く尿路感染症），CRBSI（末梢および中心静脈カテーテル，広く血流感染症）
Diarrhea	クロストリジウム感染症
Debris	胆道系感染（胆石や胆泥がなくとも）
Decubitus	褥瘡感染
Drainage	深部膿瘍（ドレナージの必要な病態）
SSI (surgical site infection)	手術部位感染
非感染症	
Drug	薬剤熱
Deposition	結晶性関節炎（痛風，CPPD），アミロイドーシス（基礎疾患を検索する）
DVT	深部静脈血栓症（その他の部位の血栓・塞栓症も）
Deficiency	甲状腺機能亢進症，副腎不全

❷ 高体温

　最後に高体温についても言及しておく。厳密にはメカニズムが異なるが，患

者は発熱を主訴に受診するだろう．基本的に熱以外の局所的な症状はきたさない．以下に2つの病態を示す．

①視床下部の体温調節中枢の異常によるもの

病的ではないものもあるし，脳出血などの頭蓋内疾患に伴うものもある．体温に関して，前者はあまり高くない印象だが，後者は40℃以上まで上昇することがある．

②うつ熱

「猛暑の中で窓も開けず部屋にいた」というようなエピソードが手がかりになる熱中症（体温調節中枢の異常も伴っているが）や，発汗ができないため高温環境下で容易に高熱をきたす無汗症が代表的である．体温に関して，前者は40℃以上まで上昇することがあり，後者はあまり高くない印象である．

➡自身で動けない入院患者が，日中に窓際でずっと日光を浴びせられた上，布団をかけられ，うつ熱をきたしていたことがある．

Column〈驚きの病歴シリーズ〉そんなことあるの？ やっぱり病歴は大事！

20歳代男性　主訴：不明熱

▶1年続く不明熱を主訴に総合内科外来を受診．過去に総合病院や大学病院を受診しており，様々な抗菌薬治療やステロイド治療をされたが改善しなかった．この1年間に，咽頭炎に対する両側扁桃摘出術と，両膝関節炎に対する滑膜切除術の手術歴があった．また，定期的な腹痛があり，頻回に救急外来を受診するも原因不明と言われていた．

▶来院時に発熱はなく，血液検査でも炎症所見は認めなかった．その他，一般的なfever work upを行ったが異常なし．帰宅して経過観察しようと思ったときに，母親が1年間近くにわたる熱型表をつけているというので見せてもらった．すると，熱は1～2カ月に1回程度，数日出ているだけだった．熱型表から家族性地中海熱を疑い，遺伝子検査を依頼したところ，*MEFV*遺伝子変異を認めた．後から考えると，関節炎や腹痛は漿膜炎の症状であったと思われる．

➡熱型はマラリアの鑑別だけでなく，遺伝性周期性発熱症候群においても重要である(**図2**)[1]。重症感もなく，ましてや1年間という長い経過であり，診断を先延ばしにしようとしていた．繰り返す発熱であり，熱型について詳しく聞くことで診断にせまることができる．

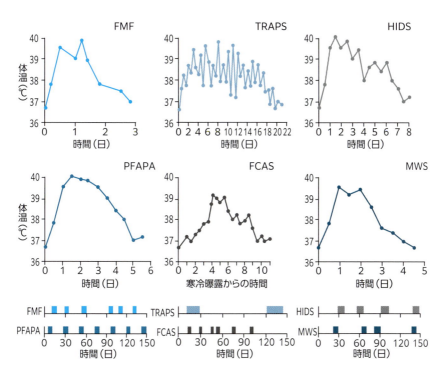

図2 周期性発熱症候群の発熱期間と周期
FMF：家族性地中海熱
TRAPS：TNF受容体関連周期性症候群
HIDS：高IgD症候群
PFAPA：PFAPA症候群
FCAS：家族性寒冷自己炎症性症候群
MWS：マックル・ウェルズ症候群

(文献1をもとに作成)

文献
1) 楠原浩一：小児感染免疫．2010；22(1)：43-51

(有馬丈洋)

②章 主訴別の問診を取るべきポイント

2 食欲低下
──器質的疾患かどうか

> **POINT**
> ▶「主訴：食欲低下」を，一次的なもの（食べたいという意欲がわかない）か，二次的なもの（○○だから食べない）かで区別する。
> ▶「食べたいという意欲がわかない」場合，中枢神経への問題（意識障害のAIUEOTIPS），悪液質（悪性腫瘍，感染症，膠原病），精神科疾患を考える。
> ▶「○○だから食べない」場合，人が食事をする過程を思い浮かべ，そのいずれに障害があるか問診を行う。
> ▶意図しない体重減少を伴う食欲低下は，重篤な疾患が隠れていることがあるため，早めに精査を行う。

1 主訴：食欲低下について

　実際の診察では，主訴の時点である程度の鑑別診断を思い浮かべながら病歴を聴き，その鑑別診断を絞っていくというプロセスを経る。そして，鑑別と同時に，重篤であるかどうかという別の軸でも病歴聴取している。本項では「主訴：食欲低下」について実際の診察の流れに沿って解説していく。

❶「食べたいという意欲がわかない」のか，もしくは「○○だから食べない」のか

　「主訴：食欲低下」といっても患者の表現は様々である。それは患者自身がそう言っているのか，家族・紹介元の医療者がそう感じているのかによっても異なる。
　病歴聴取ではまず初めに，食欲低下が以下のa・bどちらに当てはまるかを判断する。

a.「食べたいという意欲がわかない」こと以外に，患者本人が原因を思いつかない状態
b.「〇〇だから食べない」というように他に原因があって食べられない状態

　主訴をa・bに分類した後は，後述の"alarm sign"に注目してその疾患が重篤なものかという判断の軸と，鑑別のために診断する軸，を意識して病歴聴取を行う。

2 食欲低下のalarm sign：体重減少

　alarm signを「重篤な鑑別疾患を示唆するもの」と定義すると，食欲低下のalarm signは体重減少である。体重減少を伴う場合，必要最低限の食物すら摂取できていない状態が持続しているか，摂食抑制・体重減少を引き起こす悪液質（cachexia）（悪性腫瘍，感染症，膠原病）を抱えている状態であり，できるだけ早く診断・治療介入を行う。それゆえ，病歴の最初で体重減少の有無を確認したい。ちなみに体重減少とは，半年〜1年で元の体重から5％以上の体重減少を認める状態で，本人がそれを意図していない場合である。

　体重減少が意図したものかどうか明確でない場合は，患者自身の理想体重を確認し，それと比べて現在の体重を患者がどう感じているか尋ねると，体重減少が意図したものかがわかる。患者が元の体重を把握していない場合は，洋服のサイズ，ベルト穴の位置変化を本人に確認したり，友人や家族から見た風貌・体型の変化があるかを確認し，体重減少に客観性を持たせる。

3 食欲低下の鑑別診断とその病歴聴取
❶「食べたいという意欲がわかない」

　食べたいという意欲が一次的にわいてこない状態である。鑑別するため，以下のように3つに分類する。

①食欲中枢（摂食中枢，満腹中枢）の中心である視床下部，すなわち中枢神経に直接，生物学的な要素が影響を及ぼす疾患
②基礎疾患（悪性腫瘍，感染症，膠原病）を背景とした炎症性サイトカインが摂食抑制・体重減少をもたらす悪液質（cachexia）

❸ 内因性の要素と心理社会的な要素が影響を及ぼす精神科疾患（気分障害，不安障害，精神病）

　意識レベル・高次機能に変化を認めるか，全身症状（体重減少，発熱，倦怠感，筋力低下）を認めるか，抑うつ気分や喜びの消失，不安により社会生活に影響があるか，を確認して，上記①〜③のうちのどれに近いか判断する。

【① 中枢神経に生物学的な要素が影響する疾患】
　鑑別疾患については，意識障害の際に思い浮かべる"AIUEOTIPS"（**表1**）を参考にすればよく，詳細は他書をご参照頂きたい。食欲低下に加えて，意識レベ

表1 AIUEOTIPS

Alcohol	アルコール
Insulin	低血糖
Uremia	尿毒症
Encephalopathy/**E**lectrolyte/**E**ndocrinopathy	脳症，電解質異常，内分泌疾患
Oxygen/**O**verdose	低酸素，薬物中毒
Trauma/**T**emperature	外傷，体温異常
Infection	感染症
Psychiatric	精神疾患
Stroke/**S**AH/**S**eizure/**S**hock	脳卒中，クモ膜下出血，てんかん，ショック

表2 患者のADL／手段的ADLの評価項目（DEATH／SHAFT）

ADL	**D**ressing（着衣） **E**ating（摂食） **A**mbulation（移動） **T**oileting（排泄） **H**ygiene（衛生）
手段的ADL	**S**hopping（買い物） **H**ouse-keeping（掃除） **A**ccounting（金銭管理） **F**ood-preparation（調理） **T**ransportation（乗り物の利用）

ルや高次機能に変化を認める患者はこの群を想定する。

外来レベルで遭遇する患者の意識レベル・高次機能の変化は微細であるため，必ず友人や家族に確認をする。確認の際は，患者のADLや手段的ADLについて問う（**表2**）。

【②悪液質（cachexia）】

体重減少，特に骨格筋量低下を伴っており，筋力低下・倦怠感・疲労感といった全身症状の有無を確認する。悪性腫瘍，膠原病，感染症を鑑別に挙げる。リスク因子として，喫煙・飲酒，悪性腫瘍や結核の家族歴，HIV感染リスク，職業曝露を尋ねる。

高齢者における膠原病関連のcachexiaとして，リウマチ性多発筋痛症（polymyalgia rheumatica；PMR）がある。食欲低下や全身倦怠感を訴えて来院することが多く，非膠原病疾患との区別に苦慮することが多いが，治療効果が大きい疾患（ステロイドが著効）であり，早期に診断・治療に結びつけたい。

PMRは急性に発症する体幹中心部の関節周囲炎（滑液包炎）をきたす疾患で，炎症性疾患の特徴として明け方から朝に症状のピークがある。病歴として「明け方に寝返りがきつくはないか（体幹の痛み，こわばりのため）」「朝，トイレ後に立ちづらいことはないか（下肢近位部の痛みのため）」「朝の歯磨きや着替えの際に，支障はないか（上肢近位部の痛みのため）」と尋ねる。

【③精神科疾患】

食欲低下を訴えているが，客観的に体重減少を認めない場合，不安障害の可能性がある。食欲低下を訴える疾患の多くは全身倦怠感を訴えることが多いが，精神科疾患による倦怠感は1日中続く，または夕方にかけて増悪していく場合が多い。

何かがきっかけとなって気分が落ち込むことは誰にでもありうるが，抑うつが24時間・14日以上続く場合は気分障害である（感情がある程度の期間持続するものが気分であり，うつ病はその気分の障害である。一時的な感情の問題ではない）。

うつ病の2つの質問（2質問法）による抑うつ気分と興味・喜びの減退の確認がスクリーニングとして有用である（☞**1章D4**）。

また，食欲低下を含めて6つ以上の主訴を訴える場合は精神科疾患の可能性を考える。

❷「○○だから食べない」

高齢者で多いが，最初に食欲低下の原因である○○の部分を訴えなかったり，家族が食事を摂っていないことに気づき「食欲低下」という主訴で受診させることがある。この○○の部分は，医療者が聞き出さないとわからない。

○○を聞き出すためには「食事の過程」を思い浮かべればよい。食べるということは，お腹が空き，その食物の匂い・味を感じて食べたいと思い，食物を口に含み，咀嚼し，飲み込み，それが消化管を通過していく過程である。その過程のどこかに障害があるとそれを理由に食べなくなり，主訴として食欲低下を訴える。以下，○○の部分について述べる。

【体重増加への恐怖】

神経性食思不振症(anorexia nervosa)を考える。痩せているのに痩せていると考えておらず(body imageの障害)，食べていないことによる体への影響として無月経を認める。以下の問診をする。

▶「これ以上体重を減らす必要があると思いますか」
▶「体重が増えることに不安がありますか」
▶「最後の月経はいつですか」

【嗅覚障害・味覚障害】

鼻炎，パーキンソン病(嗅覚障害)，ACE阻害薬の内服歴やうつ病，亜鉛欠乏症(味覚障害)を考える。以下の問診をする。

▶「食べたくない理由に，匂いや味を感じないことは関係していますか」

【口腔内の痛み】

口内炎，舌炎，う歯を考える。舌炎は鉄・ビタミンB_{12}欠乏，口内炎は葉酸欠乏などが原因であり，こうした治療可能なものは必ず鑑別に挙げる。以下を確認する。

- ▶月経過多や黒色便の有無（鉄の喪失）
- ▶胃切除の既往（鉄・ビタミンB_{12}の吸収低下）
- ▶現在の内服薬（メトホルミン，プロトンポンプ阻害薬，ヒスタミンH_2受容体拮抗薬の内服によるビタミンB_{12}吸収低下）
- ▶ベジタリアンであるか（ビタミンB_{12}摂取不足）

【咀嚼の問題：義歯の噛み合わせ，顎跛行（巨細胞性動脈炎）】

以下の問診をする。

- ▶「入れ歯の噛み合わせはどうですか」
- ▶「噛んでいるとすぐに顎が痛んだり，顎が疲れることはありますか」（顎跛行：巨細胞性動脈炎）

【嚥下困難（dysphagia）】

口腔咽頭部（oropharyngeal）か食道部（esophageal）かという部位の問題と，機能的（神経筋疾患・乾燥）か解剖学的（腫瘍・椎体の骨棘）かという2つの軸で考える。実際に嚥下が難しい場所を指で直接指してもらうとよい。以下の問診をする。

- ▶「飲み込むときにどの部分が引っかかりますか」（部位の問題）
- ▶「飲み込むときに食べ物が鼻に抜ける感じはありますか」（口腔咽頭部の神経筋疾患*：軟口蓋麻痺）
  - ＊神経疾患：ギラン・バレー症候群，筋萎縮性側索硬化症（ALS），脳血管障害に伴う球麻痺/偽性球麻痺，パーキンソン症候群など。筋疾患：多発筋炎/皮膚筋炎，重症筋無力症など。
- ▶「飲み込みの際にむせることはありますか」（口腔咽頭部の神経筋疾患：嚥下機能低下）
- ▶「飲み込みとともに耳に違和感が生じますか」（耳管周囲の解剖学的疾患：小児ではアデノイド，成人では腫瘍）
- ▶「口が乾いていて飲み込みづらいですか」（口腔咽頭部乾燥）
- ▶「液体と固形物で飲み込み方に違いはありますか」（両方が同時期から難しければ機能的：神経筋疾患，固形物だけなら解剖学的：腫瘍）

▶「冷たいものを摂取するときに飲み込みが難しくなりますか」(筋疾患)
▶「食事の後半になるにつれて飲み込みが難しくなりますか」(筋疾患, 特に重症筋無力症)

【嚥下時痛 (odynophagia)】

以下の問診をし, 部位を確認することで解剖学的な異常部位を同定する。
▶「飲み込むときにどこが痛みますか」

【胸焼け (reflux)】

以下を問診する。
▶「食べた後にものが上がってくる感じはありますか」
▶「胸や喉元の焼けるような感じはありますか」
▶「喉元に苦味を感じることはありますか」

【早期満腹感 (early satiety)】

胃壁が伸びない, 胃の内容物により胃の容量が低下, 胃が外から圧迫されて胃の容量が低下, ということを考える。いずれも消化器腫瘍関連が多いが, 高齢者では脊椎圧迫骨折による脊椎後弯も影響する。以下を問診する。
▶「以前と比べると, 食べてすぐにお腹がいっぱいになる感じがありますか」

【消化不良 (dyspepsia), 空腹時の痛み, 食後の痛み (postprandial pain)】

消化器疾患(逆流性食道炎, 消化性潰瘍, 腫瘍, 膵炎)を考える。
以下のように, 消化管以外に病変がある場合もあるので注意する。
▶「最近のダイエット歴はありますか」「四つん這いで痛みは改善しますか」(上腸間膜動脈症候群)
▶「食後1時間で痛みが出現しますか」(上腸間膜動脈症候群, 腹部アンギーナ)

◎

以上, 食欲低下の鑑別診断を意識した病歴聴取について述べ, 鑑別のための

分類方法を示した。いずれも排他的な分類ではないため重なりも多いが，どの分類に近いかを意識していると，病歴聴取の際に適切な問いが自然と出てくると思うので参考にして頂きたい。また，紙幅の都合上，消化器疾患についての詳しい病歴は他に譲り，簡略化していることをご了承願いたい。

Column 〈驚きの病歴シリーズ〉そんなことあるの？ やっぱり病歴は大事！

60歳代男性　食欲低下・全身倦怠感にて紹介

- ▶1カ月前からの食欲低下・全身倦怠感にて近くの診療所を受診し，体重減少も認めるため悪性腫瘍精査目的に当院総合内科紹介となった。
- ▶外来を担当した研修医は食欲低下・体重減少・喫煙歴から悪性腫瘍を鑑別に挙げ，CT・消化管内視鏡検査が必要であると判断し，指導医に相談した。
- ▶指導医が患者に改めて問診しても困っていることはだるさ以外にないとのことであった。病室の外で待っている妻を呼び同様に質問したところ，○月○日から夫の洋服着脱を手伝っていることから上肢近位部の痛みが判明した。
- ▶PMRに絞った問診をすると，夜間の寝返りと立ち上がりが困難で，ひどいときにはトイレに間に合わず失禁したことを語ってくれ，PMRの診断につながった。
- ➡家族に確認することの大切さと，鑑別を思い浮かべた問いを立てないと患者も上手く語れないことを学んだ。

Column 〈変な症状シリーズ〉　そういうことだったのね…！

15歳男性　部屋の中をウロウロしている

- ▶生来健康な15歳男性が，来院3日前に発熱，下痢，嘔吐があり近医受診し，胃腸炎の診断で自宅療養していた。発熱，下痢，嘔吐は改善したが，来院当日の朝から本人が部屋の中をずっとウロウロし目つきが険しいため，両親が脳の病気を心配し，救急室を受診した。
- ▶救急外来の研修医は，発熱，嘔吐に加え急な精神症状の出現と判断し，急性脳炎・

脳症を鑑別に髄液検査・頭部MRIの撮影が必要と判断し指導医に声をかけた。
▶指導医が研修医に，患者本人はどのように症状を訴えているかを確認すると，母親ばかり話しており，本人はじっとしないため，本人から話を聞けていないことがわかった。改めて指導医が診察すると，見当識は保たれており意識変容は認めなかった。患者本人から，とにかくじっとしていられない，イライラがあり落ちつかない，ということが確認できた。
▶指導医がアカシジアを鑑別に薬剤歴を確認すると，嘔気に対するメトクロプラミドの処方が確認でき，同薬剤を中止することで症状は改善した。
➡母親の心配が研修医の鑑別診断に大きく影響していた。思春期の患者では，こちらから積極的に話を引き出さないと多くを語らないことを経験する。親からの情報は非常に有用であるが，情報が歪められることもあり，患者本人から情報を引き出すことが重要である。

参考文献
- Tierney LM, et al: The Patient History. McGraw-Hill Medical, 2005.
- Scott DC: Symptom to Diagnosis: An Evidence-Based Guide. second ed. McGraw-Hill Medical, 2010.
- Collins RD: Differential Diagnosis in Primary Care. 5th ed. Lippincott Williams & Wilkins, 2012.
- Gaddey HL, et al: Am Fam Physician. 2014;89(9):718-22.

（比嘉哲史）

❷章 主訴別の問診を取るべきポイント

3 胸痛——心疾患

> **POINT**
> ▶胸痛を起こす原因疾患は多数あるが，迅速な診断と対応が予後を左右する心原性疾患と，いくつかの致死的胸痛の可能性を強く意識した病歴聴取を，診療場面を問わずに心がける。
> ▶病歴聴取で胸痛の鑑別疾患を可能な限り絞る努力は非常に大事だが，それにこだわりすぎた結果，診断と初期対応が遅れて患者に不利益が生じないよう，迅速かつ臨機応変に対処する。

1 胸痛患者を診療する際の心がまえ

　胸痛は様々な訴えの中でも，特に命に関わる疾患を数多く含むもののひとつである。救急外来を受診，あるいは救急車で搬送されてきた患者が胸痛を主訴に来院すると聞けば，ほとんどの医師が心疾患を含む緊急度の高い鑑別疾患を念頭に診療にあたると思う。定期外来へ歩いて来院した患者でも，「胸が痛い」と訴えがあれば，たとえ見た目には状態が安定していても，致死的な原因による胸痛の可能性を念頭に置いて診療することを強くお勧めする。あらゆる訴えの中でも，とりわけ見逃しと対応の遅れが許されない代表的症状なので，この点をまず強調しておきたい。

2 胸痛患者の病歴聴取開始にあたって

　様々なアプローチがあるが，前述した点をふまえ，まずは心原性疾患または致死性で緊急度の高い疾患によるものか否かを見きわめる戦略で病歴聴取に臨む（図1）。

　患者に直接対面する前の段階で，救急車での来院であれば救急隊から，救急室であればトリアージナースから，その他には患者や家族からの症状に関する

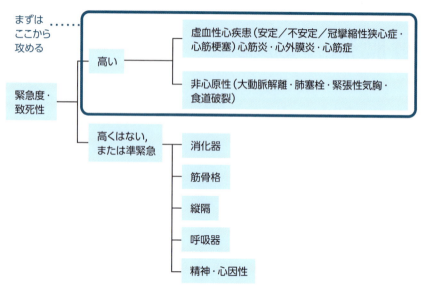

図1 病歴聴取開始前にまず思い浮かべる胸痛の鑑別アプローチの一例

電話問い合わせや，受診歴のある患者ならカルテなどから，ある程度の事前情報を得ることができる。

　以下に示したように，<u>見た目や事前情報から心血管疾患，致死性疾患の可能性が少しでも示唆されれば，救急室ベッドへ誘導してABC評価，初期検査や治療を病歴聴取と並行して進める。</u>

【心血管疾患，致死性疾患が示唆される見た目の特徴や事前情報】

① 救急車で来院，または時間外に本人以外の人物から症状についての電話問い合わせ ➡ 他者のサポートを要するほどの胸痛は，急性発症かつ致死的病態を想定する。

② バイタルサイン異常 ➡ 血圧が平時より極端に高いか低い，SpO_2 低下，頻呼吸，頻脈・徐脈を伴う胸痛は当然，要注意である。

③ 高齢患者 ➡ 症状が乏しい，あるいは非定型的症状を呈する代表患者群である。胸痛にかかわらず，常に鑑別疾患の閾値を下げて対応する。

④ 糖尿病，高血圧，脂質異常症などの診断・治療歴，心血管疾患の既往・治療歴

➡心血管疾患の可能性は当然高い．掘り下げてリスク因子を確認しながら問診する．
⑤冷汗，顔面蒼白，嘔気・嘔吐，意識レベル低下，下肢腫脹（一側・両側），血色不良，呼吸苦➡心血管疾患に伴う自律神経症状，循環不全，低酸素血症の病態を念頭に置く．

3 胸痛の性状をとらえる

　痛みの特徴を念頭にpain questionの定番であるOPQRSTの項目ごとに特徴をつかむ問診を行い，情報を集約して鑑別疾患を絞る．

　病歴聴取における注意点として，特に問診前の先入観によって，ある特定の疾患へ誘導するような尋ね方になりやすいことが挙げられる（例：背中の痛みは突然に引き裂かれる感じで，痛みが上下に移動したのではないですか？）．

　防止策は，開かれた質問様式（When/Where/What/Why/How）でまずは患者の訴えを遮らず傾聴し，その後に自身が想定する疾患，または除外したい疾患を特徴づける症状を，閉じられた質問（Yes/No）で1つひとつ尋ねるという丁寧な手順を心がけることである．

❶ O：発症様式（Onset）

突然発症（秒〜数分）：「痛みが起こったとき何をしていたか」を明確に答えられれば「詰まる・破れる・捻れる」要因として，急性冠動脈症候群，大動脈解離，気胸，肺塞栓，食道穿孔などは当然想定する．もちろん外傷性の筋骨格由来でも突然発症であるため，追加問診で裏づけをとる．

急性（分〜時間）：狭心症は数分で徐々に強くなる傾向にある．食道攣縮や逆流，消化性潰瘍，胆道疾患由来は食後数分〜1時間程度で出現する．

亜急性〜慢性（日〜月）：少なくとも緊急度の高い致死的病態である可能性は低くなるため，最終診断特定までの時間的猶予は確保できる．

❷ P：増悪・寛解因子（Provocative/Palliative）

労作で悪化：狭心症の古典的徴候であるが，食道由来の原因でもみられること

がある。
食事, 嚥下で悪化：胃食道病変をまず想定するが, 狭心症でもみられることがある。
安静で軽減：「労作で増悪」のエピソードとセットで考えれば狭心症である。筋骨格・胸壁由来も疼痛部位を動かさなければ軽減し, それを「安静時に軽減」と患者が解釈する可能性もあるため, しっかりと確認する。
体動, 体位変換で悪化：筋骨格, 胸壁由来の可能性が高い。慣れない作業や運動後を契機とする痛みの場合も同様である。ただし, これらは労作による誘因とは区別してとらえる。臥位で悪化し, 立位または前傾姿勢で軽減するのは心膜炎を示唆する。
咳, 呼吸で悪化：胸膜, 心膜を刺激するため心膜炎, 胸膜炎, 肺塞栓, 筋骨格・胸壁由来の可能性を考慮する。

❸ Q：症状の性質 (Quality)

圧迫, 締めつけ, 灼熱, 喉や胸付近が詰まった感じ：虚血性心疾患を示唆する典型的表現である。「ゾウが胸に乗っているような」という表現もよく用いられる。すなわち「痛み」というより「不快感・圧迫感」がより特徴的である。
不快感, 圧迫感が強弱変動する：虚血性心疾患を示唆する。
焼けるような：食道由来以外に虚血性心疾患でもみられるので注意する。
ナイフで刺されたような, 針でつつかれたような鋭い痛み：心膜炎, 胸膜炎, 肺塞栓, 筋骨格・胸壁由来, 心因性でよく聞かれる。虚血性心疾患の可能性は下がる。
引き裂かれるような：発症様式と広がりを併せて大動脈解離を想定する。

❹ R：部位・放散・随伴症状 (Region/Radiation/Related symptoms)

【部位】
　虚血性心疾患では心窩部〜左前胸部付近で, 胸骨の後方付近が典型的だが, 心原性の痛みは内臓痛のため胸部の1箇所に局在を特定しにくい。右拳または手の平を胸部に当てることによって, または左上腕を押さえながら大まかに部

位を示す場合は，狭心痛をより示唆し（**図2A～C**：感度30％未満，特異度70～80％，陽性的中率50％程度），逆に指1本で局在を示せる場合は心由来ではない可能性が高くなるというデータがある（**図2 D**：特異度98％）[1]。

【放散】
左上肢や右肩，両上肢への放散：虚血性心疾患による胸痛を示唆する．手首や手指先まで放散する場合もある．
右肩への放散：胆石症でも起こりうる．
臍上部から下顎までの痛み：虚血性心疾患による可能性を考慮する．逆に上顎より上部や臍下部領域への放散なら，心原性はほぼ否定的である．
心窩部あるいは腹部への放散：大動脈解離を示唆するが，解離の部位によって異なる．下行大動脈解離ではより背部が痛む．上肢への放散は，二次的に冠動脈虚血をきたす領域での大動脈解離がなければみられない．

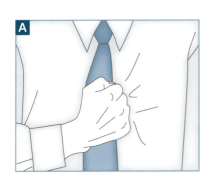
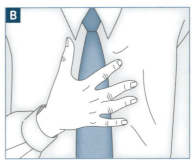
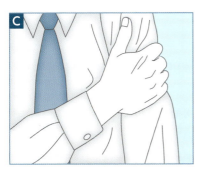
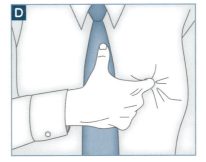

図2 胸痛部位の示し方により示唆される疾患
A～Cは狭心症による胸部症状をより示唆し，Dは心原性以外の可能性が高い
（文献1をもとに作成）

【随伴症状】

呼吸苦，喘鳴，咳嗽，げっぷ，悪心・嘔吐，消化不良，めまい：いずれも虚血性心疾患に随伴する場合がある．しかし，非心原性の原因でも出現するため，随伴症状だけでの鑑別は難しい．虚血性心疾患の他の徴候の有無と併せて総合的に判断する．

冷汗，失神，低血圧，または顕著な血圧上昇：虚血性心疾患，大動脈弁狭窄症，肥大型心筋症，肺塞栓，大動脈解離などいずれの致死性の原因疾患も想定する．

発熱：心原性の胸痛では稀であるため，肺炎，胸膜炎，膿胸，心膜炎，胆嚢胆管炎，膵炎，肺塞栓などをより考慮する．

❺ S：重症度・状況 (Severity/Situation)

【重症度】

　痛みの程度で，心原性かそれ以外の原因であるかの評価は難しい．痛みの閾値には個人差があり，認知症の方は数秒～数分前の症状をまったく想起できない場合もあることを留意しておく．ただし心原性の胸痛は，非心原性の原因と比較してより重症感が強く，一過性の心筋虚血以外では状態が進行性に悪化するケースが多い．

【状況】

　運動，寒冷刺激，感情変化，食事，性行為など，心筋の酸素需要が供給量に対して相対的に増加，またはストレス負荷の状況が，虚血性心疾患による胸痛のきっかけとなることが多い．

❻ T：時間経過・タイミング・持続時間 (Time course/Timing and duration)

数秒～1分以内の短時間が不定期：心原性の可能性はかなり低い．
2～5分程度で20分以内：虚血性心疾患による狭心痛の典型例．
20分以上の症状持続：他に呈する症状と併せて急性心筋梗塞を念頭に置く．
　狭心痛は交感神経の緊張が高まる朝に起こりやすい．冠攣縮性狭心症は特に深夜から早朝に起こりやすい．

4 その他の留意事項

類似した胸痛を以前にも経験している場合は，虚血性心疾患の可能性をより示唆する。

コカインなどの薬物使用歴のある患者の胸痛では虚血性心疾患を考慮する。

リスク因子〔高血圧，糖尿病，喫煙歴，心血管疾患の家族歴（特に1親等内の罹患歴），脂質異常症やその家族歴，慢性腎臓病，肥満〕がある患者では，安易に心原性の胸痛の可能性を棄却しない。

高齢者，糖尿病患者，女性では，特に虚血性心疾患の症状が非定型的である場合が多く，病歴だけでは心原性・致死性の胸痛の可能性を否定しえない。身体所見，検査所見，画像所見を組み合わせて慎重かつ継続的に心原性の可能性の検討を心がける。

Column〈驚きの病歴シリーズ〉そんなことあるの？ やっぱり病歴は大事！

50歳代男性　主訴：頭がひどく痛い

▶2日前から出現した頭痛が改善しないため，救急車で来院。

▶診療を担当した研修医が血相を変えて報告・相談にきた。患者は，体温：37.5℃，血圧：150/80mmHg，その他異常なし。頭痛の既往なし。意識清明，疎通可能，悪心・嘔吐，羞明，麻痺，しびれなどなし。研修医の診察では，項部硬直なし，ただしjoltサインは陽性で，少し頭を振ると響くように痛いとのこと。「バッドで殴られたような人生最大の頭痛か」と尋ねると，「そう言われると，そんな感じ」と患者が答えたことから，「髄膜炎やクモ膜下出血などの致死的原因も想定し，直ちに頭部CTと腰椎穿刺を行うべきである」というのが研修医の考察。

▶筆者が直接問診・診察すると，明らかに鼻詰まり声。1週間前からの感冒症状，頭痛の場所（顔面，頭の奥といった表現），うつむいたときにズーンと痛くなることなどを確認後，研修医に対して「頭部CTはさておき，腰椎穿刺までは不要では」と提案。

➡診断は急性副鼻腔炎（両側上顎洞，前頭洞にずっしりと液貯留あり）。副鼻腔の炎症が強ければ，おそらくjoltサイン陽性はありうる。また「バットで殴られたような」「人生最大の痛み」といった定番のパワーフレーズは，その表現をもって「そうなのではないですか？」と尋ねると，日頃頭痛がない方の場合は「YES」と答える可能性がある。病歴聴取の仕方によって，医師の頭の中にある特定の病態に，患者が無意識に誘導されやすい典型例だと感じた。

Column〈変な症状シリーズ〉 そういうことだったのね…！

70歳代女性　主訴：あちこち痛い…

▶不安気質の独居女性。過呼吸発作，リストカット歴あり。非特異的な頭痛，胸痛，呼吸苦などで，昼夜問わず救急外来の受診歴あり。

▶3年前に胃癌の診断。病状は緩徐で，経口抗がん剤で通院治療。半年前から在宅医療へ移行。在宅医療開始後は，昼夜問わず訪問看護師や在宅医へたびたび連絡あり。実際に訪問してみると，痛みは軽減，消失。孤独感から不安が増強すると痛みが増す傾向。

▶ある日の午前4時頃，本人から「首も胸も腰も足も痛い！」と連絡があり，訪問看護師も緊急往診。

▶往診診察時はベッド上臥床。患者は「横になり，じっとしていれば大丈夫みたい」と発言。バイタルサインも安定。診察上，頸椎，鎖骨，胸郭全体，胸腰椎周囲，どこを圧迫しても痛みを訴えて局在不明瞭。これまでと同様，不安・寂寥感に伴う非特異的な全身痛と解釈された。

▶翌日午前に，痛みで横にもなれないと結局，救急外来を受診。CTで，鎖骨，肋骨，頸～胸～腰椎，腸骨に骨溶解所見あり。

➡本人の全身性・非局在性の痛みは，多発骨転移痛ですべて本物だった。再度診察を細かく行うと，痛みに再現性・局在性があり，画像上の骨溶解部位と一致した。本人の「あちこち痛い」は文字通り，痛みの部位が「あちこち」に存在し，患者は正確に訴えていた。過去の体験や思い込みに引きずられることなく，患者の訴えは，訴えの表現を歪曲することなくフラットな感情で傾聴す

べきであると再認識した事例であった。

文 献
1) Marcus GM, et al:Am J Med. 2007;120(1):83-9.

（林　恒存）

❷章 主訴別の問診を取るべきポイント

4 息苦しい

> **POINT**
> ▶息切れは，呼吸器疾患，心疾患，貧血，心因精神性（不安）のいずれかによることが多い。
> ▶心因精神性以外は，通常は労作性の増悪もしくは有症状時の低酸素血症がある。
> ▶不安発作はパニック障害やうつ病などの精神疾患がある場合に起こりやすいが，基礎的心肺疾患がある場合にもよくみられ，診断を困難にすることがある。

1 問診による息切れの診断

　息苦しさ（呼吸困難感）は，平常時には無意識に行われている呼吸が，何らかの異常により意識（努力）しないと維持できない，妨げられているという不快な感覚により生じる。

　発症の仕方を詳しく聞くことが診断にきわめて重要である。急性発症や急性増悪の場合は重篤な心肺疾患の可能性が高まる。何をしているときに息切れを初めて感じたのか，その直前の労作では感じなかったのか，などの質問から急性発症かどうかを明らかにし，さらにそれはまったく新たに起こったものなのか，以前にも何度か感じていたものなのか，発作間には労作時も含めて息切れはなかったのか，以前からあるものが徐々に，もしくは急に悪くなってきたのかなどの経過も明らかにする。

　慢性の経過の場合は「どうして今日受診しようと思いましたか？」との質問で受診動機を明らかにする。

2 問診前からわかること

　緊急性が高いかどうかを，以下の有無から瞬時に判断する。

- ▶肩呼吸, 陥没呼吸, 補助呼吸筋(胸鎖乳突筋)の使用, チアノーゼ
- ▶しゃべれない
- ▶呼吸努力をしながら身の置き所がなく苦しがる, もしくは傾眠傾向
- ▶臥位になれない
- ▶発汗, 冷汗

　パニック発作の場合も上記の徴候を認めうるが, 酸素化は良好である(SaO$_2$ 98%以上)。

3 定番の質問からわかること
❶ O：発症様式(Onset)(表1)

表1 発症様式による息苦しさの鑑別

	発症時の動作まで覚えている	気胸, 肺塞栓症, 不整脈
急に息苦しさを感じた	「何をしていたときに」と表現できる	喘息, 不安定狭心症
なんとなく呼吸が苦しい感じはしていたが, ちょっと歩いたときに右の項目に示す状態となる	以前の散歩のときよりも, 息が上がりやすく感じた(しかしそれでも歩ける)	COPD, 貧血
	息切れがひどくなって歩けなくなった	心不全
	急にうずくまった, 倒れた, 意識をなくした	肺塞栓症, 肺高血圧症
夜に呼吸が苦しくなり, ゼーゼーしてきた		気管支喘息, 慢性心不全急性増悪, COPD急性増悪
不眠の夜に呼吸が気になりだし, だんだん苦しくなってきた		不安

　急性発症は重篤な心肺疾患のことが多いが, 慢性呼吸器疾患の急性増悪では, 息切れの訴えが軽いわりに呼吸不全が進行していることがあるので注意を要する。

　発症様式と原因疾患について**表2**に示す。

表2 発症様式と原因疾患

急性（数分〜数時間で発症）	
心疾患	急性心不全（急性心筋梗塞，心内膜炎や人工弁不全による急性弁不全，急性心筋炎），慢性心不全の急性増悪，大動脈解離や急性心筋心外膜炎による心タンポナーデ
呼吸器疾患	気管支喘息（重症），肺梗塞・塞栓症，自然気胸，誤嚥，喉頭浮腫，喉頭蓋炎
神経筋疾患	重症筋無力症クリーゼ，ギラン・バレー症候群
心因性	パニック発作
中毒	一酸化炭素，アスピリン
亜急性（数日〜週で増悪）	
心疾患	急性心筋炎，心内膜炎による心不全，慢性心不全の急性増悪，癌性心タンポナーデ
呼吸器疾患	肺炎，喉頭蓋炎，扁桃周囲膿瘍，膿胸，COPD急性増悪，気管支喘息（中等症），間質性肺炎の急性増悪，肺梗塞・塞栓症，自然気胸，気道の悪性腫瘍，癌性リンパ管症
神経筋疾患	ギラン・バレー症候群，皮膚筋炎
慢性（4週以上の経過）	
上気道	声帯麻痺，声帯不全
胸郭・腹壁	胸郭形成術後，亀背，横隔膜麻痺，強度の肥満，腹水
呼吸器	COPD，喘息，肺線維症，気管支拡張症，胸水，腫瘍による上気道の圧迫，狭窄，肺高血圧症，慢性肺塞栓，右左シャント
心疾患	慢性心不全（心筋症，弁膜症），収縮性心外膜炎
神経筋疾患	筋萎縮性側索硬化症，横隔神経麻痺，代謝性筋症
その他	貧血，不安，パニック，甲状腺疾患，腎不全，廃用，肥満

❷ P：増悪・寛解因子（Provocative/Palliative）

　呼吸器疾患でも心不全でも息切れは労作で増悪するが，呼吸器疾患のほうが「慢性的にそれを認めながら普通に生活はしていた」というようなことが多く，心不全では労作時息切れの自覚から病院受診までの期間が短いことが多い。

　運動誘発性喘息は，運動開始3分後くらいから自覚し，10分ほどでピークとなり，1時間程度で消失する。

坐位での症状寛解はCOPDでも認めるが，心不全のほうが明らかで，咳嗽での喀痰排出による寛解はCOPDのほうが明らかな傾向がある。

表3に体位による変化と推定される疾患を示す。

表3 体位による変化と推定される疾患

体位による変化	推定される疾患
坐位で軽快（起坐呼吸）	心不全，COPD，喘息
側臥位で軽快（trepopnea）	慢性心不全，片側胸水，肺塞栓症などで認められることがある
立位や坐位で増悪（platypnea）	横隔膜機能不全，心房中隔欠損や卵円孔開存＋肺疾患などで起こりうると言われているが稀

❸ Q：症状の性質（Quality）

患者の訴えの意味をよく理解する。

教科書などには「息切れ」の表現の仕方により病態や原因疾患が推測されうる（例：「胸が詰まる」は喘息などでの気管支攣縮）と記載されていることもあるが，実際には「（息が）苦しい」としか表現されないことが多く，訴え方により鑑別疾患を狭めようとするよりは，「息苦しい」という表現が，呼吸困難のみならず虚血性心疾患での胸痛や不整脈での動悸（間欠的に息が詰まる感じ）を意味する場合もあることを認識して病歴を取ることが大切である。

❹ R：随伴症状（Related symptoms）

「息切れとともにどのような症状がありましたか」と聞いてもよいが，その時点で疑われる疾患が挙がっている場合は，その疾患であれば「あるはずの症状」（表4）を直接的に聞いて確認してもよい。

❺ S：重症度（Severity）

呼吸困難の重症度を表すスケール〔修正MRC（mMRC）息切れスケール，Borgスケール〕はあるが，それらは慢性心不全やCOPDと診断された後の長期的な運動耐容能の評価には有用であるが，初回診断時や急性増悪時には，スケール

表4 鑑別すべき疾患と「あるはずの症状」

鑑別すべき疾患	あるはずの症状
COPD	湿性咳嗽
呼吸器感染症	膿性痰, 発熱, 悪寒, 食欲低下
心不全	体重増加, 両側下腿浮腫
虚血性心疾患	胸部圧迫感と放散痛, 冷汗, 嘔気
貧血	過多月経, 黒色便, 痔核の出血, 全身倦怠感, 異食
不安発作	動悸, 抑うつ, 慢性的な倦怠感, ため息

上「軽度」であっても無視できないことや，自覚症状と重症度が必ずしも一致しないことが多く，スケールの点数評価よりも，患者自身の「いつもより悪い」という感覚を重視し，それが起こる前まではどれくらいの労作ができたか，何をしているときに「悪い」と思ったのか，その後はどの程度身体を動かすと息切れがするのかを，運動，散歩，買い物，階段，家事，入浴，トイレ，着替え，など具体的な動作で確認することが重要である。

　一方で，焦燥感のある顔貌で呼吸困難感のひどさを自ら語る場合は，不安発作が想起される。

❻ T：タイミング・時間経過（Timing/Time course）

　受診動機となった「息切れ」の自覚以前に同様の発作があったか，発作と発作の間に労作時息切れはなかったか，今回の息切れ発症から受診までの間の症状の増悪や運動耐容能の低下の有無を聞き，経過を把握する（**表5**）。

表5「息切れ」の経過と推定される疾患

経過	推定される疾患
慢性間欠性	喘息, COPD, 鉄剤内服を中断した鉄欠乏性貧血, 不安発作
緩徐進行性であり呼吸器感染などで増悪を自覚	COPD, 特発性間質性肺炎, 慢性心不全, 筋萎縮性側索硬化症
夜間の急な発症	心不全, 喘息, 心因性不安

4 ルーチンの質問からわかること

息切れ患者に対するルーチンの質問から考えられることを以下に挙げる。

【既往歴】
- ▶心疾患の既往歴は心不全の可能性を高める。
- ▶喘息は40歳代以前に発作歴があることが多い。
- ▶リウマチ性疾患があれば(疾患によって)間質性肺炎,虚血性心疾患,肺塞栓症などのリスクとなる。
- ▶不安障害(パニック障害,全般性不安障害,心的外傷後ストレス障害)の既往,過換気症候群による頻回の受診歴,声帯不全では難治性喘息の病歴などが心因性を疑わせる。

【喫煙歴】
- ▶ブリンクマン指数(1日の本数×喫煙年数)が400で20〜30%がCOPD発症,800以上で高率にCOPD,1,200以上では既にCOPDになっていると言われる(個人差あり)。

【職業】
- ▶塵肺,アスベスト肺
- ▶頻回な職場変更,新たな職場に移ったばかりなどは心因性不安を示唆する。

【薬剤歴】
- ▶エストロゲン(→深部静脈血栓症,肺塞栓症)
- ▶抗凝固薬(→肺胞出血)
- ▶アスピリン中毒(→呼吸中枢刺激)

【家族歴】
- ▶リウマチ性疾患,結核,虚血性心疾患,心筋症,悪性腫瘍

5 疾患が浮かばない,原因がはっきりしないとき

問診から可能性の高い疾患を想起できなくても,まずは心肺疾患の除外が必要なので,まったく診療方針が立たないということは少ないが,診断に苦慮するパターンとして以下が挙げられる。

❶ 心因性と思われるが，心肺疾患の既往歴があるため，検査をしても「異常なし」にならず，それらを除外できない場合

以下を再確認することで心因性と判断できることが多い。

- ▶不安発作と思われる症状での救急室などの受診歴がある。
- ▶発症の仕方（不安を感じる状況で発症しているなど）と随伴症状（動悸・振戦・胸部圧迫感・咳嗽など）。
- ▶発症後に労作性増悪がない。
- ▶発症前後を通して胸部Ｘ線，心電図などの経時的変化がない。
- ▶自己解釈でも不安を意識している。

❷ 喫煙歴とその他の冠動脈危険因子もしくは虚血性心疾患既往歴もあり，労作時息切れがCOPDによるものか狭心症／心不全によるものかで迷う場合

労作時息切れが以前から長期的に自覚されていた場合はCOPDの可能性が高く，数日前から起こった新たな症状の場合は心不全や不安定狭心症の可能性が高い。

呼吸機能検査や胸部Ｘ線写真で診断がつかない，もしくはCOPDに併発した虚血性心疾患が疑われる場合には，禁忌（新たな心電図変化や心筋逸脱酵素上昇，胸部Ｘ線上の肺うっ血，大動脈弁狭窄症を思わせる駆出性雑音）がなければ運動負荷検査を行い，症状誘発時に虚血性の心電図変化があるかをみる。

❸ 病歴上心因性の特徴も乏しく，画像や血液検査から心肺疾患や貧血，低カリウム血症，CPK上昇もなく，診断が思い当たらない場合

以下を考慮し，確認する。

- ▶急性では，ギラン・バレー症候群や重症筋無力症，正カリウム性周期性四肢麻痺などの神経疾患（呼吸筋のみ障害されることはまずないので，下肢や嚥下，眼球運動の筋力低下を確認する）。
- ▶一酸化炭素中毒など環境要因に原因がないか考慮する。
- ▶慢性ではデコンディショニング，筋萎縮性側索硬化症なども考慮して陽性症状を探る。
- ▶血液ガスでも低酸素血症や慢性高炭酸ガス血症（pHやや↓，PCO_2↑，

HCO_3^- ↑)のほか,COHbの上昇もないことを確認する。

　それらの検査にも異常がなければ外来で経過観察し,発作が間欠的で発作間は異常がなければ,やはり心因性の可能性が高いと考えて経過観察してもよい。

　実際に一般内科外来での「息切れ」は心因性不安によることが多く,不安の原因が「心臓や肺などの重症疾患への過度の心配」であれば丁寧な説明も有効だが,いわゆる不安障害の場合は向精神薬などによる治療介入が必要になる。

6 病歴を診断に使うために整理する

　発症の仕方,その後の息切れの再現性や労作性増悪の有無,同様の発作の既往歴などが聴取でき,それに診察時の低酸素血症の有無を加えれば鑑別疾患を絞ることができる。さらに身体所見や検査で疾患特異性の高い所見を認めれば診断につながる。

Column 〈驚きの病歴シリーズ〉そんなことあるの？やっぱり病歴は大事！

20歳代男性　主訴：息苦しさ

▶ある日の夜に息苦しさを訴えて救急外来を受診した。

▶何をしているときに息が苦しくなったかと聞けば,「砂をどんぶり一杯食った」と言う以外押し黙っている。体重が100kgを超える巨漢で,顔貌から精神疾患があることがうかがえ,口唇には砂が付着している。

▶酸素飽和度もやや低下していたが砂の誤嚥によるものと考え,観察室で酸素投与のみ行っていた。しかし翌朝,指導医の回診で肺塞栓症と診断された。

➡砂と肥満と精神疾患により,積極的に考えるのを止めてしまったことが悔やまれた。

Column 〈変な症状シリーズ〉　そういうことだったのね…！

70歳代女性　全身状態が悪くCRP値が悪化して入院となったが…

▶関節リウマチでJAK阻害薬を使用中の患者。入院2週間ほど前に右前頭部か

ら耳介の痛みが起こり，その後に咽頭痛と嚥下時痛，呼吸困難感，嘔気・嘔吐，倦怠感が加わった。1週間前に近医耳鼻科で去痰薬が，5日前に近医内科で抗菌薬と制吐薬がそれぞれ処方された。3日前トイレ歩行時にふらつきと失禁があり，当院救急外来を受診。疼痛部位に水疱と痂皮の混在する皮疹を認め，右の三叉神経領域の帯状疱疹が疑われた。体温：37.5℃，CRP：9mg/dLよりCT検査が行われたが，副鼻腔炎や肺炎像はなく，発症から10日ほど経過していることから抗ウイルス薬は使われず，鎮痛薬のみ処方され，当院のリウマチ科主治医の外来を予約して帰宅した。

▶3日後，リウマチ科外来で，CRP：25mg/dLと増悪しており全身状態も悪いことから，帯状疱疹血管炎やサイトメガロウイルス性腸炎も疑われて入院となり，免疫抑制状態であることからアシクロビル静注が開始された。

▶入院2日目，身の置き所のない倦怠感と呼吸困難感が増悪し，「痰が多くてビニール袋がいっぱいになる」との看護報告から再精査し，頭痛や意識障害はなかったが，発語もはっきりしなくなったことから髄液検査を行い，細胞数30（99％単核球）と，胸部CTで右肺に新たなすりガラス陰影を認めた。髄液の迅速PCR検査にて帯状疱疹ウイルス陽性で，肺病変もそれによるものと考えられ，喀痰や呼吸困難も帯状疱疹ウイルス肺炎によるものと思われた。

▶入院3日目の回診で，会話が不明瞭になっているのは嗄声のためであり，呼吸困難感も「吐いているのは痰でも胃内容物でもなく飲み込めない唾液で，それが多くて苦しい」ことによるものと確認され，すぐに耳鼻科対診した。口蓋のカーテン徴候，咽頭部に広範なびらん，右声帯不全麻痺が認められ，帯状疱疹ウイルスによる舌咽神経および反回神経麻痺と診断された。

➡CRP値で鑑別を広げるのではなく，主訴の意味するところをよく考え，ベッドサイドで確かめる重要性を再確認した。

（芹澤良幹）

5 倦怠感

> **POINT**
> ▶患者の表現する"だるい"を医学用語に正確に転換する。
> ▶精神的疾患やストレス性のものが最多であり，まず器質的疾患を病歴でスクリーニングする。
> ▶倦怠感以外の症状，経過，罹病期間が診断に有用である。
> ▶解釈モデルは必ず尋ねる。

1 だるい・しんどい・怖い・えらい・きつい・てそい……まずは症状を正確に把握する

　倦怠感は方言でも様々に表現されるが，こちらが考えている全身倦怠感と同一なのかどうかを確認しないと，間違った方向に進んでしまう。実際には眠気のことであったり，労作時呼吸苦や胸痛，筋力低下，関節痛などの局所症状を"だるい"と表現している場合があるので，まずは全身性の症状かどうかを確認する必要がある。

　「体全体が」「どこか1箇所とかじゃなくて」ということが確認されれば，全身倦怠感として病歴聴取を進めていく。

2 がんじゃないでしょうか？

　倦怠感の原因として，悪性疾患や重篤な疾患を心配している患者は多い。しかしプライマリ・ケアにおける研究では，慢性の倦怠感を訴える患者とそうでない患者を比較しても，重篤な器質的疾患や悪性疾患が見つかる頻度には差がないとされている。

　一方で，うつ病の頻度は倦怠感のみの患者で有意に多いことから，うつ病に関する病歴聴取は必須となる[1]。

3 器質的疾患によるものなのか,メンタルなのか？あるいはその複合か？

　頻度的には圧倒的に非器質的疾患が多いため[2]，器質的疾患をすべて除外してからというアプローチでは，時間もかかるし無駄が多い。ましてや偽陽性所見などがあると，さらにストレスをかけてしまい，医原性の症状悪化につながる恐れもある。そのためまずは表1のような特徴から，よりどちらの可能性があるかを考えて，患者に尋ねながら進めていくのがよい。

　どのような疾患でも精神的な要素が合併してくるので，その複合が最も多くなるが，発症時の様子や解釈モデルを尋ねながら鑑別していく。

表1 倦怠感の分類とその特徴

器質的疾患によるもの	精神疾患やストレスによるもの
気力はあるが,やり遂げられない（動作の維持が困難）	行動自体やる気が起きない（動作の開始が困難）
急性発症	長時間持続している
罹病期間が短い	休息で改善しない
休息・睡眠で一時的でも改善する	様々な随伴身体症状
労作で悪化する	イベントに引き続いて発症
体重減少・筋肉量低下	抑うつ的
見た目がsick	きついと言いながらやり遂げる
局所的随伴症状あり	労作でむしろ改善
	睡眠障害あり
	訴えが多彩

4 病歴聴取

❶ O：発症様式（Onset）

【発症からどれくらいの日数で受診したのか？】

慢性：「数年前から〜」などかなり長期にわたる場合は，身体疾患だけが原因である可能性は低い。膠原病や腫瘍性疾患などの慢性疾患では，抑うつなど精神的要素も加わってくるため，当然長期化する。多くの場合は本人が受容しているため，あえて主訴にして受診することは少ない。そのため，慢性疾患の患者で「いかにもだるくて当然でしょう」と一見思えるような病状でも，改めて訴えてき

た場合は，別のイベントが起こっていると考えて対応すべきである。

急性：数日で倦怠感が出現した場合，精神疾患では通常誘引が明らかであるため，身体疾患の可能性がかなり高い。特に感染症が最も多いが，高齢者では心筋梗塞や心不全になっていても，胸痛や呼吸苦という主訴にならないことはしばしば経験する。細菌感染症の多くは局所症状がメインになるが，ウイルス感染症も含めて感染症全般で，発症初期は倦怠感のみとなりうる。また，若年者であっても劇症1型糖尿病，心筋炎，副腎不全，急性肝炎などは局所症状のない倦怠感となり，見逃すと致死的であるため，やはり急性発症の倦怠感は検査の閾値を下げて行うようにする。

亜急性：これくらいの罹病期間で受診するケースが多い。ある程度日常生活が送れており，毎日「そろそろ治るかな？」と思いながら経過してからの受診となる。この間に随伴症状が出現してきていれば，そこがヒントになる。局所症状の乏しい器質的疾患や精神疾患，併存などすべての病状がありうる。

❷ P：増悪・寛解因子 (Provocative/Palliative)

【特に休息で軽快するかどうかを確認】

　器質的疾患の多くは，労作時よりも休息時のほうが軽快する。そのため，起床時や休日では少し改善していることが多いが，抑うつ疾患では起床時から午前中が最も悪く，徐々に改善していくことが多い。日中にむしろ活動していたほうが改善するという場合は，精神的疾患の可能性があるだろう。眠気を疲労感として訴える場合もあり，確認が必要である。

　労作でも悪化するため，身体疾患と迷ったときには，パルスオキシメーターを患者の指につけながら一緒に階段を登ってみると，その原因が判明することがある。心肺疾患ではSpO_2やバイタルの異常が出るだろうし，筋力低下は見ていると気づく。かなりの疲労感を訴えていてもこれら客観的所見に異常がなければ，労作で悪化するほどの身体疾患はなさそうと言える。

　職場や学校，家庭（夫源病・妻源病）などにストレスがある場合，明らかにその環境で悪化することを自覚しているにもかかわらず，話をしてくれない場合もあり，解釈モデルだけでなく，こちらからROS (review of systems) 的に引き

出すことも必要である。

❸ Q：症状の性質 (Quality)
【どういうだるさですか？　身体が悪い感じ？　気持ちからきている感じ？】

　解釈モデルになるが，本人に「身体の病気と思うか，メンタルなのか」とはっきり聞いてみる。メンタルの要素が強いと感じている場合では，簡単なスクリーニング検査のみとし，精神疾患のフォローで経過をみるが，身体症状をかなり訴える場合は，並行して検査を行いながらフォローしていく。

❹ R：放散・随伴症状・部位 (Radiation／Related symptoms／Region)
【倦怠感以外の症状は何があるか？】

　倦怠感以外の局所症状があれば，当然そこをきっかけに疾患を考えていけばよい（例：慢性下痢と倦怠感ならば，消化器疾患，薬剤，内分泌疾患，感染症など）。問題は他の随伴症状がないときであり，**表2**に示したルーチンの病歴聴取を行う。

表2 ルーチンの病歴聴取

既往歴	身体疾患があれば，それぞれの疾患の増悪や再燃。繰り返す同一の感染症（胆管炎や蜂窩織炎，腎盂腎炎など）では，その再発。うつ病は再発しやすい
家族歴	膠原病や血液疾患，悪性腫瘍など
生活歴	アルコール利用障害（肝障害，依存症），睡眠時間（睡眠不足，睡眠相後退症候群，睡眠時無呼吸症候群，睡眠時行動障害，レストレスレッグス症候群），仕事の時間（ハードワーク），カフェインや薬物使用（薬物中毒・離脱），家庭内のDV
職業歴	パワハラ，逆パワハラ，ハードワーク，中毒，アレルギー（過敏性肺症候群）
接触歴	性交歴（HIV），小児との接触（ウイルス感染症），動物（バルトネラ，ブルセラ，オウム病，クリプトコッカス），食事（細菌性腸炎の初期）
旅行・アウトドア歴	リケッチア，レプトスピラ，レジオネラ，マラリア，デング熱など
薬剤歴	ステロイドの使用歴，新規の薬剤，ワクチン，健康食品的なものも含めて
ROS	患者が関係ないと思い込んでいる症状・所見を引き出すためにとても重要である

❺ S：重症度・状況（Severity/Situation）

【どれほどの倦怠感なのか？】

「きつくて家事もできません」と言うが，しっかり化粧して綺麗な服装で受診。家ではだるくて食事もとらずに横になっているが，日中はなんとか頑張って営業の仕事をしているなど，精神的な疾患では訴えと行動に乖離がみられたり，「きつい，きつい」と言いながらやり遂げたりしている。人目を気にしてやり続けることで，さらにストレスが溜まっている状況。

一方で身体疾患の場合は，やらなければならないと思っているが身体がついていかないため，途中で中断しがちである。

❻ T：時間経過・タイミング・持続時間（Time course/Timing and duration）

長期間になるほど身体疾患である可能性は下がる。通常，身体疾患であれば，未治療のままだと悪化していく可能性が高い。

「初めてですか？」と聞いてみる。過去に同様のことを繰り返していれば，そのときの誘因，診断名，どのようにして改善したのかなどを聞き出すことで，毎回ストレスと関係があることがわかるかもしれない。

❼ 解釈モデル

「なぜ倦怠感が起こっていると思いますか？」と素直に尋ねることで，本人にしかわからないストレス要因が聞けたり，患者の考え方なども理解できたりする。たとえば本人は家族の問題によるストレスからの倦怠感だと思っているのに，その家族から強く勧められて受診している場合，いくら身体疾患に異常がないと説明してもまったく満足してもらえないだろうし，解決しない。

> Column〈驚きの病歴シリーズ〉そんなことあるの？ やっぱり病歴は大事！

63歳男性　主訴：1週間前からの倦怠感，食欲低下

▶痛風と肥大型心筋症の既往のある男性。1週間前には，5年前からの貧血精査目的で受診しており，そのときは元気であった。新たな処方などなし。この受診後くらいから急に感冒時のような倦怠感と食欲低下が出現したが，なんとか仕事には行っていた。しかし，めまい感やふらつきなどがあり，かなりきつかった。症状の改善がないため，入院希望で再診した。

▶来院時のバイタルは，血圧：130/80mmHg，脈拍数：90回/分，呼吸数：12回/分，SpO_2：97％，体温：37.2℃。各種検査にて感染症や心血管イベントは否定的であった。消化器内科にて胃カメラ検査で異常はなかったが，検査前の看護師による問診で痛風の薬として，毎日セレスタミン2錠を1カ月以上飲んでいたことが判明。しかも来院1週間前からは中断していた。

▶ステロイド投与で症状は速やかに改善し，ステロイド離脱による一時的な副腎機能低下症として退院となった。

▶しかし，入院時の採血結果は副腎皮質刺激ホルモン（ACTH）測定感度以下，コルチゾールもACTH負荷にて反応なく，その後の精査でACTH単独欠損症の診断となった。

➡わずか1週間後の診察時にひどい倦怠感で受診してきたため，急性のイベントと考えていたが，重要な薬剤歴の確認が足りなかった（痛風の薬なので関係ないだろうとの思い込み）。さらにステロイド離脱と簡単に考えていたら，実際はACTH単独欠損がベースにあったという，二度の誤診をしたケースであった。

文 献
1) Stadje R, et al：BMC Fam Pract. 2016；17(1)：147.
2) Dukes JC, et al：Med Clin North Am. 2021；105(1)：137-48.

（西垂水和隆）

❷章 主訴別の問診を取るべきポイント

6 体重減少

> **POINT**
> ▶客観性の高い症状や所見を探して裏づけをとるようにして精査を進める。
> ▶体重減少があることが確からしいときは，病的なものか否かを判断する。
> ▶がんの心配を訴えている場合，飲酒・喫煙などのリスクファクターや人間ドックの検査歴・異常の指摘，異常があった場合の対応の仕方について把握する。
> ▶体重減少をきたす原因を系統立てて鑑別し，個々に対応する。
> ▶高度の栄養障害の場合，原因追究より栄養管理を徹底したほうが経過は良いようである。

1 体重減少をプロブレムに挙げること

　体重減少をプロブレムとして挙げるとき，随伴症状としての体重減少は随伴するプロブレムの確からしさを高めるのに大切ではあるが，最初からプロブレムの核心に挙がることは比較的少ないような気がする。それは体重減少が，一定の時間経過後に起こる結果であって経過中に持続している症状ではないこと，さらに客観的に証明するのが意外と難しいことによるだろう。

　まず体重減少を主訴とできるのは，随伴症状が日常生活に強い影響を与えない場合で，一定期間大きな苦痛がなく過ごせていた場合と言える。また急性疾患と慢性疾患で考えると，体重減少は慢性疾患のほうがありうる。

❶随伴症状から鑑別する

「咳・痰＋体重減少」：慢性感染（結核，慢性気管支炎）や悪性腫瘍を考えるが，強い呼吸不全までには至らない状況に違いない。

「発熱＋体重減少」：感染か炎症性疾患による発熱の場合でも，重要臓器の障害はなかったり，silent organである肝機能・腎機能障害が進行している場合を考え

る。
「腹痛＋体重減少」：外科的腹症である捻転，穿孔，梗塞以外の状態で，十二指腸潰瘍後狭窄，炎症性腸疾患（IBD）のような慢性炎症，消化器癌を考える。
「下痢＋体重減少」：吸収不良による摂取カロリーの低下であり，慢性膵炎や乳酸不耐症，プロトンポンプ阻害薬（PPI）の副作用などの薬剤性を考える。

❷随伴症状がない場合

　基本的な生活歴と社会歴から原因を探る必要がある。ここで納得できる原因が見つかれば，病気との関連は必ずしも必要とされないからである。
　問診内容としては，下記のように考えながら問診する。食事，睡眠，排便，排尿，仕事内容を聞いて体重減少と関連させる。
食事：飲酒が多くておかずを食べなくなった，たばこを吸い始めたら空腹感がなくなった，単身赴任で食事量が減った，生活に困って十分な食事が準備できない。
睡眠：眠れない，食べられないのであればうつ病を疑う。
排便：便秘と下痢を繰り返す，便秘で腹痛がある場合は大腸癌を疑う。
排尿：尿量が多いなら高カルシウム血症や糖尿病を考える。
仕事内容：食事を摂る時間がないほど忙しい，店の責任者で12時間以上働いているなど，勤務形態に無理があるのかもしれない。体がキツくて仕事ができないのであれば病気の影響を考える。

❸体重減少の根拠

　もう1つの問題点として，体重減少は医師の五感で確認できないことが挙げられる。そこで体重減少の証拠が必要となる。下記は外来で体重減少の根拠として確信が持てる情報である。
体重測定：習慣的に風呂やデイサービスで測定している。
外観の変化：久しぶりに会った人から「痩せた」と言われた。家族が「痩せている」と心配している。
自覚：ズボンがゆるくなった。昔のスカートがはけるようになった。

❹ 経時的な体重変化

さらに重要な情報としては経時的な体重変化である。たとえば，数カ月間に3kgの体重減少がある場合と2年間に3kgの体重減少がある場合では，疾患の可能性が異なる。短期間での体重減少は深刻な疾患が隠れていることを疑わせる。

また，年齢も大きな意味を持っている。16歳で3kgの体重減少と60歳で3kgの体重減少では，その原因に大きな違いがある。16歳でも胃潰瘍の発症はありうるし，多感な時期なので日常生活が原因で食事が摂れなくなることもあるだろう。しかし，代謝が低下した60歳で体重が減少するのは悪性腫瘍に違いないと考えるはずだ。

❺ 裏づけとしての食欲低下

裏づけとなる食欲低下に関しては，期間と摂食量の程度を確認する必要がある。

「食欲は？」と聞くと「食欲はありますが…」と言うので大丈夫かと思うが，よく聞くと「空腹感はあるが，食事は食べられない」ということがよくある。もう少し重いと「空腹感がないから食べていない」という言い方になる。さらに，食後の症状の有無も尋ねる。食事中・食後の膨満感，眠気，胸焼けなどがあれば，食事量が減少していてもおかしくない。

食欲低下に関する問診の際，具体的な尋ね方のコツを下記に示す。

① 「食事量が少ない」と言うとき→「いつもの量の1/2より多く食べているか，少ないか」

食事量が少ないと言うとき，本当に少ないかはわからないので上記のように聞いている。厳密に答えるのは難しそうだが「1/2よりは多いかな」とか「1/2よりは少ないかな」などと答えてくれる。急性疾患ではこのような食欲の変化は比較的明確だが，食べない期間が半年や長期になると「だんだん食べなくなって…」と基準がわからなくなり，情報としての価値が減弱してしまう感じはある。

② （高齢の患者が）「全然食べない」と言うとき→もともとの1日の食事メニューを確認する

高齢者の家族が「(患者が) 全然食べない」と言う場合，聞いてみると「もともと

少食で」というフレーズをよく口にする。半年か年単位で少食になったという話で，このような場合には1日の食事メニューを聞いておく。若い人と比べると食事内容が固定していることがほとんどだからである。たとえば「宅配弁当を朝昼晩と1日かけて食べているのに，それも残すようになった」とか「朝昼兼用でパン2枚，夕はご飯一口と味噌汁」といった具体的内容を聞き出しておいて，「ご飯一口だったのが，さらに量が減っているか」というように聞いて，変わらなければ訴えを重く受け取らないようにしている。

2 体重減少があることが確からしいとき

　まず，病的な体重減少かそうでないかの判断が必要である。

　たとえば，体型に関心があってダイエットをしている場合，中年で代謝が落ちている世代なのに効果的に体重減少があれば病的なのかもしれない。そもそもダイエットに成功するくらいなら最初から太らないはずだからである。体重減少の代表的な疾患として代謝性疾患（糖尿病や甲状腺機能亢進症）や悪性腫瘍を考えてもよいだろう。

　体重減少を訴えて来られる患者の中には体重減少への不安で外来受診する人もおり，具体的にどんな病気を心配しているかを聞いてみるとよい。また，その糸口として受診のきっかけが何かを尋ねる。「これまでできていた仕事ができなくなった」「だるさがずっと続いている」「会社の知人にがんが見つかった」「家族が，病気ではないかと心配している」などの答えが返ってくるかもしれない。健診や人間ドックの内容を確認し，必要な検査がないかを検討して，相手の不安に応える最善の方法を提示するだけで随分安心される。

　生活歴や社会歴を聞いて，生活環境の変化で生じたと思われる体重減少ならば，環境に順応すれば体重減少も下げ止まるのが普通だろう。もし体重がいつまでも減り続けるのならば，適応できないほどのひどい環境に置かれているか，消耗性の疾患があるかを考えてもよいだろう。生活環境が悪くて体重が減っている場合なら，外来フォローをしながら心身共に衰弱しないかを見守るのも良い手段である。

3 体重減少とがんの心配

体重減少を訴えて受診する患者はがんの心配をしている。

まず飲酒・喫煙などのリスクファクターや健診・人間ドックの検査歴や異常の指摘，異常があった場合の対応の仕方について把握する。職場からの二次検診の指示が徹底されているかを確認する必要はある。たとえば便潜血も1回陽性が出たが，再検すればよいだろうと大腸カメラまで行おうとしない方もおられるからだ。

簡易健診で胃透視や胃カメラ，腹部エコーが含まれていなかったり，女性であれば子宮頸癌検診や乳癌検診が3年以上行われていなかったりすることもある。そのような未検査のものに関しては，年齢に応じた精査が望ましいだろう。また，喫煙者であれば胸部CTまで検討してもよいかもしれない。

4 具体的な疾患を挙げて鑑別・評価・介入する

鑑別を立てる簡単な方法は，頭から心肺，消化器，四肢の順番で「カロリー摂取と消費に関わる疾患」と「それに影響する項目」を付け足せば完成である。個別の患者でどんな要素があるか，頭から四肢まで問題がないかを推測して，実際に検査し，その確からしさを検討する。覚える必要もなく，この一連の過程で，漏れの少ない系統立った評価を組み立てられるだろう。

❶ 高次機能に関わる疾患（例：認知症，うつ病）

認知症で食事への関心がない，嚥下機能が低下して誤嚥して食べられない，食事の準備ができない，介助なしで食べられない，うつ病のために食欲がないなどが挙げられる。この場合，実際に認知機能検査，うつ病評価検査を行って裏づけをする。

❷ 消費カロリーを増加させる疾患（例：COPD，悪性腫瘍，甲状腺機能亢進症）

食べているのに痩せていく場合，COPDでは日常動作で動悸や息切れがひどくなったり，悪性腫瘍や甲状腺機能亢進のために無駄な新陳代謝が亢進して，

食べても栄養が身につかないことを考える。呼吸機能検査で閉塞性障害の程度を確認し、CTや内視鏡でがんがないかを確認する。甲状腺機能検査〔甲状腺刺激ホルモン（TSH）の測定〕を行う。

❸ 摂取カロリーを低下させる疾患（例：胃腸障害，下痢，糖尿病，入れ歯が合わない，慢性腎不全，慢性心不全など既往症の悪化）

入れ歯が合わなくて食べられない，腹痛のために多く食べられない，下痢や糖尿病で摂取したカロリーが吸収できない，慢性腎不全や心不全が増悪して呼吸がキツくて食べられない，など。

入れ歯の不具合で食べられない場合は，もともとの食事摂取を確認する。腹痛に関しては，器質的腹部疾患がないかを調べる。下痢の原因になる薬剤や偽膜性腸炎の検査をする。血糖チェックをして，内服薬やインスリンの調整が必要かを確認する。

入れ歯が合わないだけの問題なら歯科受診を手配したり，咀嚼が不要な食事を提供できないかを検討する。慢性腎不全や心不全では，体液貯留の評価を体重測定と胸部X線で行い，利尿薬の有効性の有無についてフロセミド（ラシックス®）を静脈投与して評価し，緊急の呼吸管理や透析が必要かどうか，血液ガス分析を行う。

❹ 日常生活に支障を及ぼす疾患（例：膝痛・腰部疼痛で買い物に行けず食事の準備ができない，親の介護をしている）

もともとのADLを確認して，膝痛が改善した場合に自立できるかを確認する。疼痛への対応だけでよいのか，家族の協力や在宅サービスの提供が必要かどうかを確認し，親の介護認定を勧めて在宅サービスの利用を促す。

❺ すべての薬剤（内服で鎮静されて食事量低下，食欲低下の副作用がある薬剤）

外来では薬剤の中断は難しいが，入院時には効果が期待できない薬剤は中止してポリファーマシーへ対応する。食欲低下につながる薬剤の副作用は把握し

ておいて，中止することで食欲改善がないかを評価し，中止した薬剤で日常生活に不都合にならないかをチェックする．長く内服している薬剤でも例外としないで内服の必要性を確認する．

5 浮腫の問題

　高齢者の場合，浮腫があって気づかれないが，実は体重が減少していることがある．食べないので点滴されると，低蛋白血症のためにむくんでしまう．筋萎縮が進んで徐々にADLも低下してしまうが，脱水や頻脈などのバイタルの異常も起こさないので衰弱に気づかれにくい．大事なことは，食欲低下で漫然と点滴をしないことである．退院後のゴールを考えて，どの程度の栄養管理まで許容されるかを考える．嚥下評価を行って問題ないかどうか，胃管まで入れて栄養管理するかどうかを判断する．また，点滴に伴う肺うっ血は酸素化低下により致命的となることもあるため，定期的に体重測定をしたり，代わりに胸部X線で胸水の貯留がないかを確認することもある．

　高齢者の食欲低下に対する特効薬はないが，高次機能障害を伴う食欲低下は治療困難である．逆に悪寒がひどくて食欲がない，心配が多くて食べられない，倦怠感が強くてどうしようもないなどの特異的症状を伴えば，漢方薬の効果が期待できる．悪寒に対しては人参湯（にんじんとう）で温めて，心配を肝気鬱結（かんきうっけつ）と考えて柴胡剤（さいこざい）（抗炎症薬）で冷やしたり，桂枝加竜骨牡蛎湯（けいしかりゅうこつぼれいとう）で倦怠感と興奮を抑えると上手くいくことがある．

　透析患者はドライウェイトを一定にされるため，栄養障害に伴う低アルブミン血症や筋萎縮が進行してもわからないことがある．肺うっ血で受診した場合に，元のドライウェイトに戻してもまだ体液が貯留していて，ドライウェイトを低く設定することをときどき経験する．透析患者で胸水が貯留してくる場合は，食欲低下がないかを確認する必要があり，ドライウェイトを下げても胸水が残存するときは，尿毒症に関連した炎症性胸水か膿胸を考えることが大切である．

6 体重減少の結果として起こること

　精神科病棟には，非常に高度の体重減少をきたした患者が入院するが，その場合のアプローチは通常の内科的アプローチでよいのか非常に悩ましい。

　具体的には，原因は精神疾患によるのか，精神症状を伴う内科疾患なのか？また，現在の検査の異常値が栄養障害の原因になっているのか，その結果なのか？などである。

　BMI 15以下の高度の栄養障害で，肝障害や下垂体ホルモン異常，徐脈や血圧低下などの循環異常，錐体外路症状などの神経症状など，多系統に異常が出ることがある。

　胸腹水，肝障害や甲状腺機能障害など，目についた異常に栄養障害の原因を求めてしまうことがよくあるが，そこから病気が特定されたり治療効果が得られたりすることはまずない。それどころか，栄養管理が十分でないためか，全身状態が悪化してさらに異常所見が増えてますます対応が難しくなってしまうのである。

　高度の栄養障害の場合には，原因を追究するよりも栄養管理を徹底するほうが経過は良いようである。まだわからないことが多いが，内科的疾患で栄養障害になったとしても，それが高度の場合には原因の特定も不可能なのかもしれない。

Column 〈驚きの病歴シリーズ〉 そんなことあるの？ やっぱり病歴は大事！

50歳代女性　謎の肝機能異常

▶全健忘と神経性食欲不振でBMI 15。受診時にるい痩と四肢の浮腫，低アルブミン血症に伴う腹水と高度の肝機能異常＊があり，肝障害疑いで紹介となったが，肝機能障害を主要プロブレムとしたため診断は迷走しつづけた。全健忘で既往症もまったく不明であり，鑑別のよりどころさえない状態であった。

　＊肝機能等の実際の数値：AST 370, ALT 829, LDH 386, ALP 1,871, γ-GTP 739, T-bil 0.92, TP 4.4, Alb 2.8, CRP 0.06, WBC 2,320, Hb 8.0, Plt 9.9

▶結果的に敗血症性尿路感染症で亡くなり，各方面に承諾を取って剖検をさせて頂いた。肝機能異常の原因としては，一般的な肝炎ウイルスなどは除外さ

れていたので自己免疫性や代謝性肝障害など特殊なものを想定していたが，結果は「飢餓肝」であった．高度にやせ細った肝細胞がスライドに映し出されたときは驚いてしまった．

▶肝機能障害の原因は「るい痩」によるものであり，それは最初から目の前に堂々と提示されていたプロブレムであった．体も小さく，体重も30kgほどだったので900kcal摂取していることに安心していたが，必要なカロリーは実はその数倍であることにその後気づいた．

▶栄養障害の合併症としてのgastroparesisなども，十分なカロリー摂取ができなかった原因かもしれず，また必要なカロリーを補うのに経管栄養か中心静脈栄養が必要であったかもしれなかった．

▶その後，るい痩に肝機能異常を合併した患者が多いことに気づいた．精神科のある病院なので，おそらく原疾患に伴い発症したるい痩だと思うが，仮に吸収障害に伴う栄養障害があるにせよ，中心的治療は経口にとらわれない栄養管理だろう．栄養管理が上手くいくと肝機能は正常化した．refeedingも心配したが，栄養を継続していると状態が落ちつくようだった．飢餓肝に関しては文献上では散見するが，教科書にもほとんど言及がない．

➡高度の体重減少はanother worldであった．特に精神科病棟でよく見かけるが，統合失調症，認知症，拒食症などの精神疾患によるのか内科疾患によるのか考える前に，まずは高度の栄養障害を改善するところから始めないと，栄養障害が進み状態がますます悪化してしまう．30kgの体重でも，必要カロリーを体重で考えてはならない．基礎代謝が亢進していて，体重増加のためには1,500～1,800kcalが必要な場合もあり，経口摂取で補えなければ経管栄養か中心静脈栄養を併用しないと必要カロリーを補うのは難しいかもしれない．

Column 〈変な症状シリーズ〉 そういうことだったのね…！

57歳男性　大いなる矛盾

▶統合失調症で入院中の男性が，体重減少とADL低下で紹介となった．
▶2,200kcalも食べているのに，2カ月で12kgも体重が減って，Alb 1.9g/

dLの低アルブミン血症となっていた。

▶患者は食事のとき以外は臥床のままで，絶え間なく四肢を動かし，意味不明の独語をつぶやいていた。るい痩は著明であった。この状態にもかかわらず大食漢で，食事のときだけ咀嚼という目的のある行動をとった。下痢や熱もなくて，この高カロリーをどこに使っているのだろうか？ 脚を動かしても，喋り続けても，摂取カロリーを上回らないことは明白だった。頭がフル回転してエネルギーを燃焼させているのだろうか？ 造影CTでも胃・大腸内視鏡検査でも異常は認めなかった。便中脂肪も陰性であった。各種培養検査も陰性で，慢性感染症も否定的であった。

▶単純に考えて，入った食事が十分に利用できてないことは明らかで，吸収が悪いことも推測できた。下痢はないが吸収不良症候群ということだろうし，蛋白漏出性胃腸症なのかと考えるが，便中α_1アンチトリプシン測定やアルブミンシンチをしたとしても，下痢もないし期待するような結果や治療には結びつかないだろう。

▶まずは蛋白漏出性胃腸症の治療として，中鎖脂肪酸を増やし，長鎖脂肪酸を減らすため，食事に蛋白補助食品を付けたが，低アルブミン血症が悪化して浮腫も強くなっていった。

▶患者は当院の精神科病棟に入院されていたが，ほかにもるい痩の進んだ患者が複数人いた。精神疾患がひどいと，るい痩など栄養障害も伴っていることが多いように思われた。しかし，その場合は興奮を抑える薬剤で過鎮静となったりして摂取量が落ちるためであり，高カロリー食でるい痩が進行する状況とは異なっていた。

▶漢方薬の勉強で小建中湯（しょうけんちゅうとう）の話を聞いていた日のことであった。緊張が強くて腹痛を訴える若者に処方される小建中湯は，栄養を補ったり胃腸の機能を改善させる効果がある。その際にザバス（株式会社 明治が販売しているプロテイン）を一緒に摂らせると経過が良くなるとのことであった。エビデンスというよりは治療上の工夫という話である。確かに消化機能が低下している人に，肉や卵など動物性の蛋白質の摂取は難しいだろう。それよりはプロテインを飲むほうが手っ取り早いということのようであった。

▶低アルブミン血症の改善を期待して，この患者にもザバスを通常の1日量の1/3を食事と併用してもらうことにした．すると，週を追うごとに意識レベルが改善していき，一言ぽつりと応えたり，さらに単語の数が増えていき，会話も可能なレベルとなった．身体能力についても，何カ月も寝たきりだったのが数週間の経過で坐位となり，歩行器で歩行まで可能となった．市販の栄養補助食品のプロテインを摂取して，患者が立って喋れるようになると誰が想像するであろうか．Albも徐々に上昇して1.9g/dLから3.3g/dLまで改善した．おそらく喪失している食物中の蛋白質を上回る投与があるためだろうが，筋力の回復や意識が改善するのは予想外であった．カロリーは十分投与されていたが，アミノ酸や蛋白質自体の直接的作用が筋肉をフレッシュな状態に戻したり，情報伝達物質として中枢神経に刺激を与えるのであろう．

▶さらに予想外のことが起こりはじめた．徐々に患者の言動がおかしくなり，人のものを盗んだり，妄想にとらわれて独語が激しくなったのである．もともと通常とは異なる神経回路があり，そこにも刺激が加えられているのだろう．そのため大量の鎮静薬が投与され，保護室に入って過ごすことが多くなった．

➡こうした一連の経過で思うことは，栄養障害と精神疾患の関係である．栄養状態が悪くなると，精神疾患による興奮などの陽性症状が低下して静かになる．栄養状態が良くなると，精神症状が悪化して鎮静されたり，隔離されることになる．どちらが良いのだろうか．結局，治療して良かったのか悪かったのかわからなくなった．

参考文献
- 鈴木　裕：日大医誌．2011；70(3)：150-4．
- Narayanan V, et al：Int J Eat Disord. 2010；43(4)：378-81．
- 金城光代, 他：ジェネラリストのための内科外来マニュアル．第3版．医学書院, 2023．

（大塚　暢）

2章 主訴別の問診を取るべきポイント

7 悪心・嘔吐
──消化器症状かそれ以外か？

POINT
- ▶見逃せない器質的疾患を抽出する病歴聴取項目"Red flags"のひとつに嘔吐がある。
- ▶機能性胃腸障害(functional gastrointestinal disorder；FGID)は，器質的疾患を否定した後に想起すべき病態で，症候を詳細に把握することで的確な診断を下しうる。
- ▶病歴聴取の際，悪心・嘔吐は急性食思不振とともにセットで考えるが，中でも嘔吐が器質的異常の可能性を高めるポイントになる。
- ▶嘔吐は，嘔吐内容物や腹痛をはじめとする他の症候との関係でとらえることで，より詳細な鑑別が可能となる。

1 まず"Red flags"を聞く

　Red flagsとは，「重篤な，見逃してはならない疾患を想起すべき症候」で，Red flagsに該当する症候を認めた場合，経過観察ではなく器質的原因の可能性について速やかに精査を開始すべきである[1]。

　ここではまず，悪心・嘔吐について論じる前に，消化器系のRed flagsを確認しておきたい。**表1**に，消化器疾患関連の"Red flags"を示した。

　なお，**表1**に挙げたRed flagsは，該当すれば胃癌や膵癌といった重篤な疾患を念頭に「内視鏡検査をはじめとする消化器系精査」を開始すべき項目であるが，悪性腫瘍は無症状の場合も多く，こうしたRed flagsがなくても器質的疾患の存在が否定できない点に注意すべきである。

表1 消化器疾患関連の"Red flags"

- 血性下痢
- 貧血
- 嚥下困難
- 夜間の下痢
- 嘔吐
- 体重減少
- 脂肪便
- 発熱
- (胃癌・膵癌の家族歴)

2 機能性胃腸障害（FGID）

　症候を器質的疾患の端緒としてとらえる"Red flags"のアプローチとは対極的なのが，いくつかの症候のグループから機能的疾患の存在を考えるFGIDのアプローチである。

　FGIDは，症状が存在しているにもかかわらず，内視鏡などの精査を行っても器質的疾患が存在しない場合を指し，Rome Ⅳ criteriaにより機能性ディスペプシア（functional dyspepsia；FD）と過敏性腸症候群（irritable bowel syndrome；IBS）に分類される。FDとIBSはオーバーラップすることが多いが，中でもFDは悪心・嘔吐とともに上腹部症状として考えられる上腹部痛，胃もたれ，上腹部灼熱感，早期膨満感などの症状で特徴づけられる。

　FDは2013年に保険収載，2014年には日本消化器病学会よりガイドラインが発表，さらに2021年には改訂版が上梓されたが，その正しい診断，疾患分類や治療法については，現時点でも道半ばであることは否めない。さらに，以前はFGID内の一群として議論されていた，消化管運動改善薬（アコチアミド）や漢方薬（六君子湯）が無効のいわゆる難治性FD症例の中に，少なからず十二指腸炎や早期慢性膵炎が認められることが指摘されている。

　FDは，国際分類のRome Ⅳでは6カ月間に3カ月以上の病悩期間持続病態で，早期満腹感（early satiety），食後膨満感，胃もたれなどの症状で特徴づけられる食後愁訴症候群（postprandial distress syndrome；PDS）と，上腹部痛や上腹部のしみる感じ，灼熱感で特徴づけられる心窩部痛症候群（epigastric pain syndrome；EPS）に分類される諸症状が本人に「つらいと感じられている」ことが充足の要件である。PDSとEPSの症状もオーバーラップすることが多いが，PDSには治療薬として前述した胃底部受容能を高める六君子湯やアコチアミド，EPSにはプロトンポンプ阻害薬，さらに両者の重症例・難治例に対してはスルピリド（ドグマチール®）やイミプラミン（トフラニール®）などが用いられることが多い。

　診断・分類の明確化・簡易化のために，FDの構成症状を含めた上腹部愁訴を整理した**表2**のような分類も提唱されている[2]。

　表2を見てもわかるように，特に嘔吐はRed flagsとFDの両方に含まれる愁

訴で，嘔吐症状のみでは機能的障害と器質的障害の区別ができないことに注意が必要である。

表2 上腹部愁訴からみた機能的疾患の分類

いわゆるFD
内視鏡や腹部CTなどを含む精査にて原因不明の食後膨満感，早期満腹感，上腹部痛，上腹部灼熱感のうち，いずれかの症状を有する (1) 食後愁訴症候群 (PDS) (2) 心窩部痛症候群 (EPS)：必ずしも食後とは限らない ※ (1)，(2) はオーバーラップしうる
げっぷ障害
(1) 胃起源のげっぷ (2) 胃よりも上部臓器起源のげっぷ
悪心・嘔吐障害
(1) 慢性悪心嘔吐症候群[*1] (2) 周期性嘔吐症候群[*2] (3) Cannabinoid hyperemesis syndrome[*3] (4) 反芻症候群 (rumination syndrome)[*4]

[*1]：神経症やうつ病との関連に注意する
[*2]：小児に多く，高齢者にはほとんどみられない。1日～3週間の嘔吐期間と2週間～6カ月の無症状期間 (軽度のdyspepsiaは持続することあり)，さらに片頭痛の既往歴か家族歴があると本症の可能性がある。mitochondrial neurogastrointestinal encephalopathy (MNGIE) や食物アレルギー，不耐症も鑑別に挙がる。上腸間膜動脈症候群と誤診されることもある
[*3]：激しく，反復性の嘔吐が主症状の病態で，長期にわたるマリファナなどのcannabinoidの使用が原因
[*4]：反復性の悪心・嘔吐をみた際には本症を鑑別に挙げることが重要。精神的ストレスによるものとする前に，Zenker憩室，びまん性食道痙攣症 (diffuse esophageal spasm；DES)，ナットクラッカー食道 (nutcracker esophagus)，胃蠕動障害 (gastroparesis) を除外することが重要

3 悪心・嘔吐のpearls

❶悪心・嘔吐とは？

　嘔吐は延髄の嘔吐中枢を介する腹筋および消化管筋層の不随意運動による複合的な反応で，後述のように悪心・嘔吐は，食思不振を加えた3症候1セットで扱われることが多い。

❷ Red flagsにおける嘔吐

　米国単一施設の消化器外来を受診した361名の検討で，46項目の消化器症状に関する質問を診断検査前に施行，機能的疾患と器質的疾患の症候の特徴や違いをみた臨床研究がある．そこで頻度の有意差を認めた症候は20で，多変量解析に基づく最終的予測モデルでは機能性疾患を疑う症候として腸管運動連動痛，4回以上の排便，粘液便，残便感が，一方で器質的疾患を疑う症候としては，嘔吐がリストアップされた[3]．

　既に悪心・嘔吐と食思不振はセットと述べたが，やはりRed flags抽出の際には嘔吐の有無がポイントになる．FGIDや急性胃腸炎によるものとの鑑別には，吐瀉物の性状・頻度・随伴症状である腹痛などにまで踏み込んだ詳細な問診が重要となる．

❸ 悪心・嘔吐の鑑別

　悪心・嘔吐の原因となる器質的疾患で最重要なのは，腸閉塞と腹膜炎である．これらを含む悪心・嘔吐の原因疾患を**表3**に挙げる．

表3 悪心・嘔吐，食思不振の原因疾患（消化管閉塞を除く）

腸閉塞，腹膜炎および腹膜疾患，急性虫垂炎，急性胆嚢炎，急性肝炎，腸間膜動脈閉塞，潰瘍，膵炎および膵癌	糖尿病（糖尿病ケトアシドーシスを含む）
	高カルシウム血症（副甲状腺機能亢進症）
〈薬剤性〉 抗菌薬：アシクロビル，エリスロマイシン，テトラサイクリンなど	甲状腺機能低下症
	片頭痛
抗がん剤：シスプラチン，フルオロウラシル，メトトレキサート，タモキシフェンなど	うつ病
	頭蓋内圧亢進，脳出血・脳梗塞（特に小脳）
抗不整脈薬，降圧薬，ジゴキシン，利尿薬 抗パーキンソン薬，抗痙攣薬 アザチオプリン，サラゾスルファピリジン 麻薬 テオフィリン	緑内障
	メニエール病
	心不全
	強皮症
放射線障害	周期性嘔吐症候群
ポルフィリン症	術後性嘔吐症
アジソン病	妊娠

❹ 嘔吐＋腹痛

　嘔吐に腹痛を伴う場合は臨床的に高頻度であるが，このような症状群には特に注意が必要である．このような症状は，穿孔性腹膜炎や急性膵炎など，神経終末への強い刺激による場合と，腸管・血管・尿管・胆管などの管腔臓器閉塞・捻転による場合の二者に分類される．

　腸閉塞の場合，閉塞部位により腹痛から嘔吐が生じるまでの時間や嘔吐の頻度が異なる．

　閉塞による嘔吐では，嘔吐とともに吐瀉物の性状が変化することにも注意が必要である（食物残渣か透明→黄色→緑黄色→オレンジ色→便臭＋）．

【重要な嘔吐関連問診】
「嘔吐に腹痛を伴いましたか？　悪心や嘔吐は腹痛と同時に来ましたか？　悪心は腹痛が始まってから何時間後に来ましたか？」
- ▶胃の出口狭窄や閉塞：腹痛はほとんど目立たず，嘔吐が唯一の症状の場合もある．
- ▶十二指腸閉塞：腹痛とほぼ同時に嘔吐が始まることが多く，腹痛自体は間欠的に生じる，差し込むような痛み (intestinal colic/cramping) であることが多い．
- ▶急性虫垂炎：腹痛が始まって3〜4時間後くらいから嘔吐が始まることが多い．100％ではないが，嘔吐が先で腹痛が後（急性胃腸炎で多い）になる場合は稀．頻回のしつこい嘔吐は虫垂部の内圧の急激な上昇を意味し，穿孔の危険性が高いことを示すとも言われる．
- ▶遠位小腸閉塞：閉塞がどれくらいの時間をかけて生じたかにもよるが，多くの場合，腹痛が始まってから4時間以上の時間のずれがある．小腸疾患は完全閉塞がなくても嘔吐を伴うことが多い．

「嘔吐は，徐々に良くなりましたか？　それとも変わらないか，むしろ悪くなっていきましたか？」
- ▶腹膜か腸間膜の神経終末の強い刺激による（腸管穿孔）．

➡ たとえば胃・十二指腸潰瘍穿孔の場合，腹膜刺激の反映である嘔吐は，刺激源である胃液の急速な希薄化により比較的急速に改善する。

「何度も嘔吐しましたか？　吐いても楽になりませんでしたか？」
▶ 腹膜か腸間膜の神経終末の強い刺激による（急性膵炎）。
　➡ 腹腔神経叢の近傍である膵炎による嘔吐は実際の吐瀉物の量は少ないが，嘔気が強く薬剤不応性である。
▶ 血管・腸管・尿管・胆管などの管腔臓器閉塞・捻転。
　➡ 腸捻転や卵巣腫瘍の茎捻転は一度に多数の神経終末が刺激されるため，激しい嘔吐を伴う。

「吐いたものはどんなものでしたか？　便臭はしましたか？」
▶ feculent vomit（便臭を伴う吐瀉物）は，遠位小腸閉塞の「証拠」であることが多く，一般的なイメージに反して，大腸閉塞が原因で便臭を伴う吐瀉物が出ることは少ない。

「腹痛が強いのに嘔吐はなかったのですね？」
▶ 大腸閉塞：腹痛が主で，嘔吐はきたさないことのほうが多い。もし大腸閉塞で嘔吐が生じる場合は，回盲弁がゆるく，逆流が容易であることが多い。
▶ 子宮外妊娠破裂：重篤な器質的疾患で嘔吐がみられない場合に注意すべき病態。臍下部に板状硬を伴わない著明な反跳痛を認めることが多い。

❺ 消化管閉塞と排便との関係
「腸閉塞＝排便消失」という単純な解釈には注意が必要である。
▶ 骨盤膿瘍：下腹部圧痛＋便秘→下腹部痛＋下痢が生じた場合に想起する。
▶ 不完全小腸閉塞：排ガスはないのに，大量水様下痢便を生じることが多い。

Column 〈驚きの病歴シリーズ〉そんなことあるの？やっぱり病歴は大事！

62歳男性　主訴：回転性めまい，悪心・嘔吐

▶ 高血圧，糖尿病，脂質異常症，急性心筋梗塞の既往がありアスピリン内服中。午後10時30分救急室受診。頭部CTにて明らかな異常は指摘できず，経過観察目的で救急入院。翌日には症状が軽快したため退院した。

▶ しかし，その後も完全には症状が回復せず持続したため，5日後に神経内科外来を受診。その段階では回転性めまいと嘔気，そして身体所見上，左上下肢失調を呈していた。MRI上は左後下小脳動脈（PICA）領域に梗塞所見を認め，小脳梗塞と診断した。

▶ 結果的に言うと，患者が超急性期の段階で受診したためCT上では梗塞所見がはっきりしなかった（PICA領域の異常ではWallenberg症候群が有名だが，小脳梗塞の場合にはめまい，悪心・嘔吐以外の症状が乏しいことも多い）。

➡ ここでのキーワードは「これまでになかった症状の出現」と「時間軸」である。回転性めまいを伴う悪心・嘔吐，食思不振の出現は非典型症状の小脳梗塞から除外していくことが重要で，緑内障なども鑑別に挙がる。また「時間軸」については，典型症状がなくても，超急性期か間欠期ではないかと立ち止まって考えることが重要である。

Column 〈変な症状シリーズ〉　そういうことだったのね…！

56歳女性　主訴：悪心と嘔吐

▶ やや肥満体形。既往に変形性膝関節症があり，日常的にNSAIDsを服用。「朝食後からむかむかして吐いてしまった。これまで3回も嘔吐している」ということで受診。吐瀉物は食物残渣で，その後は淡黄色液体のみだったとのこと。

▶ 血圧：164/98mmHg，心拍数：86回/分，呼吸数：20回/分，SpO_2：95％，発熱なし。両眼が泣きはらしたように赤く，聞くと「繰り返し吐くのがつらく涙が出た」とのこと。頭痛や眼痛はなし。何となく右の瞳孔が大きく左右差がある印象だったので小脳梗塞や出血を含む頭蓋内病変を考え，頭部CTを施行

- するも異常なし。
- ▶強い希望があり，輸液と制吐薬の静注を行っているうちに「右目が見えない」との訴えが始まった。
- ▶急性閉塞隅角緑内障発作であった。
- ▶鎮痛薬を定時で服用しており，右眼痛や頭痛がマスクされ，症状として出現したのは悪心・嘔吐のみだった。
- ➡ここでのキーワードは「泣きはらした赤い目」と「併存疾患とそれに対する薬剤」である。目が赤いことには気づいており，よく見ると右目の赤みが強い印象だった。また，瞳孔の左右差があり頭部CTまでオーダーしたのだが，それらの異常所見についてさらには突っ込まなかったことが悔やまれた。また，患者は膝の痛みのために定時で鎮痛薬を服用していた。これにより本来の痛みの症状がマスクされていることを考えるべきであった。

文 献
1) 山口　裕：Hospitalist. 2014；2(3)：611-22.
2) Stanghellini V, et al：Gastroenterology. 2016；150(6)：1380-92.
3) Talley NJ, et al：Ann Intern Med. 1989；111(8)：671-4.

〈篠浦　丞〉

2章 主訴別の問診を取るべきポイント

8 腹痛

> **POINT**
> ▶突然発症，冷汗，血圧低下，意識レベル低下を伴っている場合，速やかに画像診断，治療を行う。
> ▶入室姿勢・基本情報・ルーチンの質問からも疾患を絞れる可能性がある。
> ▶OPQRSTを利用して詳細な問診を行う。

1 問診による腹痛の診断

　腹痛はありふれた主訴のひとつであり，問診と身体所見だけでは正確に診断できないことも多い。

　腹痛の診断には，上下部内視鏡検査，腹部エコー，腹部造影CT，腹部MRIなどの検査が目白押しだが，正確な問診がないと有用な検査も活かすことができない。腹痛で来院し，問診もせずにこれらの検査を行っても心疾患，胸部疾患，代謝性疾患は診断できないし，検査中に急変をきたす可能性も高い。また，急性膵炎や上腸間膜動脈解離などは簡単に見逃す可能性が高いため，まずは問診が非常に大事である。

　問診が大事と言っても，突然発症であったり，冷汗，血圧低下，意識レベル低下を伴っている場合は，詳細な問診の前に速やかに画像診断，治療に進まなくてはならないし，疼痛が非常に強い状況で鎮痛処置を行わずして詳細な問診聴取を行うべきでないのは言わずもがなである。

　突然発症，冷汗，血圧低下，意識レベル低下がある場合は，腹部大動脈瘤破裂，腹腔内出血，腸管虚血，消化管穿孔，汎発性腹膜炎など重篤な疾患の可能性が高いため，速やかに画像診断，外科コンサルトなどの対応が必要である。

　それ以外であれば時間的余裕はあるため，詳細に問診を取ることは可能であろう。

2 問診の前から考えること

患者の入室姿勢や基本情報から考えられる疾患を以下に挙げる。

▶冷汗，顔面蒼白，血圧低下，意識レベル低下：腹部大動脈瘤破裂，腹腔内出血など

▶そろそろと歩く/ベッド上で動きたがらない：腹膜炎

▶片側側腹部から下腹部を押さえながら歩く：尿管結石

▶ベッド上で七転八倒：尿管結石，胆石，腸管虚血の初期

▶前傾姿勢になっている：膵臓や十二指腸などの後腹膜疾患

▶若年女性：異所性妊娠，骨盤内炎症性疾患（pelvic inflammatory disease；PID）などの婦人科疾患も念頭に

▶肥満の中年女性：胆石

3 ルーチンの質問から考えられること

ルーチンの質問から考えられることを以下に挙げる。

▶**既往歴**
- 肝疾患：特発性細菌性腹膜炎，肝細胞癌破裂など
- 不整脈：上腸間膜動脈塞栓症，腎梗塞，脾梗塞など
- 腹部手術歴：腸閉塞
- 高血圧，脂質異常，糖尿病，下肢動脈疾患，喫煙など：心筋梗塞，腸管虚血，大動脈瘤破裂
- 糖尿病：糖尿病ケトアシドーシス，糖尿病性軀幹神経障害

▶**薬剤歴**
- 抗血栓薬内服中：消化管出血，筋血腫など
- NSAIDs内服中：消化性潰瘍，血管浮腫
- ステロイド内服中断：副腎不全

▶**家族歴**
- 炎症性腸疾患，悪性腫瘍，多発嚢胞腎破裂，家族性地中海熱など

▶**生活歴**
- アルコール依存：肝疾患，膵炎，アルコール性ケトアシドーシスなど

- 旅行歴：旅行者下痢症など
- シックコンタクト：感染性腸炎
- 生物摂取歴：感染性腸炎，アニサキス症

4 問診のポイント

どんな痛み(腹痛)なのか，痛みの内容を細かく聴取することが大切である。

痛みのOPQRSTは痛みの内容を漏らさず聴取するための記載法であるが，腹痛に限らず，すべての痛みに共通する重要な問診事項であり，鑑別に有用である(☞1章A1, 表1)。

❶ O：発症様式 (Onset)

onsetについては，特に発症からピークまでの時間が重要である。「何をしているときに痛くなったのですか？」という聞き方が発症様式を特定する上で有用である。

突然発症：発症して数秒〜数分で痛みが最強になる。詰まる(梗塞，結石)，破れる(破裂，出血)，裂ける(解離)，捻れる(捻転)といった病態を考える。急性心筋梗塞，上腸間膜動脈塞栓症，胆石発作，尿管結石，腹部大動脈瘤破裂，異所性妊娠破裂，卵巣出血，大動脈解離，上腸間膜動脈解離，卵巣茎捻転，絞扼性腸閉塞，S状結腸捻転など。消化管穿孔の場合は，先行した潰瘍や炎症があることが多いため，数日前からあった食後の心窩部痛が突然急性増悪することが多い。

急性発症：数分〜十数分かけて疼痛が最強になる。急性膵炎や胆嚢炎など。

緩徐発症：数十分〜数時間のうちに疼痛が増悪。虫垂炎，憩室炎，腸閉塞，胃腸炎，PIDなど。

嘔吐が腹痛に先行：大多数の疾患は腹痛が嘔吐に先行する。嘔吐が先行する疾患として，胃腸炎，食道破裂，心筋梗塞などが挙げられる。

❷ P：増悪・寛解因子 (Provocative/Palliative)

胃潰瘍，胆石発作，急性膵炎は食後に増悪する。

十二指腸潰瘍や胃食道逆流症では空腹時に疼痛が増悪し，食事摂取で軽快する（十二指腸潰瘍では胃潰瘍と異なり食事摂取で疼痛が軽快するため，体重が増加することもある）．

　腹膜炎では歩行や咳で疼痛が増悪し，安静臥床になっていることが多い．

　鼠径ヘルニアや大腿ヘルニアでは，立位になったときや力を入れたときに悪化する．

　膵炎や膵癌，十二指腸潰瘍などの後腹膜疾患では安静臥床で増悪し，前傾姿勢で疼痛が改善する．

　肺胸膜疾患や心膜疾患では，疼痛が深吸気で増悪する．

　脊髄・脊椎疾患による神経根由来の疼痛でも腹痛を訴えることがある．長時間の起立・坐位保持や労作直後に増悪する．また，夜間に増悪することが多い．

❸ Q：疼痛の性質（Quality）（図1）[1)]

　仙痛は周期性・発作性の疼痛で，いわゆる間欠痛である．典型的には重症度1，2/10〜10/10の強弱の疼痛を周期的に繰り返す．基本的には腸管の疼痛であり，周期はTreitz靱帯からの距離と相関すると言われる．空腸では数分おきに，回腸では数十分おきの周期になる疼痛で，腸炎や腸閉塞の可能性を考える．急性胃粘膜病変やアニサキス症も間欠痛を呈する．

　尿管結石の場合，疼痛は1，2/10までは改善せず，4，5/10程度までしか改善しない．胆石の場合は基本的には持続痛である．

　明らかな仙痛でない場合は，持続痛として腸管以外の疾患から考えたほうが無難である．焼けるような痛みは潰瘍の疼痛，裂けるような疼痛は大動脈解離でみられると言われる．体性痛は局在の明確な鋭い痛みで，主に臓側腹膜や腸間膜に由来する．内臓痛は局在が不明確な鈍い痛みで，管腔臓器の虚血や炎症，痙攣，拡張などによってみられる．

　数秒以内で消失する疼痛を繰り返している場合は神経痛の可能性を考え，脊髄・脊椎疾患による神経根由来の疼痛や帯状疱疹を考える．

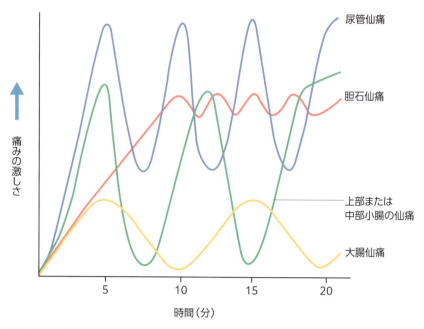

図1 疼痛の性質 (文献1より改変)

❹R：部位・随伴症状 (Region/Related symptoms)

　腹痛の場所は鑑別疾患を絞り込むのに有用である (**図2**)。

　腹痛初期には内臓痛で疼痛が局在しないことがあるので注意が必要。基本的には胸部から膝までの疾患を考えておく。

　上腹部痛が主訴の場合には胸腔内疾患 (心筋梗塞, 肺塞栓, 胸膜炎など) も考える。下腹部痛が主訴の場合には精巣捻転や大腿ヘルニアも考える。

　腹痛の場所に存在する臓器をイメージするが, 腹痛の場所と罹患臓器の位置が解離することがある。内臓痛は局在に乏しく, 放散痛もしばしば生じるためである。

　虫垂炎の初期では上腹部の疼痛と感じられることが多く, 数時間後に右下腹部に疼痛が限局する。同様の症状の経過が急性膵炎や胃十二指腸潰瘍穿孔の場合もみられるため注意が必要である。

放散痛：胆石発作では右肩の疼痛, 尿管結石では会陰部や精巣の疼痛として感

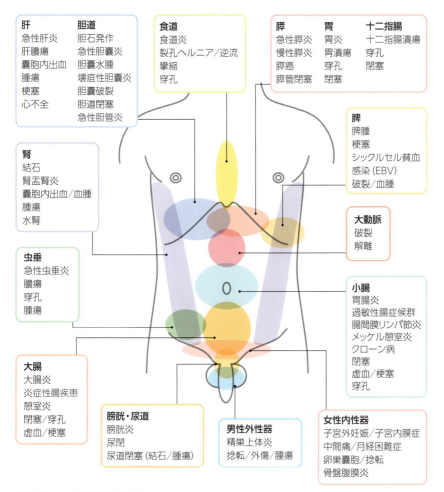

図2 腹痛の部位別鑑別疾患

じられることが多い。一般的な各種疾患での放散痛の部位を**表1**に示す。

会陰部や精巣の疼痛は，虫垂炎や腹部大動脈瘤の破裂により後腹膜出血をきたした場合にも起こる。

【随伴症状】

排尿時痛：尿管結石のほかに，膀胱の近くにある骨盤膿瘍，尿管や膀胱を刺激する虫垂炎や憩室炎でも認めることがある。

失神：腹部大動脈瘤破裂，大動脈解離，胃・十二指腸潰瘍穿孔，急性膵炎，上腸

表1 各種疾患での放散痛の部位

放散痛の部位	疾患
背部痛/腰痛	後腹膜病変（含大動脈）
右肩甲骨部の疼痛	胆石/胆嚢炎
左肩痛	脾臓/膵臓/左横隔膜疾患
右肩痛	肝臓/横隔膜疾患
右上半身の疼痛	右下葉の肺炎/膿胸
左上半身の疼痛	心筋梗塞
下肢の疼痛	大動脈解離/閉鎖孔ヘルニア

表2 腸管の閉塞部位と嘔吐が出現するまでの時間

腸管絞扼	早期から嘔吐が出現することが多い
十二指腸閉塞	腹痛の出現とほぼ同時に頻回の激しい嘔吐が出現する
回腸末端の閉塞	早期から嘔吐が出現する絞扼の場合は別として，閉塞機転が発生してから4時間以上，嘔吐が出現しないことがある
大腸閉塞	嘔吐はかなり遅れて出現し，まったく起こらないこともある

間膜動脈塞栓症，異所性妊娠破裂などの重篤な疾患の可能性を示唆する。

嘔気・嘔吐：非特異的な症状であるため，嘔吐したというだけでは鑑別疾患を絞ることは難しい。一般的には消化管病変のほうが消化管外病変より嘔気・悪心が強い傾向にある。

　腸閉塞の場合，腹痛が出現してから嘔吐が起こるまでの時間の長さが腸管の閉塞部位を推測するのに役立つ（**表2**）。

嘔吐の頻度は一般に病態の緊急性に比例すると言われるが，嘔吐が稀であったり，軽微であっても重篤な急性腹症は数多く存在するため，注意が必要である。

　吐物の性状から示唆されることを以降に挙げる。

▶未消化の吐物：食道閉塞

▶胆汁がわずかに混入した胃内容物：胃不全麻痺や胃流出路狭窄

▶腸閉塞の場合，最初は胃内容物であるが，しだいに胆汁が混じるようになり，

> その後緑色から黄色へと変化し，最終的には橙色から褐色で糞便臭を伴う液体となる．糞便様の吐物は，小腸遠位部に機械的もしくは麻痺性の閉塞機転が起こっていることを示唆し，大腸閉塞でみられることは稀である．

吐血：上部消化管出血や大動脈瘤と消化管の瘻孔形成などを考える．
血便：消化管疾患を疑う徴候であり，下部消化管疾患（感染性腸炎，虚血性腸炎，大腸癌）の場合が多いが，上部消化管出血で出血量が多い場合はタール便ではなく血便となるため注意が必要である．この場合，冷汗や蒼白，バイタル変化を伴うことが多い．
下痢：大量の水様性下痢が頻回であれば，腸炎の可能性が高い．頻回だが少量の下痢の場合は骨盤内膿瘍などの骨盤内炎症の可能性を考える．小腸の不完全閉塞の場合も大量の水様性下痢を認めることがある．この場合，排ガスを伴わない下痢が特徴的である．
発熱：感染性疾患や炎症疾患の可能性が高い．
低体温：消化管穿孔や腸管壊死による重篤な敗血症の可能性がある．
黄疸：胆管炎や膵疾患などによる胆管閉塞の可能性が高い．他疾患による敗血症でも二次的に軽度黄疸をきたすことがある．
体重減少：高度の体重減少は食事により腹痛が増強するということを示す．その最も極端な例が膵臓癌と虚血性腸疾患である．膵炎や種々の胆道系疾患においても体重減少がみられる．
食欲低下：通常，消化器疾患では食欲低下をきたす．食欲低下がない場合，憩室炎や婦人科疾患などを考えるべきだろう．
皮疹や関節痛：Henoch-Schönlein症候群による腹痛の可能性がある．
皮疹：トキシックショック症候群，血管浮腫，全身性エリテマトーデス，帯状疱疹など
下肢の神経症状：結節性多発動脈周囲炎，顕微鏡的多発血管炎など
咳，痰，胸痛などの呼吸器症状：肺炎，肺塞栓，急性心筋梗塞など
不正性器出血：異所性妊娠，PIDなど

❺ S：重症度・状況 (Severity/Situation)

【疼痛の強さ】

　一般的に強い疼痛であれば，重症疾患である可能性が高い。突然発症の激痛の場合は，腸管虚血，血管疾患などの重症疾患を考慮する。

　疼痛が強く激しいわりに腹膜刺激症状がない場合（七転八倒）には，常に腹部大動脈瘤破裂や急性腸管虚血，卵巣茎捻転や卵巣出血などを考慮する。

　高齢者や肥満患者，ステロイド使用中の場合，痛みの訴えが軽度でも重篤な疾患のことがあるため注意が必要である。

【状況】

月経：女性の下腹部痛の場合，月経との関連が重要である。正常な周期より数日早まったか遅れたか，月経の期間が長くなったり量が多くなったりしなかったか，逆に短かったり量が少なくなかったかなどを評価する。異所性妊娠患者の多くで，卵管流産や卵管破裂に伴う出血が通常の月経周期と重なった場合には月経による出血と誤認することがあるため，注意しなければならない。

　普段は月経困難症を伴わない女性が月経に伴う腹痛を訴えた場合は早期切迫流産，卵管妊娠，あるいは妊娠以外の腹部緊急疾患の可能性を考慮する必要がある。卵胞出血や黄体出血のタイミングと月経との関係は特徴的であり，診断的価値が高い（卵胞出血：月経周期5〜13日，黄体出血：月経周期15〜28日）。

性行為：PID，卵巣出血など

❻ T：時間経過・タイミング (Time course/Timing)

【時間経過】

　悪化傾向であれば重篤な疾患の可能性がある。繰り返す発作は胆石や尿管結石などを考える。

　腸管閉塞では，間欠痛が持続痛に変わった場合，血流障害を合併している可能性を考慮する。

　短期間の発熱や腹痛を繰り返している場合，家族性地中海熱などの自己炎症症候群の可能性を考える。

【タイミング】

胆石発作は深夜に，尿管結石は明け方に受診することが多い．

5 病歴聴取後

重篤な疾患が疑われる場合は画像検査，血液検査，外科コンサルトを速やかに行う．

重篤な疾患を疑わない場合，バイタル，身体所見と併せて鑑別診断をしっかり挙げた後，必要に応じて画像検査や血液検査を行う．

一度の問診，身体所見で診断がつかない場合は，問診，身体所見，腹部エコーなどを，時間をおいて繰り返すことも大事である．

それでも診断がつかない場合は，鉛中毒，急性ポルフィリン症など低頻度の疾患の可能性も考慮し，腹痛の鑑別疾患を見直すとヒントが出てくるかもしれない．

Column 〈驚きの病歴シリーズ〉そんなことあるの？ やっぱり病歴は大事！

73歳男性　主訴：突然の心窩部痛，嘔気

▶脳梗塞後遺症による右麻痺，失語，高次脳機能障害のある73歳男性．当日午前10時から突然の心窩部痛，嘔気が出現し，近医受診．急性胃腸炎の診断で内服薬を処方されるが，症状が持続するため当日夜間に当科外来受診．前日，夕食にカンパチの刺身を食していた．

▶見た目の顔面蒼白，冷汗などはなく，疼痛も強い感じではない．バイタルは問題なし．心窩部から左上腹部にかけての圧痛を認めた．腹部造影CT上，脾臓の低信号域を認めていたにもかかわらず，その所見に気づかずに消化器内科にて脾梗塞の診断となる．

➡高次脳機能障害があり，詳細な問診や身体所見が困難であった．問診の時点で脾梗塞を想起できていないために画像所見まで見落としてしまった症例である．問診が非常に大事であることを示唆する症例であった．

> **Column 〈変な症状シリーズ〉　そういうことだったのね…！**

45歳男性　主訴：腹痛，睾丸腫脹・疼痛

▶来院5日程前から便秘，腹部膨満感，腹痛が出現した。腹痛は腹部全体の持続痛で，寛解・増悪因子はなく腹膜刺激症状はなかった。食欲低下があったが，嘔気・嘔吐や下痢はなかった。症状悪化はなく経過していた。

▶来院前日から両側睾丸全体の持続痛を自覚し，両側睾丸の腫脹に気づいた。発熱，残尿感，排尿時痛，膿性分泌物などはなかった。本人は便秘が原因と考えていて，便秘薬をもらおうと思い，救急外来を受診。

▶血圧：162/100mmHg, 脈拍：115bpm 不整, 呼吸数：24回/分, 体温：36.6℃, SpO_2：96%（室内気）で見た目は頻呼吸でゼーゼーしている。身長：162cm, 体重：138kgで肥満が強く，腹部は膨満しているが明らかな圧痛はなく，両側睾丸は著明に腫脹しているが発赤や熱感は認めなかった。頸静脈怒張あり，心音でIV音ならびに心尖部を最強とする汎収縮期雑音を聴取し，両側足背〜下腿にかけての浮腫も認めた。血液検査，胸部レントゲン，心電図，心エコーの結果をふまえ，うっ血性心不全と診断した。

➡腹部膨満，便秘，腹痛，食欲低下，睾丸腫脹，下腿浮腫などの症状は，右心不全による体静脈うっ血症状としても有名である。

文献

1) 小関一英, 監訳：急性腹症の早期診断. 第2版. メディカル・サイエンス・インターナショナル, 2012, p117.

（市來征仁）

9 頭痛

> **POINT**
> ▶ ほとんどの頭痛は病歴で診断するものであり，画像診断の適応を考える．
> ▶ 一次性頭痛をしっかりと診断できることは，二次性頭痛の診断にもつながる．
> ▶ 二次性頭痛を見逃さないための"Red flag sign"は必ず質問する．

1 問診による頭痛の診断

　頭痛の診断のほとんどは病歴に基づいて行われるため，詳細に問診を行う必要がある．決して「画像診断で異常がないから大丈夫」としてはいけない．

　一次性頭痛を病歴でしっかりと診断できるようにした上で，危険な二次性頭痛（表1）を見逃さないようにRed flag sign（表2）を問診する．一次性頭痛は症状を繰り返しているため，基本的に初発の頭痛で受診された場合は二次性頭痛として考えたほうがよい．

2 問診の前からわかること

　患者と会話をする前に，患者の様子や情報から考えられる疾患を以下に挙げる．

- ▶ 待合室で横になっている，診察室で頭を机に伏せている：片頭痛
- ▶ じっとしていられない様子：群発頭痛（この所見があれば自律神経症状はなくても診断可能）
- ▶ 歩行時にそろそろと歩く：髄膜刺激症状，頸椎症，頭蓋内圧亢進状態
- ▶ 首と体が一緒に動く：crowned dens syndrome，頸椎症
- ▶ 後頭部を押さえながら歩く：後頭神経痛，帯状疱疹，頸椎症
- ▶ 男性：群発頭痛（男女比は6：1）
- ▶ 女性：片頭痛（男女比は1：4），新規発症持続性連日性頭痛，脳脊髄液減少症

表 1　頭痛の分類

一次性頭痛 (他に疾患がなく, 頭痛自体が疾患：90%)
・片頭痛
・緊張型頭痛
・群発頭痛およびその他の三叉神経・自律神経性頭痛
・その他の一次性頭痛 (一次性穿刺様頭痛, 一次性咳嗽性頭痛, 一次性労作性頭痛, 性行為に伴う一次性頭痛, 睡眠時頭痛, 一次性雷鳴頭痛, 持続性片側頭痛, 新規発症持続性連日性頭痛)
二次性頭痛 (他に原因のある頭痛：10%)
・頭頸部外傷による頭痛 (例：外傷後頭蓋内血腫による頭痛, むち打ちによる頭痛)
・頭頸部血管障害による頭痛 (例：クモ膜下出血, 静脈洞血栓症, 巨細胞性動脈炎)
・非血管性頭蓋内疾患による頭痛 (例：脳腫瘍, 脳脊髄液減少症, 特発性頭蓋内圧亢進症)
・物質またはその離脱による頭痛 (例：二日酔い, 薬物乱用頭痛, 一酸化炭素)
・感染症による頭痛 (例：かぜ, 髄膜炎, 脳膿瘍)
・ホメオスタシスの障害による頭痛 (例：高血圧, 睡眠時無呼吸症候群, 飛行機頭痛)
・頭蓋骨, 頸, 眼, 耳, 鼻, 副鼻腔, 歯, 口などに起因する頭痛 (例：顎関節症, 緑内障)
・精神疾患による頭痛 (例：うつ病)

表 2　Red flag sign

病歴	想定される疾患
突発 (発症後数秒以内にピークに達する頭痛)	脳血管障害, 可逆性脳血管攣縮症候群
最悪 (今までに経験したことがない人生最悪の頭痛)	クモ膜下出血, 髄膜炎など
増悪 (頻度と程度が増していく頭痛)	脳腫瘍, 髄膜炎, 脳膿瘍など
いつもと様子が異なる頭痛	二次性頭痛全般
咳, 労作, 性行為, Valsalva手技で出現する頭痛	頭蓋内圧亢進状態
50歳以降に初発の頭痛	巨細胞性動脈炎, 脳腫瘍など
がん患者や妊婦, 免疫不全の病態を有する患者の頭痛	髄膜炎, 静脈洞血栓症, 転移性脳腫瘍
発熱, 項部硬直, 髄膜刺激症状を有する頭痛	髄膜炎, クモ膜下出血
精神症状を伴う患者の頭痛	髄膜炎, 脳血管障害など
神経脱落症状や視力障害を有する頭痛	脳腫瘍, 脳血管障害など

- ▶高齢者：巨細胞性動脈炎，三叉神経痛，crowned dens syndrome，慢性硬膜下血腫
- ▶若年者：片頭痛，副鼻腔炎
- ▶妊婦：妊娠高血圧症候群，静脈洞血栓症
- ▶肥満：睡眠時無呼吸症候群，静脈洞血栓症，特発性頭蓋内圧亢進症
- ▶鼻声：副鼻腔炎

　バイタルサインでは，片頭痛患者の多くは痛みのわりに血圧が低めである。一方，脳血管障害の患者ではさほど痛そうでなくても高値となりやすい。拡張期血圧が120mmHgを超えている場合は高血圧性脳症を考える。発熱は髄膜炎や副鼻腔炎などの感染症や巨細胞性動脈炎などの炎症性疾患を考える。肺炎や化膿性扁桃腺炎などでも激しい頭痛をきたすことがあり，頻度から考えても意識障害がなければまず全身疾患を検索すべきである。

3 定番の質問からわかること

❶ O：発症様式（Onset）
【発症日が数日前でもonsetはしっかりと聞くことが大切】
突然発症：脳血管障害，特に神経症状がない場合はクモ膜下出血や椎骨脳底動脈解離を考える。可逆性脳血管攣縮症候群も突然発症する。神経痛も突発的だが，持続時間が短く頻回に起こる。
急性発症：片頭痛や群発頭痛，新規発症持続性連日性頭痛は発症時の時刻がわかるレベルである。緊張型頭痛は亜急性〜慢性の発症様式で，急性発症でも午前・午後がわかる程度のあいまいさである。

❷ P：増悪・寛解因子（Provocative/Palliative）
【診察室で誘発させることも有用】
労作：片頭痛では日常生活が妨げられて横になることを好むが，緊張型頭痛では仕事はできる。逆に群発頭痛ではじっとしていられない。
咳，くしゃみ，いきみ，歩行で増悪：頭蓋内圧亢進状態，キアリ奇形，一次性咳

嗽性頭痛，静脈洞血栓症，頸椎症性頭痛

頸部の動きで悪化：頸椎症，後頭神経痛，crowned dens syndrome（回旋運動でも痛むのが特徴）

下を向くと悪化：副鼻腔炎，髄膜炎

坐位や立位ですぐに悪化：脳脊髄液減少症。ただし，経過が長くなるとこの変化が不明瞭になる。

咀嚼：顎関節症では開口障害や顎関節雑音の有無，あくびのときの痛みも確認。巨細胞性動脈炎では顎跛行も尋ねる。

眼球運動：視神経炎，外眼筋炎では目の動きで悪化する。

入浴：一般的に血管性頭痛で悪化する。可逆性脳血管攣縮症候群の誘因となることもある。

❸ Q：症状の性質・ひどさ（Quality/Quantity）

【痛みの表現だけで診断できることもある】

拍動性：片頭痛の20％程度は非拍動性である。痛みの極期には非拍動性になる。巨細胞性動脈炎も血管性頭痛になりうるが，持続痛が多い。硬膜動静脈瘻では拍動性の頭痛や耳鳴りをきたすことがある。

数秒間の電撃痛：後頭神経痛，三叉神経痛，一次性穿刺様頭痛，帯状疱疹，結膜充血および流涙を伴う短時間持続性片側神経痛様頭痛発作（SUNCT症候群）は三叉神経第一枝領域に起こる瞬間的な痛みを繰り返す疾患で不応期がない。

表面の痛み：帯状疱疹，巨細胞性動脈炎（髪を触ると痛む）

❹ R：随伴症状・部位（Related symptoms/Region）

二次性頭痛の疾患を浮かべながら随伴症状を尋ねるようにする。

【随伴症状】

神経症状：脳血管障害，脳炎・髄膜炎，脳腫瘍，脳幹性前兆を伴う片頭痛，片麻痺性片頭痛

嘔気・嘔吐：片頭痛，脳血管障害，脳腫瘍，急性狭隅角緑内障発作。緊張型頭痛では稀。

膿性鼻汁，後鼻漏，鼻声，味覚障害，耳閉感：副鼻腔炎
発熱：髄膜炎，脳炎，感染症全般，巨細胞性動脈炎，crowned dens syndrome，副鼻腔炎
顎跛行，舌の痛み：巨細胞性動脈炎
閃輝暗点（5分以上かけて緩徐発症し，持続時間は1時間以内）：片頭痛
片側の鼻汁，流涙，発汗，耳閉感：群発頭痛，SUNCT
頸部痛：椎骨脳底動脈解離，頸椎症，後頭神経痛，crowned dens syndrome
視力障害：緑内障では光の周囲に光輪が見えたり，視力が低下する。下垂体病変などによる視神経への圧迫で視野障害が生じる。球後視神経炎では片側の目の奥の痛みと視力低下をきたす。頭蓋内圧亢進状態の患者では頭痛と複視が頭蓋内圧の上昇する朝だけみられることもある。巨細胞性動脈炎では突然の視力障害が起こる。
肩，腰，臀部の痛みで起き上がりが困難：リウマチ性多発筋痛症を合併した巨細胞性動脈炎
抑うつ気分，興味の消失：うつ病
拍動性耳鳴り：硬膜動静脈瘻

【場所】
片側：片頭痛（40％），群発頭痛（100％），帯状疱疹，後頭神経痛（時に両側），副鼻腔炎，頸椎症，巨細胞性動脈炎は自発的には両側だが，圧痛に左右差がみられる。緑内障（時に両側）
前額部，鼻根部の奥，頬，頭頂部：副鼻腔炎。蝶形骨洞と篩骨洞では頭頂部に放散する。
後頭部：小脳テントより下の病変

❺ S：重症度・状況（Severity/Situation）

頭痛の程度だけでは診断できないことに注意する。
【重症度】
バットで殴られたような痛み：クモ膜下出血の痛みの程度は様々であり，これは痛みの程度よりもonsetを表現していると考えたほうがよく，軽い頭痛だか

ら大丈夫ということはない.

激しい頭痛：一般的にクモ膜下出血，群発頭痛，片頭痛，髄膜炎，神経痛，可逆性脳血管攣縮症候群を考える．

【状況】

月経，天気，寝不足，過眠：片頭痛

特定の部屋に行くと頭痛になる：一酸化炭素中毒では練炭を焚いている部屋や時間帯だけでみられることがある．

周囲に同様の症状：一酸化炭素中毒

首を動かした直後：椎骨脳底動脈解離

性行為：性行為に伴う一次性頭痛．ただし，初発では脳血管障害など二次性頭痛を考慮する．

飛行機の着陸時：飛行機頭痛は着陸時に20分ほど持続して，スーッと改善する．副鼻腔炎があると同じ症状を起こす．

亜硝酸塩，グルタミン酸を含む食事による頭痛：中華料理店症候群など

❻ T：時間経過・タイミング (Time course/Timing)

頭痛の発症時刻も鑑別に役立つ．

【時間経過】

悪化傾向：脳腫瘍，血腫，髄膜炎

同症状を繰り返す：一次性頭痛

持続時間：群発頭痛は15分〜3時間の頭痛が1日数回決まった時刻に1〜2カ月連日で起こり，数カ月〜数年おきに同様の発作を繰り返す．片頭痛は30分くらいで痛みがピークとなり，4〜72時間持続して，数週おきに再発する．

【タイミング】

起床時：脳腫瘍，睡眠時無呼吸症候群，頭蓋内圧亢進症，片頭痛，カフェインや薬物乱用頭痛，COPD，頸椎症

起床後〜午前中：うつ病，片頭痛

夜中2〜3時：群発頭痛

4 ルーチンの質問からわかること

頭痛患者に対するルーチンの質問から考えられることを以下に挙げる。

▶既往歴
- 免疫抑制状態:髄膜炎,リンパ腫
- 高血圧:脳血管障害,睡眠時無呼吸症候群
- 副鼻腔炎,アレルギー性鼻炎:副鼻腔炎
- 多発性嚢胞腎:クモ膜下出血
- 頭部外傷:慢性硬膜下血腫などは明らかな外傷歴がないことも多い。

▶生活歴:カフェインを200mg/日以上連日摂取していて,中断後,半日以降で離脱性頭痛が生じうる。

▶喫煙歴:群発頭痛の85%が喫煙者とされ,リスクとなる。

▶家族歴:片頭痛の50%,群発頭痛の5〜20%で家族歴がある。一親等以内の近親者にクモ膜下出血を認める場合の発症率は3〜7倍となる。

▶薬剤歴:鎮痛薬による薬剤乱用頭痛,ピルによる静脈洞血栓症,血管拡張薬による頭痛

▶曝露:一酸化炭素,鳩など鳥類や結核患者との接触があれば慢性髄膜炎も考慮する。

5 疾患が浮かばないとき

❶ Nature:病態生理学的に何系の疾患?

【疾患の性質から考えていく】
- 炎症(感染,自己免疫:発熱,寝汗,悪寒)
- 圧迫(腫瘍,血腫,動脈瘤,走行異常,頭蓋内圧亢進:徐々に悪化)
- 閉塞(塞栓,血栓,髄液の流れ:急性の変化)
- 出血(脳内,クモ膜下,硬膜外,硬膜下:出血の量,部位,スピードによる症状の変化)
- 拡張(血管性頭痛:拍動性頭痛)
- 裂ける(動脈解離:急性発症で持続痛,ときどき進行性)

- 浸潤（リンパ腫：血管支配に関係のないゆっくりとした進行）
- 牽引（脳脊髄液減少症：体位による変化）
- 外傷（慢性的な軽微な外傷も含む）
- 中毒・曝露（一酸化炭素，薬剤）

❷ Site：解剖学的にどこの部位？
【疾患を解剖学的に考えていく】
- 頭蓋内（脳血管，脳底部の硬膜，骨膜，三叉神経，舌咽神経，迷走神経）
- 頭蓋外（皮膚，神経，筋肉，血管）
- 頭頸部近辺からの放散（眼，耳鼻咽喉，歯，頸椎，心臓，頸部筋）
- 全身疾患（中毒，薬剤，発熱疾患，うつ病など心因性）

6 病歴を診断に使うために整理する

　しっかりと片頭痛の診断ができれば多くの状況で対応できる。長期間頭痛を繰り返しているが片頭痛に当てはまらない場合は，『慢性頭痛の診療ガイドライン』などを見ながら診断基準に当てはめていく。初発の頭痛やRed flag sign（表2）がみられる場合は二次性頭痛を鑑別する。

　頭痛は多くの疾患で随伴症状としてもみられるものであり，主病態なのか判断しづらい場合も多い。その場合，頭痛の出現が途中からであったり，頭痛以外の様々な全身症状がある場合はメインでない場合が多い。Red flag signがみられる場合と頸部へ放散する頭痛，常に同じ部位の頭痛，治療抵抗性頭痛，睡眠から目覚めるような頭痛，嘔吐を伴う頭痛，体位性頭痛などでは画像診断を行う。

Column 〈驚きの病歴シリーズ〉そんなことあるの？ やっぱり病歴は大事！

40歳代男性　頭痛にて紹介
▶ 1カ月前から続く右後頭部痛により，近医内科や脳外科でMRIを行うも「異常なし」ということで紹介となった。特に既往はない。

▶頭痛の病歴はこれまでになく，毎日の頭痛で持続痛。増悪・寛解因子は特になく，仕事も普通にできており，身体所見も何もなく元気そうであった。
▶1カ月前ではあったが，念のため発症様式を尋ねると，起床時に突然の右後頭部痛で始まっており，脳外科を受診したのはその1週間後であった。
▶MRIをよく見ると，椎骨動脈解離の所見がみられた。
➡日数が経っていても発症様式は必ず確認すべきと再認識した症例であった。

Column〈変な症状シリーズ〉 そういうことだったのね…！

60歳代男性　主訴：嘔吐，下痢，頭痛

▶「家族3人とも，今朝から吐いたり，下痢してるんですよ」と，家族そろって受診。妻と娘には「ノロウイルスかもね」と診断名を告げた。
▶患者が一番症状が強く，「今朝は下痢で漏らしました。でも，下痢は1回だけなんですよね」とのこと。なんとなく違和感を持ちながら，整腸薬を処方しようとしたときに，患者から「昨日から練炭を入れてるんですけど，関係ないですよね？」との質問あり。まさかの一酸化炭素中毒であった。
➡一酸化炭素中毒には下痢症状もあると教科書には記載されており，驚いたケースであった。

（西垂水和隆）

❷章 主訴別の問診を取るべきポイント

🔟 ふらつき

> **POINT**
> ▶ ふらつきの意味合いは様々であり，患者の意味するところを病歴聴取で明らかにしていく。
> ▶ めまいを「回転性めまい（vertigo）」「浮動性めまい（dizziness）」「前失神（presyncope）」にわける鑑別方法には限界があり，めまいを惹起するトリガーとめまいの持続時間をヒントにする診断方法が提唱されている。
> ▶ 病歴だけでなく，バイタルサインや診察室に入ってくる様子も手がかりにする。

1 ふらつき

　主訴には特異度が高いものと低いものがある。「突然発症の，バットで殴られたような人生最悪の頭痛」が主訴であれば特異度は高く，クモ膜下出血や可逆性脳血管攣縮症候群が主な鑑別となる。対して「ふらつき」や倦怠感といった症状は特異度が低い。「ふらつく」の意味合いは人によって様々であり，病歴でふらつきが何を意味しているかを聞いていく必要がある。

2 ふらつきの意味合い

　ふらつきには「めまい」のほか，「歩きにくい・歩きが安定しない」「体に力が入らない」「だるい」「疲れやすい」「気分が優れない・調子が悪い」「やる気が起きない」など幅広い意味が含まれる。

　ふらつきを正面から攻めるよりも，随伴症状から考えたほうが診断への近道となることも多い（表1）。たとえば発熱や悪寒戦慄を伴う「ふらつき」であれば「全身状態が悪くてふらふらする」と解釈して，感染症を主に考えることになるだろう。

　高齢者が急性のふらつきを訴える場合には，脳血管障害に飛びつく前にバイ

表1 随伴症状から考えるふらつきの鑑別診断

随伴症状	主な鑑別診断	稀な鑑別診断
頭痛	脳出血, 椎骨脳底動脈解離, 片頭痛	髄膜炎, 一酸化炭素中毒, 低髄液圧症候群
胸痛	急性冠症候群, 肺塞栓	心筋炎
腹痛, 腰痛	胃・十二指腸潰瘍, 子宮外妊娠	大動脈解離
嘔吐・下痢・食欲低下・出血	hypovolemia（血液量減少）	副腎不全
発熱・悪寒戦慄	肺炎, 尿路感染症など	リンパ腫など腫瘍熱
呼吸困難	貧血, 肺炎	肺塞栓
動悸	不整脈, パニック発作	
意識障害	脳血管障害, アルコールや薬物中毒	脳炎, Wernicke脳症, 一酸化炭素中毒
失神	迷走神経反射, 不整脈, 急性冠症候群, 肺塞栓, hypovolemia	クモ膜下出血, 脳血管障害
糖尿病	低血糖, 高血糖緊急症	

タルサインをチェックする。バイタルサイン異常があれば，ふらつきよりもバイタルサイン異常を追究したほうがよい場合も多い（例：低血圧・頻脈→胃・十二指腸潰瘍による出血性ショック，発熱・頻脈・頻呼吸→敗血症）。

3 めまいの考え方

ふらつきの代表格である「めまい」は，①回転性めまい（vertigo），②浮動性めまい（dizziness），③前失神（presyncope）にわけられる。回転性めまいには，良性発作性頭位めまい症（benign paroxysmal positional vertigo；BPPV）やメニエール病，小脳や脳幹梗塞が含まれ，前失神では起立性低血圧や不整脈といった心血管系を鑑別にする，というのが伝統的考え方である（**表2**）。

ところが，患者は「めまい」を明確に表現できないことがしばしばあり，不整脈や起立性低血圧の患者が「ぐるぐる回る」と訴えたり，内耳性めまい症の患者が明確な「回転」を言ってくれないことはよくある。

従来は「めまい」を3つの病型に分別することが鑑別の最初のステップとされていたが，トリガー（めまいを惹起する行動，たとえば起立や頭位変化）と症状

表2 症状別鑑別診断

症状の性状	考えるべき疾患
回転性めまい	急性前庭障害（中枢性または末梢性）
頭位性めまい	BPPV, 片頭痛, 中枢性頭位性めまい
ふらつき	両側前庭機能障害, 神経疾患（末梢神経障害, 脊髄症, 正常圧水頭症, 脳血管障害, 小脳疾患など）
非特異的めまい	起立性低血圧, 薬剤性, 薬物中毒, 心因性
失神・前失神	不整脈,（起立時に誘発されれば）起立性低血圧

BPPV：良性発作性頭位めまい症（benign paroxysmal positional vertigo）

表3 めまいの鑑別法

症候群	症状のパターン	よくある診断
AVS	急性発症, めまいが数日持続する。嘔気・嘔吐, 頭を動かせないという症状を合併することが多い	・前庭神経炎 ・内耳炎 ・小脳梗塞
t-EVS	間欠的めまい症, 頭位変化や起立時といった特徴的トリガーで惹起される。めまい自体は通常1分以内におさまる	・BPPV ・起立性低血圧 ・CPPV
s-EVS	間欠的めまい症, 発作は自然に起こる。トリガーはない。めまい自体は数分から数時間持続する	・片頭痛関連めまい（vestibular migraine） ・メニエール病 ・TIA
CVS	数週間～数カ月以上持続する慢性めまい症	・薬剤の副作用 ・不安障害 ・うつ病 ・後頭蓋窩腫瘍

AVS：急性前庭症候群（acute vestibular syndrome）
t-EVS：トリガーのある間欠的前庭症候群（triggered episodic vestibular syndrome）
s-EVS：自発的な間欠的前庭症候群（spontaneous episodic vestibular syndrome）
CVS：慢性前庭症候群（chronic vestibular syndrome）
CPPV：中枢性発作性頭位めまい症（central paroxysmal positional vertigo）
TIA：一過性脳虚血発作（transient ischemic attack）

（文献1をもとに作成）

表4 めまいの鑑別ポイント（症状の持続時間，誘因）

特徴	考えるべき疾患
症状の持続時間	
秒	BPPV, 不整脈（前失神，失神）
数分	TIA, パニック発作, 片頭痛
20分～数時間	メニエール病, 片頭痛
数日～数週間	前庭神経炎, 脳幹・小脳の脳卒中や脱髄, 片頭痛
持続性	固定した神経脱落症状, 両側前庭障害, 慢性中毒, 心因性
誘因	
頭位の変化	BPPV, 他の頭位性のめまい
月経, 寝不足	片頭痛
視界が動く	視覚性めまい
人混み, 高所	パニック発作
大きな音, Valsalva手技	瘻孔症候群
起立	起立性低血圧

（文献2より改変）

持続時間を組み合わせて鑑別を考えることを提唱する流派もある（**表3, 4**）[1,2]。

❶ 前失神 (presyncope)

まずは，前失神（presyncope）に該当するか聴取する．頻度が高いのは起立性低血圧や状況性失神である．

起立性低血圧の病歴のポイントは以下の通りである．

① 臥位から坐位，坐位から起立時をトリガーとすること
② 「目の前が暗くなる」「血の気が引く」「気が遠くなる」という感覚
③ 座ることで改善する

起立性低血圧のリスク因子についても聴取する．嘔吐や下痢といった脱水の病歴や，黒色便・血便など出血の病歴，前立腺肥大症で使われることの多いα遮断薬を代表とする降圧薬の使用，糖尿病やパーキンソン病（自律神経障害）の罹

患歴について聞く。

状況性失神のポイントは以下の通りである。

① 起立時ではなく，咳き込みや排尿・排便，強いストレス後（採血など侵襲的処置やがんの告知）といった典型的トリガーに引き続く発作
② しばしば前兆としてあくびを繰り返す
③ 冷汗や「体が熱くなる」，嘔気を伴う
④ 失神した後，短時間上肢を屈曲したり，目を上転させるなど痙攣様の動きがみられることがある

　前失神の中で危険なのは不整脈によるものであり，「前兆なしに倒れそうになる」パターンである。失神（一過性の意識消失）が伴えば，さらに確信が強まる。臥位や坐位でも発作が起こるときには起立性低血圧や状況性失神としてはいけない。

❷ 回転性めまい (vertigo)

　「回転性めまい（vertigo）」の中で頻度の高いものはBPPVである。患者は「回転するめまい」と訴えないこともあるが，視界や天井が動くなども"vertigo"を表現しているものと解釈できる。

　BPPVのポイントは，1回のめまいは短時間（1分以内）でおさまることである。患者は「ずっとめまいが続く」と訴えるが，よく聞けば1回の発作は短いが頭を動かすたびに発作が繰り返されるため「ずっとめまいが続く」と表現していることが多い。

　頭位変換でめまいが増悪するのは，メニエール病や小脳梗塞でも同様なので鑑別には使えない。頭位変換で発作が誘発でき，発作の持続時間が短いのがBPPVの診断ポイントとなる。BPPV患者は発作の間欠期に「なんとなくふわふわする」と訴えることがある。

　メニエール病や前庭性片頭痛のめまい発作の持続時間は数分〜数時間である。前庭神経炎はさらに症状が遷延する（数日〜数週）。

　発作持続時間が短い点で共通点の多い起立性低血圧との鑑別ポイントとして

は，「寝返りや上方を見上げる（物干し竿に洗濯物を干す，上の棚の物を取る）とめまいが起こる」と表現されればBPPVのような前庭性めまいと解釈できる。

一方，坐位から立位をとったら「めまい」がするときには，起立性低血圧を積極的に考えるべきである（頭位は変化していない）。

BPPVの病歴を示す患者の中でも，中枢神経疾患が隠れていることがある。頭痛，頸部痛，複視，構語障害，嚥下障害が合併していればBPPVとしてはいけない。

末梢性めまいと診断しても神経診察，特に脳神経麻痺と失調の所見がないか押さえたい。歩けない状態では無理に帰宅させないほうが安全である。

難聴や耳鳴りは蝸牛症状としてめまいの鑑別に有用である。BPPV，前庭神経炎，片頭痛は難聴を伴わないのに対して，内耳炎（ウイルス性など）も難聴をきたす。突発性難聴の発作時にめまいを伴う場合がある。

メニエール病は耳閉感・耳鳴・難聴を伴うが，頻度は稀である。脳梗塞は難聴を伴わないのが原則だが，前下小脳動脈（anterior inferior cerebellar artery；AICA）は前庭，蝸牛に血流を供給しているため，蝸牛症状を伴うめまいをきたしうることに注意する。

加齢に伴う難聴は頻度が高く，難聴がもともとある患者が回転性めまいを訴えるとメニエール病と診断してしまいがちであるが，高齢者では他の鑑別を十分に検討することが必要である。

片側の進行性の耳鳴り，難聴を伴う場合には聴神経腫瘍を考える。

❸ その他のめまい

回転性のめまいでも，前失神・失神でもない「ふらふらする，不安定」と表現される場合でも，前庭の問題（回転性めまいを起こすはずだが，患者はそう表現しない）や失神が含まれている可能性があることに注意したい。症状の性状だけでなく，誘因や随伴症状，持続時間に注意しながら検討する。

はっきりとしたトリガーがなく，数時間〜数日めまいが続くものとしては，前庭神経炎，メニエール病，小脳梗塞，前庭性片頭痛，一過性脳虚血発作などがある。

めまいが数週〜数カ月以上続く場合には，薬剤によるふらつき，不安障害やうつ病などが多くなる．

　失調，末梢神経障害，筋力低下，パーキンソニズムによる歩行障害も「ふらつき」と表現されることがあり，診察室に入ってくる様子や転倒歴が頻繁であれば歩行障害の鑑別から入るとよい（**表5**）．その場合，頭がくらくらする・回る

表5 歩行障害から考えるふらつきの鑑別診断

障害部位	頻度の高い疾患等	典型的病歴
頸髄	頸髄症	・両下肢のしびれ，上肢もしびれる ・箸が上手く使えない
後索	ビタミンB_{12}欠乏，神経梅毒	・味覚障害 ・足がどこにあるかわからない
末梢神経	糖尿病，アルコール性	・足がしびれる ・足がどこにあるかわからない ・針・水の上を歩いている感覚
運動中枢	脳梗塞	・まっすぐ歩けない（どちらかに寄る）
パーキンソニズム	血管性パーキンソニズム（パーキンソン病初期には歩行障害は乏しい）	・歩き始めに足が出ない
小脳	アルコール性小脳萎縮，小脳梗塞	・まっすぐ立っていられない ・倒れそうになる
前頭葉	多発脳梗塞，正常圧水頭症	・認知症，性格変化，尿失禁 ・足が床から離れない
下肢筋肉	筋炎，筋ジストロフィー	・足が上がらない ・ベッドから起きられない
起立性低血圧	降圧薬，自律神経失調（糖尿病，多系統萎縮症など）	・起きようとすると血の気が引くよう ・倒れそうになる
意識	肝硬変，尿毒症，熱中症	・調子が悪い ・言動の辻褄が合わない
薬剤性	眠剤，三環系抗うつ薬，プレガバリン，カルバマゼピン，抗ヒスタミン薬など	・薬を始めてからふらふらする
全身状態	肺炎，電解質異常，るい痩	・調子が悪くて起き上がれない

という表現よりは，足がふらつく，歩きにくいなど「足」の症状として訴えることが多い．体幹失調がなければ，坐位では症状はなく，立位や歩行で症状が顕在化する．

視界が揺れる・動くためにふらふらすることがある．動揺視は前庭機能低下の症状であり，髄膜炎後やアミノグリコシドによる耳毒性，脳幹や小脳の病変が原因となることがある．

複視もふらふらするという主訴になることがあり，「物が二重に見えるか，ぐらついて見えるか」を聴取し，診察時に確認するとよい．

◎

慢性のふらつきは不定愁訴のような印象を持ちがちである．既に他院でいろいろ検査をされて異常がないとされ，それでも症状が続く患者は医師にとってもチャレンジである．体重減少や転倒などのRed flagsがなければ，家庭や仕事場などでストレスを抱えていないか，社会心理的な病歴を積極的に聴取する．

不定愁訴のように聞こえる身体疾患としては，甲状腺機能異常，副腎不全，シェーグレン症候群，低髄液圧症候群，重症筋無力症，褐色細胞腫が稀に診断されることがあるが，不安障害やうつ病の疾患頻度のほうが高いだろう．

体位性頻脈症候群（postural tachycardia syndrome；POTS）[3]は，立ち上がると立ちくらみや動悸を訴え，横になると症状が軽快することを特徴とする若年に多い疾患で，立位を取っていないときにも易疲労感，不安，思考・集中・記憶力の低下（ブレインフォグ），過敏性腸症候群の症状，不眠，頭痛など多彩な身体症状を呈する．新型コロナウイルス感染後にPOTSを発症する報告が多数なされている．

> **Column 〈驚きの病歴シリーズ〉そんなことあるの？ やっぱり病歴は大事！**

80歳代男性　めまいで紹介

▶高血圧と脂質異常症の既往があり，元気だが難聴のある80歳代男性が「めまい」で救急を受診した．めまいの病歴は難聴もあって上手く聞き出せないが，「耳がゴーッと鳴ってからめまいが来る」と繰り返し訴えている．

- バイタルサインや身体所見は正常で，受診時にはめまいもないので「末梢性めまい（メニエール病疑い）」として帰宅となった。
- 数日後の内科外来でも「毎日数回めまいがする」「めまい発作の前に耳がゴーッと鳴る」と言う。同伴の家族によると発作時に倒れるという。毎日発作を起こしているため不整脈による失神発作と考え入院としたところ，頻回の完全房室ブロックが検出された。

➡ 「耳がゴーッと鳴る」という耳鳴り症状からはメニエール病によるめまいと思われたが，失神するという部分に着目すべき症例であった。難聴と耳鳴り，めまいの組み合わせから安易にメニエール病としてはならず，家族からの目撃情報が重要であった。不整脈に伴う失神・前失神の前駆症状として耳鳴りが報告されている[4,5]。

> Column〈変な症状シリーズ〉 そういうことだったのね…！

70歳代男性　帯状疱疹治療後にふらつきが出現

- 高血圧，脂質異常症の既往あり。ADLは自立。受診2週間前に左上腹部の帯状疱疹に罹患した。かかりつけ医から抗ウイルス薬が処方され皮疹は約1週間で痂皮化したが，左上腹部の痛みは残存していた。同時期から歩行時にふらつきが出現した。転倒はないが，ふらつきのために家の中でも伝い歩きをするようになった。発熱，頭痛，手足の動かしにくさ，嚥下困難，話しにくさ，耳鳴り・難聴はない。脳梗塞を心配して予約外で総合病院の外来を受診した。
- バイタルサインは正常，意識清明。外耳道や咽頭に異常なく，項部硬直はない。左側腹部から背部にかけて痂皮化した皮疹がある。神経所見では脳神経の異常はなく，眼振を認めない。四肢の感覚・筋力は正常。腱反射も左右差なく正常，バビンスキー（Babinski）反射は陰性。鼻指鼻試験は正常。坐位では失調はないが，立ち上がるとふらつく。ロンベルグ（Romberg）徴候は陰性。歩行でふらつき，継ぎ足歩行は不可であった。起立性の血圧・脈の変化はなかった。

- ▶水痘・帯状疱疹ウイルス（VZV）は様々な神経合併症を引き起こす[6]。最も多いのは神経根から遠位にウイルスが波及して神経痛と皮疹を生じる帯状疱疹だが，神経根から中枢に波及して脳炎・髄膜炎・脊髄炎をきたすことがある。また，血管炎によるTIA・脳梗塞症状を呈することがある。
- ▶本症例の歩行時のふらつきは体幹失調を認めるため，小脳梗塞が考えられた。高血圧・脂質異常症という心血管リスクを有するため，脳MRIを施行したが，加齢に伴う陳旧性変化以外に異常はなかった。
- ▶患者の家族にお薬手帳を持参してもらったところ，帯状疱疹に対する抗ウイルス薬と同時にプレガバリン75mg 1日2回が処方されており，ふらつきは薬剤性と判断した。プレガバリンを中止したところ，ふらつきは消失し，帯状疱疹後疼痛の増悪もなかった。
- ➡高齢者では薬剤による有害事象のリスクは高い。内服薬を最初からしっかりと確認すべきであった。

文献

1) Edlow JA：Emerg Med Clin North Am. 2016；34(4)：717-42.
2) Bronstein A, 他著／井口正寛, 監訳：症状や所見からアプローチする めまいのみかた. メディカル・サイエンス・インターナショナル, 2020.
3) Bryarly M, et al：J Am Coll Cardiol. 2019；73(10)：1207-28.
4) Goto F, et al：Auris Nasus Larynx. 2012；39(5)：531-3.
5) Yetkin E, et al：Int J Cardiol. 2015；198：93-4.
6) Kleinschmidt-DeMasters BK, et al：Arch Pathol Lab Med. 2001；125(6)：770-80.

参考文献

- 金城光代, 他編：ジェネラリストのための内科外来マニュアル. 第3版. 医学書院, 2023.

（金城紀与史）

11 浮腫

> **POINT**
> ▶片側性浮腫なら局所の原因を考え，両側性浮腫なら全身性疾患を考える。顔面および両手の浮腫は全身性を考えてから，局所性の原因を考える。
> ▶上肢の浮腫は異常であり，必ず原因疾患を探す。
> ▶全身（両側）性浮腫では，心臓，腎臓，肝臓，甲状腺疾患と同時に内服薬を確認する。
> ▶50歳以上の浮腫は複合的な原因による。両側性浮腫であっても，静脈還流不全が最多である。

1 「浮腫」を主訴とするときの病歴
❶「どうして浮腫に気づいたか」を聞く
急性発症：片側性（局所性）では，急に病態が進行する外傷，血管浮腫，Baker囊胞破裂，蜂窩織炎，結晶性関節炎（痛風など）が考えやすい。両側性（全身性）では，心不全や腎不全に関連した全身症状（息切れ，体重増加，乏尿など）を確認する。

「繰り返す」急性発症の浮腫：1時間以内の急峻な立ち上がりの浮腫なら血管浮腫，24時間以内で疼痛を伴う浮腫なら結晶性関節炎，慢性リンパ浮腫の背景に局所性に，1年に何度も繰り返し悪化する浮腫なら蜂窩織炎がある。

慢性経過：「どうして浮腫に気づいたか」は，全身症状の乏しい慢性経過を確認する上で重要である。「たまたまマッサージしたら気づいた」という下腿浮腫で，全身症状がなく，50歳以上の場合，静脈還流不全または薬剤性による浮腫の可能性が高い。

❷ 浮腫の広がり方

　全身性浮腫に局所性の原因が合併しているのかを判断するのに役立つ．左右差のある浮腫では，麻痺側やパーキンソン病の症状が強い側にむくみが強い．右臥位を好む場合は，右眼や右上肢に強い浮腫がみられる．

　眼瞼浮腫と下腿浮腫がほぼ同時に出現する場合，血管浮腫やネフローゼ症候群を考える．早期の心不全や肝硬変では，眼瞼浮腫は稀である．

❸ 下肢挙上にて改善するか

　体位性浮腫（dependent edema）は重力により悪化し，静脈圧上昇に関連する静脈還流不全や心不全では下肢挙上で改善する．一方，甲状腺機能低下症に伴う浮腫や脂肪浮腫は，体位による改善は乏しい．

2 局所（片側）性 vs. 全身（両側）性の診察と病歴を行き来する

　下肢の浮腫では両下肢のズボンをたくし上げてもらい，浮腫の箇所を一部触診しながら，局所（片側）性なのか，全身（両側）性なのかを考えながら，顔面や上肢，腹部の浮腫の有無を確認する．

　むくみの分布と圧痕性浮腫（pitting edema）の所見を確認しながら病歴と行き来する．

【圧痕性浮腫と非圧痕性浮腫】

- ▶圧痕性浮腫では，液の粘稠度を反映する．圧痕の回復に要する時間により，fast edemaとslow edemaに分類される．10秒間前脛骨面を圧迫した後，圧痕が消失するまでの時間をみる．
- ▶低アルブミン血症による浮腫は間質の蛋白濃度が低いので，凹みが40秒以内で元に戻ることからfast edemaとなる．心不全や静脈閉塞による浮腫は静脈圧が高いため，凹みが戻りにくい（40秒以上）slow edemaとなる．
- ▶一方，非圧痕性浮腫では，間質の脂肪や糖蛋白に水分が取り込まれて凹まない．甲状腺機能異常，リンパ浮腫，血管浮腫，脂肪浮腫などがある．

表1 局所（片側）性浮腫で疑われる疾患

- 深部静脈血栓症
- 血管浮腫
- うっ滞性皮膚炎，慢性静脈還流不全
- 蜂窩織炎，丹毒
- リンパ浮腫（リンパ管炎，骨盤内腫瘍，後腹膜線維症）
- 手足の関節炎に伴う浮腫（RS3PE症候群，パルボウイルス感染症など）
- Baker嚢胞破裂
- 複合性局所疼痛症候群（CRPS）
- 上大静脈症候群
- 虫刺され

❶ 局所（片側）性浮腫（表1）

【急性発症】

　深部静脈血栓症リスクのため，Wellsスコアに関連した質問をする。特に，半年以内のがんの既往，下肢の麻痺，3日間以上の臥床や4週間以内の手術歴は，問診で確認できるリスク因子である。

蜂窩織炎疑い：数時間で急性発症した足関節周囲の発赤腫脹と歩行困難があれば，深部静脈血栓症のほかに関節炎の波及（痛風・偽痛風）も考え，診察では関節炎か関節周囲炎の合併かを評価する。

　急性発症の腓腹筋腫脹（疼痛も伴う）は，深部静脈血栓症との鑑別としてBaker嚢胞破裂を考える。膝関節症（変形性関節症や関節リウマチ）の既往があると疑いやすい。

【（急性～）亜急性発症】

　基礎疾患のない若い女性が，夏から秋にかけて数日で悪化する両足の浮腫で受診し，関節の痛みは伴わず，むくみで靴が入らなくなったなどと訴える場合は，非反復性好酸球性血管性浮腫（non-episodic angioedema with eosinophilia；NEAE）を疑う。好酸球増多（6,000～20,000/μL）と併せて診断する。

　高齢者における数日前からの両側手背の浮腫はRS3PE症候群を疑う。リウマチ性多発筋痛症の亜型と考えられ，朝のこわばりを特徴とする。若年者なら，手指関節炎をきたすパルボウイルス感染について，先行感染の病歴を聴取

する。

片側(時に両側)の手背浮腫では，外傷や手術歴を確認し，これらがきっかけとなった複合性局所疼痛症候群(complex regional pain syndrome；CRPS)を疑う。自覚症状として左右差のある皮膚感覚異常や温度差，痛みなどがないか聞く。

【(亜急性～)慢性発症】

色素沈着を伴う浮腫が下腿(片側または両側)でみられる場合，いつ頃からむくみが繰り返されていたか問診する。所見からはうっ滞性皮膚炎が最も疑われる。悪化すると発赤や疼痛を伴って蜂窩織炎と鑑別が難しくなる。

膝の変形性関節症，脳梗塞後の片麻痺でも慢性に片側性の浮腫を認める。

リンパ浮腫は，リンパ循環に弊害が出るような基礎疾患(乳癌や子宮癌治療のリンパ節切除後など)，二次性にリンパ浮腫をきたす原因として繰り返す蜂窩織炎や慢性静脈還流不全などがある。

> **【顔面に限局する浮腫】**
> ▶全身性浮腫の原因としてネフローゼ症候群や炎症，外傷，血流障害，腫瘍，アレルギーに関連した病歴を確認する。
> ▶急性の片側眼瞼浮腫では，丹毒，眼窩周囲蜂窩織炎，前頭洞の副鼻腔炎，皮膚筋炎を念頭に問診する。特に，眼窩蜂窩織炎は眼窩内の炎症により視覚障害や眼球運動時の痛みを伴うもので，眼窩隔膜前蜂窩織炎のような眼瞼の表面のみの感染とは異なるため，きちんと問診する。

❷全身(両側)性浮腫(表2)

表2 全身(両側)性浮腫で疑われる疾患

- 心疾患：うっ血性心不全，収縮性心膜炎，肺高血圧症
- 腎疾患：ネフローゼ症候群，腎不全
- 肝硬変
- 甲状腺機能亢進症・低下症
- 薬剤：カルシウム拮抗薬，ピオグリタゾン，ホルモン製剤，甘草，NSAIDs
- 特発性，月経前症候群
- 低アルブミン血症(蛋白漏出症候群，低栄養)

【薬剤性】

全身症状がないとき，必ず確認する．特にカルシウム拮抗薬によるものが多い．そのほか，NSAIDs，ステロイド，ピル，ピオグリタゾンなどは，ナトリウム（Na）貯留による体液量増加をきたす．

【心・肝・腎・甲状腺・低アルブミン血症，薬剤に原因が見つからないときに考えること】

50歳以上で両側性浮腫であっても，静脈還流不全が原因であることが多い．

体位性浮腫は重力依存性に浮腫を生じることから，病歴を聞かないとわからない．長時間座っているだけでも臥位と比較すると，レニン・アルドステロン濃度は上昇し，Naの再吸収も尿細管で増加する．

特発性浮腫は閉経前女性に起こり，日内変動が大きい．明らかな原因がないのに両下腿浮腫を繰り返す人では，ネットなどで購入した下剤や利尿薬を乱用している可能性も考えておく．

Refeeding症候群は，過度の炭水化物制限をしているアスリートか，またはダイエットを行っていないかを確認する．炭水化物の摂取再開によるインスリンの急激な増加が，カリウム（K）やリンを細胞内へ，Naを細胞外にためてむくみが起こる．

月経前症候群は，排卵後から生理開始時期まで3～10日続く．黄体期に浮腫が悪化したときには，体重が数kg単位で上下する．

Column 〈驚きの病歴シリーズ〉そんなことあるの？やっぱり病歴は大事！

30歳女性　主訴：全身の浮腫

▶特に既往のない健康な2児の母．来院日の起床時，前日からわずかに自覚していた足背から下腿にかけての浮腫と手指浮腫が悪化．指輪もはめにくくなり，浮腫による下肢痛により家の中で動くのも辛いためEC（救命救急センター）来院．「保育士の仕事を休むほどの辛さ」と表現する．

▶上気道症状（咽頭痛，頭痛，咳）で1週間前から市販薬のイブを連日内服していた．発熱，関節痛，痰，消化器症状はなし．体重増加，息切れ，腹部膨満感

なし。生理前後での変化なし。定期内服薬もなし。
- ▶バイタルサイン正常，BMI 32，心雑音なし。下肢浮腫は圧痕を残さず。両側腓腹筋全体に圧痛あり。
- ▶ECにて，血算＋白血球分画正常，腎機能・肝機能正常，蛋白尿なし。下腿深部静脈血栓なし（下肢静脈エコー），胸腹部CT異常所見なし。「リンパ浮腫疑い」でEC受診3日後，総合内科外来受診。手指・下腿の浮腫はやや改善しているが大きくは変わらない。診察上，顔面がやや紅潮，両側前腕にわずかに淡い紅斑を認める。他覚的浮腫なし。
- ▶「もともとむくみやすい人の原因不明の浮腫」という程度に判断されたが，病歴を確認するとNSAIDs連日服用による浮腫の可能性，さらにkey wordとして「上気道症状軽快後」「顔面・四肢が淡く赤くなった頃からの急性発症の四肢の浮腫」「保育士として0〜5歳児を担当」という病歴を確認し，パルボウイルス感染症を疑った。その後，パルボウイルスIgMが陽性であった。
- ▶パルボウイルス感染症はウイルス感染期間とその後の免疫反応期間の二相性になることが多く，発症時は上気道症状，臨床経過の第二相では関節症状，浮腫，全身性エリテマトーデスに類似する皮疹などの症状を呈し，その後自然寛解する。
- ➡本症例は2週間後の外来で経過を確認し，軽快していた。他覚的浮腫をはっきり認めないとき，疑った病歴を掘り下げて聞き出すことにより，余分な検査をせずに経過を観察し，予想していた経過で自然軽快した症例であった。

Column〈変な症状シリーズ〉　そういうことだったのね…！

50歳代男性　主訴：急性の腰痛

- ▶患者は生来健康だが，急性発症の腰痛にて救急受診となった。来院2日前，夜間しだいに腰痛が出現し，翌朝38℃の発熱と腰痛悪化のため歩行できず，トイレも這って行き，自宅安静にて経過をみていた。来院前日，解熱するも腰痛が持続し，受診となった。
- ▶先行する外傷なし。定期内服薬もなく，飲酒はビール週3回程度，会社員で

週1回ランニングを行う。受診時発熱はなく，全身状態は良好でゆっくり歩行可能。診察では心雑音なく，四肢末梢に皮疹なし。腰椎1〜2レベルに圧痛あり，安静にて軽減，体動で悪化する。血液検査にて炎症反応の上昇あり，尿検査は正常。

▶入院後，腰椎MRIにて「L1〜2レベル椎間関節領域に高信号域あり，化膿性椎体炎の疑い」と読影された。血液培養検査は複数回で陰性，胸壁心エコーでは疣贅を認めず，NSAIDsの服薬を開始した。

▶2日後，腰痛はほぼ改善し，抗菌薬の加療はせず。日常生活レベルは問題なく，帰宅となった。

▶再度の問診にて，受診前にスポーツ大会があり終了時にビールを大量飲酒して就寝した夜，腰痛が出現したとのこと。過去5年以内に，大量飲酒後に足関節や足趾付け根の痛みでNSAIDsを服用し，1〜2日で軽快することが数回あったとのこと。入院時の尿酸値は6.8mg/dLだった。

▶退院1週後には，さらに腰痛は改善し，抗菌薬の投与なしで炎症反応も陰性化していた。

▶2〜3週後の腰椎MRIでは，「所見の改善はあるが，化膿性椎体炎は否定できない」というコメントだった。臨床像から痛風による椎体炎と判断し，そのまま抗菌薬は処方せず，尿酸降下薬およびコルヒチンによる治療となった。

▶1カ月後フォローでは，腰痛はさらに改善していた。痛風性椎体炎と診断した。

➡同様の報告は複数あるも，本症例のように化膿性椎体炎との鑑別が困難である。病歴でいかに痛風らしさを確認し，その後の臨床経過も含め，対立する鑑別診断との相対的比較にて「その疾患らしさ」を検証しつづける必要性が，学びとなったケースだった。

（金城光代）

❷章 主訴別の問診を取るべきポイント

12 意識消失

> **POINT**
> ▶意識消失の診断は病歴が最も重要である。
> ▶特に目撃者からの情報が大切であり，来院していない場合は電話してでも情報を得る。

1 一過性意識消失の分類と鑑別

　一過性意識消失とは，急性発症で，短期間で自然と完全に意識が戻る意識消失である。そのため来院時に意識レベルが完全に正常でない場合は，意識障害として鑑別を考えていく必要がある。

　一過性意識消失の二大疾患は失神と痙攣であり，まずはこの鑑別を行い，失神と考えられた場合には反射性失神，起立性低血圧に伴う失神，心原性失神のどれに当たるかを鑑別する（図1）。

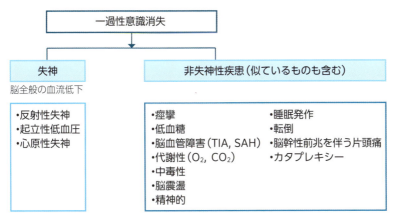

図1 一過性意識消失の分類
TIA：一過性脳虚血発作，SAH：クモ膜下出血

2 失神と痙攣の鑑別

患者は意識消失しているため,本人からの情報収集が困難なことが多い。目撃者から詳細に聞き出すことが最も重要であり,来院していなければ電話をしてでも情報を取るべきである。発作前と発作中,発作後にわけて,表1の項目について質問をして鑑別していく。

表1 失神と痙攣の鑑別

	失神	痙攣
発作前		
誘因, 状況	あり (不整脈ではなし)	なし (予兆はありうる)
直前の症状	動悸, 嘔気, 熱い感じなど	デジャヴ (既視感), 匂い・味など
既往歴	なし, 心疾患, パーキンソニズム	てんかん, アルコール, 脳卒中
発作中		
顔色	青 (顔面蒼白)	赤 (怒責,その後チアノーゼとなる)
冷汗	あり	なし
首, 眼位	首は下がる, 眼球上転	一方向に持続的
意識消失時のトーヌス	弛緩性 (長時間では緊張)	緊張 (稀に弛緩性痙攣)
呼吸	保たれる	無呼吸後の失調性呼吸, 叫び声
徐脈	迷走神経ではあり	なし (頻脈が多い)
痙攣	意識消失後に数秒	いきなり数十秒以上
意識消失時間	20秒以内 (坐位だと長い)	長い (30秒以上)
発作後		
舌咬傷, 泡	なし (あっても舌先端)	あり (舌側縁)
尿・便失禁	なし (ときどき尿失禁)	あり
回復	早い	ゆっくり (意識朦朧)
回復後の症状	迷走神経では嘔気	意識障害, 興奮
逆行性健忘	なし	あり
トッド麻痺	なし	ありうる
怒責による点状出血	なし	ありうる
褥瘡	なし	ありうる

❶ 発作前

【誘因があったか？　どのような状況で起こったか？】

　心原性失神ではまったく誘因はないが，起立性低血圧では起立や坐位への体位変換がある．反射性失神の多くで誘因がある（後述）．

　てんかんによる痙攣では起床後1時間以内が多く，睡眠不足やストレスが誘因となりやすいが，直前の誘因ではない．

【直前の症状はどうだったか？】

　失神では血の気が引く感じ，冷汗，嘔気，「体が熱い感じ」などを感じる．心原性では動悸や胸痛を感じているかもしれない．

　てんかんによる痙攣では，デジャヴ（既視感）や変な匂い・味を感じたり，「お腹に突き上げるような」感覚や鳥肌が立つ場合もある．

❷ 発作中の患者の様子（目撃者からの情報収集）

　失神患者では顔面蒼白，冷汗がみられ，全身的なトーヌスが低下してだらりとしている．心原性以外では呼吸は保たれているか，過換気の場合もある．痙攣がみられる場合，意識を消失してから起こり，ミオクローヌス様にピクッピクッと数秒間の発作となる．発作後に顔面紅潮がみられることもある．

　痙攣では発作中トーヌスは亢進し，首が一方向に回転して，眼位も一方向に向いていることが多い．顔面は，怒責中は赤くなり，その後無呼吸のためにチアノーゼとなる．その後しばらく失調性の呼吸となる．冷汗はない．

❸ 発作後の患者の様子（目撃者の情報や医師の診察での確認）

　失神患者での回復は早く，すぐクリアになる．前兆もなく倒れて顔面損傷を起こしている場合は心原性が疑われる．

　痙攣患者ではしばらく興奮状態であることや意識レベルが戻らなかったり，トッド麻痺がみられたりして回復が遅い．逆行性健忘もみられ，発作前の記憶がない．舌咬傷や尿・便失禁がしばしばみられる．また，痙攣では声帯が閉じた状態となって怒責がかかり，顔面の点状出血がみられたり，痙攣後の深昏睡状態によって褥瘡ができることもあり，それぞれ診断の手がかりとなる．

以上の病歴聴取から痙攣の可能性が下がった場合に，失神を考慮する。

3 失神の分類と病歴聴取

改めて失神の3分類のどれに当てはまるかを考えるために**表2**のような病歴聴取を行い，鑑別していく。

表2 失神の鑑別

	反射性失神	起立性低血圧	心原性失神
誘因，状況	立位，状況，感情など	起立直後，出血，脱水	なし，労作，臥位
直前の症状	嘔気，熱い感じなど	眼前暗黒感	なし，胸痛，動悸
既往歴	なし	パーキンソン病，糖尿病	心疾患
冷汗	あり（前後）	あまりない	あまりない
年齢	若年から高齢まで	高齢者に多い	高齢者に多い
発作の回数	長年，複数回	頻回のことあり	少ない
体位	立位や坐位	立位直後	関係ない（臥位でも）
発作後の症状	嘔気，冷汗	なし	なし
薬剤	なし	降圧薬，抗コリン薬	催不整脈な薬剤
脈拍	徐脈	頻脈・不変	触れない，頻脈，徐脈
身体所見	なし，頸動脈洞マッサージ	パーキンソニズム	心雑音
回復	少しゆっくり	すぐ	すぐ
検査	tilt table test	active standing test	心電図，心エコー

❶ 反射性失神

最も頻度が高いため，この失神を第一に考えて詳しく病歴聴取を行う。以下に誘因を挙げるが，これらの誘因が明らかでない場合もある。

基礎疾患：何もない人でも起こる。若年者や高齢者に多い。

直前の状況：採血，腹痛時，咳，排尿後，排便でのいきみ，笑い，楽器演奏，食後，運動後，頸動脈洞刺激，嚥下

感情：緊張，恐怖，ストレス，痛み，混雑，暑さ

体勢：長時間の立位や坐位

前駆症状：冷汗，めまい，目の前が暗く・白くなる，耳が遠くなる，耳鳴り，動悸，あくび，熱い感じ・寒い感じ，嘔気，顔面蒼白，徐脈などがあり，「何かおかしい，倒れそうだ」という感覚がある。ただし，高齢者ではこれらの前駆症状の自覚が乏しいことが多く，突然倒れたということになり，心原性失神と紛らわしい。

回復：基本的に臥位になっているだけで自然と症状は改善するが，一時的な下肢挙上も有効。長時間坐位や，食後に失神した高齢者では臥位にしない体勢でいると回復が遅れる。回復途中で頭位挙上を行うと再発したり，転倒したりする。

❷ 起立性低血圧

基本的に体位変換がない限り起こさない。

基礎疾患：パーキンソン病や多系統萎縮症などの原発性自律神経障害，アミロイドーシスや糖尿病，アルコール中毒などの二次性自律神経障害，利尿薬や排尿改善薬，降圧薬，抗うつ薬などの薬剤性，消化管出血や脱水，貧血などの基礎疾患がある場合が多い。

直前の状況：臥位や坐位からの立位，臥位からの坐位などの頭部挙上で誘発される。

前駆症状：血の気が引く感じ，目の前が真っ暗になる感じ。ただし高齢者では乏しい。

回復：基本的に臥位になっているだけで自然と症状は改善するが，消化管出血などでは改善しない点に注意する。

❸ 心原性失神

致死的となりうるため，重要である。高齢者，男性では疑う。

基礎疾患：弁膜症（大動脈弁狭窄症），心筋症，低心機能，左房粘液腫，不整脈（頻脈・徐脈）

直前の状況：前駆症状がまったくない，臥位で発症，運動・労作時の発症，失神前の胸痛・動悸などが心原性失神を疑う病歴となる。

前駆症状：冷汗は意外と少ないとされる（すぐに倒れるため）。体位変換のたびに失神する場合は左房粘液腫を疑う。

回復：致死性不整脈でなければ，すぐに完全に回復する戻りの早さも特徴。

Column〈驚きの病歴シリーズ〉そんなことあるの？ やっぱり病歴は大事！

63歳男性　失神のケース

▶ 2カ月前に急性心筋梗塞に伴う心不全で挿管され，心室瘤の指摘のある患者。その他に高血圧，糖尿病，脳梗塞，慢性腎機能障害があり，インスリンも使用中。

▶ 来院当日，夕方から職場に行こうと歩いていたところ，足がガクガクして力が入らなくなった。その後は記憶がなく，横断歩道で患者が倒れているところを歩行者が発見して救急搬送された。

▶ 来院時のバイタルは，血圧：140/75mmHg，脈拍数：96回/分，呼吸数：20回/分，SpO_2：92％，体温：36.4℃，意識レベルはJCS 1桁でいまひとつはっきりせず，ぼーっとしていた。救急隊によると現場ではうつ伏せで倒れていたが，バイタルはほぼ正常。呼びかけに開眼するも，発語はなかったとのこと。その後，当院受診までの20分間で，徐々に意識レベルが良くなってきたとのことであった。

▶ 心血管系のリスクがかなり高いため，心原性の失神が懸念された。しかし，発見時意識障害がまだある状態でバイタルに問題がなく，その後徐々に意識が戻ってくるという回復の仕方からは心原性は考えにくかった。状況からも誘因となるイベントはなく，その他の失神の可能性は低く，痙攣が最も疑われ，脳波検査から以前の脳梗塞による症候性てんかんの診断となった。

➡ 詳細な病歴，特に現場での状況やその後の経過をしっかり情報収集することで診断に至った。

参考文献
- 金城光代，他編：ジェネラリストのための内科外来マニュアル．第3版．医学書院，2023．

（西垂水和隆）

❷章 主訴別の問診を取るべきポイント

13 腰背部痛

> **POINT**
> ▶筋骨格系疾患による割合が多いが,胸腹部臓器疾患の可能性を忘れない。
> ▶体動で悪化する腰背部痛はADLをイメージしながら,姿勢や増悪・寛解因子から障害部位を予測する。
> ▶Red flagを念頭に置いて,見逃してはいけない疾患群を想起する。

1 「腰」のどこが痛いか

　腰痛は非常に一般的な症状である。わが国における腰痛の有病率は約38％と報告されており[1]，令和4年の国民生活基礎調査[2]によると，日本人の有訴者率の高い症状として男女ともに1位を占める。表1[3]に示すように，97％は機械性腰痛で，うち70％が腰椎捻挫とされ非特異的腰痛に分類される。多くが整形外科的疾患であるため，腰痛が主訴だと聞くと気を抜いてしまいがちだが，数％に非機械性椎体疾患や内科性疾患が含まれており，足をすくわれないよう注意が必要だ。

　患者の「腰が痛い」という訴えには多くの意味合いやバリエーションがあり，背部痛や側背部痛，仙骨部痛，側腹部痛，臀部痛，坐骨痛…などのように，いざ聞いて診てみると医療者の認識とのギャップに気づくことがある。患者は「腰が痛い」と言っていても，

表1 腰痛を起こす疾患の頻度

疾患	頻度(%)
機械性腰痛もしくは下肢痛	97
腰椎捻挫	70
椎間板や椎間関節変性	10
椎間板ヘルニア	4
圧迫骨折	4
脊柱管狭窄症	3
腰椎すべり症	2
外傷性骨折	<1
先天性疾患	<1
非機械性の椎体疾患	1
悪性腫瘍	0.7
炎症性関節炎	0.3
椎体感染	0.01
非椎体性疾患（内臓疾患など）	2

（文献3をもとに作成）

どこが痛いのかをはっきりさせる必要があり，手っ取り早い聞き方として，「どこが痛むか指を差してもらえますか？」と尋ねるとよい。このようにして，痛みの中心を特定することが，誤解なく診療を進める最初の一歩である。

2 onsetにこだわる

　どのような症状においても，病状のonsetの聴取にこだわることから始まる。痛みが発生したときに何をしていたかをはっきりと覚えている場合や，数秒〜数分でピークを迎えたといった突然発症の病歴の聴取（☞1章B1）ができれば，緊急疾患が隠れている可能性が上がるため，「TROP」〔（突然発症をきたす病態の頭文字を取って鑑別を想起する記憶術（mnemonics）〕[4]（表2）と解剖学を駆使し，見逃してはいけない疾患群を瞬時に想起する。この場合はのんきに問診を続けるべきではなく，ポイントを絞って問診し必要な診察や検査へ移行したほうがよい。

❶筋骨格系疾患の問診

　背部痛を大きく分類すると，筋骨格系疾患と内臓系疾患によるものに分類される。両者の鑑別ポイントを明確にしながら，問診のコツを概説する。

表2 突然発症をきたす背部痛

		心血管	肝胆膵	消化管	腎泌尿器	女性生殖器	脊髄
T	Tear Torsion (裂ける,捻れる)	・大動脈解離		・孤立性内臓動脈解離		・卵巣茎捻転	
R	Rupture (破れる)	・大動脈瘤破裂	・肝細胞癌破裂			・異所性妊娠 ・卵巣出血 ・チョコレート囊胞破裂	・硬膜外血腫
O	Obstruction (詰まる)	・心筋梗塞	・胆石発作 ・結石性胆管炎	・絞扼性腸閉塞	・尿管結石 ・腎梗塞		・脊髄梗塞
P	Perforation Penetration (穴があく,穿通する)			・消化管穿孔			

突然発症ではなく，ひとまず急性〜慢性発症だとわかれば"腰を据えて"鑑別を行っていく。背部痛における鑑別の第一歩として，まず「動くと悪くなりますか？」などと，体動による症状増悪の有無を尋ねたい。

背部痛は腹部臓器における疼痛によって生じる場合もあり，膨大な鑑別を強いられるが，体動によって増悪する際には脊椎を含む筋骨格系に起因する痛みを考えやすくなる。体動痛の確認ができたら，姿勢にも注目しながら，詳しい日常動作での増悪・寛解姿勢を尋ねる（**表3**）。疼痛部位を予想するだけでなく，機能障害の程度を半定量化し，評価に使用可能で，痛み発生の予防にもつ

表3 腰痛における増悪・寛解姿勢と動作

増悪・寛解姿勢と動作	障害臓器・病態
仰臥位の際に下肢を股関節・膝関節で屈曲した肢位（腸腰筋肢位）	虫垂炎，憩室炎，腎膿瘍など腸腰筋に接する臓器の炎症が腸腰筋に波及した場合や，後腹膜血腫などで腸腰筋が刺激を受けるような場合にもみられる
健側へ体重をかけ，やや前傾姿勢（後方荷重制限）	主に仙腸関節など 歩行時に脱力感と不安定性を感じるようになり，患側の足が出しにくい
間欠性跛行	馬尾性（下肢，臀部，会陰部のしびれ），進行すると膀胱直腸障害 押し車や自転車での移動が楽。坂道は上るほうが楽である
仰臥位で悪化	椎間板ヘルニア，仙腸関節，後腹膜疾患
仰臥位で軽快・立位で悪化	脊柱管狭窄症
側臥位で悪化	仙腸関節（患側を下にした場合）
前屈で軽快	後腹膜
回旋時痛	脊椎病変
咳嗽やくしゃみ，排便時のいきみで増悪	椎間板ヘルニア（急性発症後） 腹腔内圧上昇により静脈還流が阻害され，脊髄内圧が亢進し，拡張した血管が神経を圧迫する（dejerine sign）
運動で軽快	炎症性腰痛

なげられるため，非常に有用である．家事や仕事，スポーツ，趣味など，患者の生活環境をイメージしながら問診するとよい．具体的には，「どのような姿勢や動作で痛みは悪化しますか？」「今までできていた家事や仕事・趣味が，どのようにできなくなりましたか？」などの質問が有用である．

上記の問診で筋骨格系疾患らしさを高めることができれば，次に「脊髄緊急・骨折・悪性腫瘍・炎症性疾患」を念頭にRed flag（**表4**）[5]を聴取する．

若年〜中年の背部痛において，安静時や夜間に痛みがあり，運動で軽快するという病歴は炎症性腰痛を示唆する．炎症性腰痛は血清反応陰性脊椎関節炎（spondyloarthritis；SpA）の症状の一部で，脊椎だけでなく末梢関節や付着部

表4 腰背部痛におけるRed flagと問診などのコツ

50歳以上		骨粗鬆症や悪性腫瘍のリスクが上昇する
6週以上の保存的加療で改善なし		・通常の急性腰痛症なら1カ月程度で改善することが多い ・持続的疼痛がある場合は，何かおかしいと考える必要あり
脊髄緊急	進行性の運動・感覚障害 会陰部の感覚低下 両下肢筋力低下 膀胱直腸障害	「下肢の痛みや動かしにくさ，感覚の鈍さを自覚しますか？」 「排尿や排便のしにくさや漏れはありませんか？」 「肛門〜陰部にかけて違和感や感覚異常はありませんか？」
骨折	脊椎周囲の外傷，ひどい外傷 骨粗鬆症	「尻もちはついていませんか？」 「重い物を持ち上げてはいませんか？」 「無理な体勢で体を捻ったりしていませんか？」 ・時に圧迫骨折は骨折部位よりも下位脊椎に痛みが放散する ・腹痛を起こすこともある（Th12やL1神経根は腸骨下腹神経や腸骨鼠径神経となり，腹横筋や内腹斜筋を支配するため）
悪性腫瘍	意図しない体重減少 担癌状態	「体重は減っていますか？　どれくらいの期間ですか？」 「周りの人から痩せたと指摘されることはありますか？」 「着ている服がゆるくなり，合わなくなっていませんか？」
炎症性疾患	発熱，悪寒 直近の尿路感染や皮膚軟部組織感染 免疫不全 ステロイド内服 静脈薬物使用者，薬物乱用 夜間痛，安静時痛	「熱が出たり，ゾクゾクと寒気を感じたりしますか？」 「じっとしていても痛みがあり，夜がひどいですか？」 「朝になって動き出すとよくなりますか？」

（文献5をもとに作成）

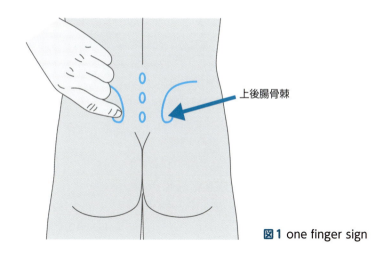

図1 one finger sign

炎,背景疾患に応じた特異的症状が出現するため,一度疾患グループ(乾癬性関節炎,炎症性腸疾患,反応性関節炎,掌蹠膿疱症性骨関節炎など)を整理しておくとよい.

SpAでは仙腸関節を障害される場合が多く,one finger sign(図1)が有用である.患者に指を差してもらい,図1のように上後腸骨棘周囲を指し示す場合,約85％が仙腸関節由来であったという報告[6]があり,仙腸関節痛を疑う第一歩となる.

続いて「椅子に座ると痛みが強くなりますか？ 正座だと痛みが楽になりますか？」「横向きに寝ると痛みが増しますか？ どちらかを下にすると痛みが強まりますか？」「仰向けや寝返り,立ち上がりに痛みを感じますか？ 特に明け方が悪いですか？」といった質問も有効であり,問診に追加するとよい.SpAの疑いが高まったところでいざ特異的な所見を取りに行くといった,積極的な問診で詰めていくとよいだろう.

❷内臓系疾患の問診

明確な椎体性疾患と確定に至らない場合や非椎体性疾患が疑わしい場合は,内臓疾患による直接的な痛みと間接的な痛み,すなわち関連痛を思い浮かべることが重要である.腹部臓器の中でも,特に後腹膜臓器を意識した病歴聴取を

表5 背部痛をきたしうる腹部臓器疾患のポイント

臓器	代表的な疾患	問診のポイントなど
皮膚	帯状疱疹,蜂窩織炎	背中は自分では見えない！ 必ず服を脱がせて確認が必要である。皮疹のない帯状疱疹もあるため,ピリピリとした数秒で収まる鋭い電撃痛の有無を確認したい
肺	肺炎,胸膜炎,肺塞栓	肺底部胸膜直下に病変があると,呼吸で変動する胸膜痛が背部へ放散することがあり注意
心臓	心筋梗塞	血管リスクのある上背部痛では必ず考える！
消化管	消化性潰瘍,胃癌,大腸癌	特に**十二指腸**は後腹膜に位置し背部痛をきたす胃潰瘍もBoas' pointへの関連痛はありうる
肝胆膵	肝膿瘍,胆石発作,胆嚢炎,胆管炎,**膵炎,膵癌**	胆嚢疾患はBoas' signとして背部への関連痛は有名である膵疾患は後腹膜に位置し背部へ放散しやすい前屈位で軽快することがあり体位にも注目する
血管	**大動脈解離,大動脈瘤破裂**	過去に体動で増悪する背部痛を呈した大動脈瘤破裂の症例を経験したことがある。おそらく下行大動脈が傍脊椎にあるので,動作が波及したためと考えられる。簡単に除外せずに,腹部の拍動する腫瘤がないかどうかの評価は必要である
腎泌尿器	**尿管結石,腎梗塞,腎盂腎炎**	結石と腎梗塞は痛みの始まりが突然であることが多いのでしつこく問診する。CVA叩打痛が有用。脊椎と少々横にずれた部分に痛みの最強点があることが多く,数cm単位での叩打を行い最強点を見つける
生殖器	子宮内膜症,骨盤内炎症疾患,前立腺炎	下背部や臀部へ放散することがある
筋骨格系	腸腰筋膿瘍	特徴的な肢位をとることがあり注目する。大腿伸展痛（いわゆるpsoas sign）があるため,足を伸ばしにくい,足を伸ばすと痛むといった病歴を聴取したい

※青字は後腹膜臓器の疾患
CVA：costovertebral angle（肋骨背柱角）

行うが,後腹膜臓器には十二指腸,膵臓,下行大動脈,上行結腸,下行結腸,腎臓,尿管があり,それぞれ**表5**のように鑑別疾患を思い浮かべながら問診を追加するようにしている。後腹膜臓器以外にも背部痛をきたす臓器・疾患についてのピットフォールも記載したため,参考にされたい。

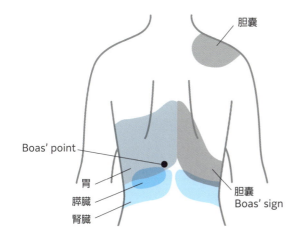

図2 関連痛

【関連痛】
　関連痛は，身体のある部位が原因で起こる痛みを，原因となる部位から離れた部位に感じる痛みのことで，神経回路における脳の誤認識によって生じるとされる。関連痛が生じる部位をまとめた図2から，胃や胆嚢，膵臓などの関与が多いことがわかる。特にBoas' sign（第10～12椎体から2～3横指右外側～後腋窩線の範囲）やBoas' point（第12椎体椎弓のすぐ左側）として知られ，それぞれ胆嚢疾患や胃潰瘍において背部の違和感・圧痛点が出現することがある。したがって，腰痛の訴えがあった際に背部の中間あたりの痛みである場合は，関連痛も念頭に胃や胆嚢，膵臓の疾患も想起できるようにしたい。

> **Column 〈驚きの病歴シリーズ〉そんなことあるの？ やっぱり病歴は大事！**
>
> ### 73歳男性　貧血（Hb 11.4g/dL）のため紹介受診
> ▶症状としては，約1年前に急性発症のズキっとした腰痛があった。CTを撮影されたが圧迫骨折はみられず，鎮痛薬で経過をみられていた。
> ▶受診時には1年以上の慢性的な痛みが持続しており，体動でわずかに悪化する腰痛であった。非特異的な腰痛に思われたが，最近頻尿症状が出てきたという訴えが気になった。

▶血液検査では血清ALPが正常上限を超えており、骨病変の存在が示唆され腰椎X線をオーダーしたところ、全脊椎にわたって骨硬化像を認め、ivory vertebra signを呈していた（**図3, 4**）。前立腺左葉に硬結を触れ、PSAは異常高値を示し、前立腺癌の骨転移と確定診断した。

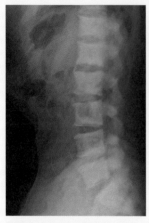

図3 ivory vertebra sign

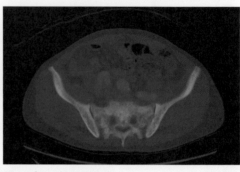

図4 びまん性骨硬化像

➡体動で増悪する腰痛は基本的に機械的な機序によるもので、Red flagを認めなければ経過観察を行うことが多い。本症例では症状の持続はあったものの、非特異的腰痛と思われる病歴であり見逃されやすい腰痛であった。高齢男性では前立腺癌の頻度が増え、骨転移までできたしてから初めて見つかる症例も少なくないことは知っておく必要がある。単に**表4**に挙げたRed flagのみを確認するだけではなく、「患者の訴えにこそ疾患が隠れている」という意識を持ち、見落としがちな所見も拾っていくことが重要である。

Column 〈変な症状シリーズ〉　そういうことだったのね…！

48歳女性　主訴：「息をすると背中が痛くなる」　ERを受診

▶特記すべき既往なし。数日前から背部にズキっとする痛みが出るようになった。

▶安静にしているとそこまで痛くないが、息を吸うと痛みが強まる。

▶血圧：132/66mmHg、脈拍：102bpm、体温：37.1℃、呼吸数：20回/分、

SpO₂（室内気）：99%

「動くと悪化しますか？」→ No。

「深呼吸で悪化しますか？」→ Yes。背中の真ん中あたりを痛がっている。

▶診察を行うと，右のCVA叩打痛が陽性であった。呼吸音は左右差なく，肝叩打痛や膀胱刺激徴候はみられなかった。

▶腎盂腎炎を疑い尿検査を提出したが，尿中白血球や亜硝酸は陰性で，グラム染色で菌は確認できなかった。

▶炎症反応上昇がみられ腹部CTを撮影したが，腎周囲脂肪織濃度上昇や腎の造影不良はみられなかった。肝臓や胆嚢にも所見はなかった。

▶明らかに症状は背部にあり叩打痛を誘発できるのに，疾患が見つからない…。よく話を聞いてみると，痰の絡んだ咳がときどき出ているとのことで，改めて確認すると，腹部CTにわずかに写っている右下肺野に胸膜に接する肺炎像があった。

➡肺炎＋胸膜炎による背部痛だった！ 呼吸で変動があったことにも説明がつく。膀胱刺激徴候を伴わない腎盂腎炎もあるが，尿所見が陰性であり，痛みの種類が鋭く体性痛であったことが，腎盂腎炎と鑑別できるポイントであった。

文献

1) Yoshimura N, et al：J Bone Miner Metab. 2014；32(5)：524-32.
2) 厚生労働省：令和4年国民生活基礎調査の概況．Ⅲ 世帯員の健康状況．(2024年8月閲覧）
   https://www.mhlw.go.jp/toukei/saikin/hw/k-tyosa/k-tyosa22/dl/04.pdf
3) Deyo RA, et al：N Engl J Med. 2001；344(5)：363-70.
4) 志水太郎：診断戦略．医学書院，2014，p153-4.
5) Last AR, et al：Am Fam Physician. 2009；79(12)：1067-74.
6) Murakami E, et al：Clin Neurol Neurosurg. 2018；165：43-6.

参考文献

- Graham TS：Radiology. 2005；235(2)：614-5.

（大内田良真）

14 しびれ

> **POINT**
> ▶問診なくして「しびれ」の診断なし。
> ▶患者の訴える「しびれ」は何を意味しているか？ 感覚障害かどうか？
> ▶既往歴，薬剤歴，家族歴，生活歴といったルーチンの問診も大事。
> ▶発症様式，寛解・増悪因子，分布，随伴症状，伸展様式を吟味…という流れで問診していく。

1 問診によるしびれの診断

　「しびれ」とは多様な内容を包含する主観的な表現であり，どんな内容を指すかは患者や疾患・状況によって異なる。一般的には，正座の後に生じるような「ジンジンする」「びりびりする」「チクチクする」と表現される自覚的感覚を指す。錯感覚や感覚過敏，異痛症，さらに感覚鈍麻（「麻酔をかけられたよう」と表現されることがある）などの場合もしばしば「しびれ」と表現されることがある。患者によっては脱力感を「しびれ」ということもあるし，不随意運動（舞踏運動）や口渇のことさえ「しびれ」と表現することがある。

　問診なしにしびれの原因を診断することは困難を極め，網羅的に血液検査，CT・MRI，電気生理検査，皮膚生検を行っても診断が確定しない可能性さえある。

　問診で患者の訴える「しびれ」は上記のように感覚障害を示しているとは限らないので，しびれの内容を確認する。「しびれ」が感覚障害に由来するしびれと判明すれば，問診で発症様式，寛解・増悪因子，分布，随伴症状，既往歴，薬剤歴，家族歴，生活歴などを聴取し，疾患の性質や病変部位を想起する。その後，身体所見を取った上で血液検査や画像検査を行い，診断確定していくことになる。

　診断確定する上で問診が非常に重要であることは間違いないが，本人の訴え

る症状と身体所見との解離があることも多く，身体所見や検査結果をふまえて総合的に診断する必要がある。

2 問診の前から考えること

❶ カルテと看護師の問診より

年齢，性別，住所だけでなく，職業や家族関係などの情報が得られる可能性がある．年齢と性別だけでも疾患を絞れる可能性が高く，20歳代女性のしびれであれば，血管障害や血管炎などの可能性は低いだろう．また，職業からは，中毒の可能性がないか？　無理な姿勢・行動をとっていないか？　などを改めて問診する契機になるだろう．

バイタルサインで血圧が異常高値であれば血管障害の可能性も考慮するし，徐脈を伴う血圧低下や体重変化があれば，甲状腺機能低下や栄養障害も考慮する．

❷ 入室から着席まで

診察室に入ってきてから着席するまでの間も注意して観察すべきである．歩行の様子を観察することで片麻痺，錐体外路症状，小脳失調などの随伴症状がわかる可能性がある．

また，挨拶の仕方で言語や知能が，容姿や匂いで栄養障害，アルコール多飲，便・尿失禁などがわかることがある．パッと見た目で貧血，黄疸，甲状腺腫大，色素沈着などに気づく可能性もある．

3 ルーチンの質問から考えること

【既往歴】

既往歴や現在の治療歴で，可能性のある疾患を絞ることができるかもしれない．

糖尿病：糖尿病性ニューロパチー（多発神経障害，多発単神経障害，手根管症候群，躯幹神経障害など多様な症候を呈する）

甲状腺機能低下症：手根管症候群

成人発症の気管支喘息：アレルギー性肉芽腫性血管炎

関節リウマチ：環軸椎亜脱臼, 手根管症候群, 血管炎, アミロイドーシス
胃全摘後：ビタミンB_{12}欠乏, 銅欠乏
尿毒症：末梢神経障害
ぶどう膜炎：サルコイドーシス, ベーチェット病
視神経炎：視神経脊髄炎
悪性腫瘍：傍腫瘍症候群, 脊椎転移など

【薬剤歴】

　薬剤歴も非常に大事で，しびれを起こす薬剤は多数ある．特に抗悪性腫瘍薬には注意する．

免疫チェックポイント阻害薬：ギラン・バレー症候群, 感覚運動性ニューロパチー, 多発神経根炎など
抗がん剤（白金製剤, タキサン類, ボルテゾミブなど）：感覚運動性ニューロパチー
抗菌薬（メトロニダゾール, クロラムフェニコール）：感覚性ニューロパチー
抗結核薬（イソニアジド, エタンブトール）：感覚性ニューロパチー
抗HIV薬：感覚性ニューロパチー
サリドマイド, フェニトイン, スタチン, リチウムなど：感覚性ニューロパチー
抗不整脈（アミオダロン, プロカインアミド）：感覚運動性ニューロパチー
クロロキン, タクロリムスなど：感覚運動性ニューロパチー
ビグアナイド：ビタミンB_{12}欠乏
コルヒチン：感覚運動性ニューロパチー, 筋炎

【家族歴・生活歴】

家族歴：アミロイドーシス, 遺伝性ニューロパチー, ファブリー病など
アルコール多飲：アルコール性ニューロパチー, ビタミンB_1欠乏, ビタミンB_{12}欠乏
シックコンタクト：ギラン・バレー症候群（COVID-19などの先行感染）
鳥刺し摂取歴：ギラン・バレー症候群
ブダイ, アオブダイ摂取歴：シガテラ中毒（ドライアイスセンセーション, 消化器障害）

フグの摂取歴：テトロドトキシン中毒（四肢・口周囲の異常感覚）
不特定多数との性交渉歴，同性愛者：HIV感染による末梢神経障害
山や畑の訪問，虫刺され：神経ボレリア症（ライム病含む）

4 問診のポイント

　どんなしびれなのか，しびれの内容を細かく聴取することが大切である。その中でも発症様式，寛解・増悪因子，分布，随伴症状，進展様式は特に大事である。

❶ O：発症様式（Onset）

　発症様式は非常に大事で，発症からピークまでの時間が重要である。「何をしているときにしびれたのですか？」という聞き方が発症様式を特定する上で有用である。

突然発症：「〇〇しているとき」など発症時刻が明確である。発症後，数秒～数分でしびれが最強。詰まる，破れる，裂ける，捻れるといった病態を考える。
- 血管障害：脳梗塞，脳出血，大動脈解離，硬膜外血腫，脊髄梗塞
- 外傷：脊髄損傷，上肢の引き抜き損傷？

急性：数時間から2～3日かけてしびれが最強
- 炎症：脳炎，帯状疱疹，ギラン・バレー症候群，血管炎
- 圧迫，外傷：急性絞扼性神経障害
- 変性：頸椎ヘルニア，腰椎ヘルニア
- 脱髄：多発性硬化症，視神経脊髄炎
- 代謝，中毒：薬剤性，テトロドトキシン
- 遺伝：ポルフィリン症

亜急性：1～2週間かけてしびれが増悪
- 血管障害：慢性硬膜下血腫
- 炎症：硬膜外膿瘍，脳膿瘍，シェーグレン症候群，サルコイドーシス
- 腫瘍：傍腫瘍症候群，悪性リンパ腫，Pancoast腫瘍，転移性脳腫瘍
- 変性：頸椎ヘルニア，腰椎ヘルニア

- 代謝, 中毒：薬剤性, アルコール, ビタミン欠乏, 重金属

慢性：以前〜1カ月ほど前から

- 血管障害：脳動静脈奇形, 硬膜動静脈瘻
- 炎症：サルコイドーシス, 慢性炎症性脱髄性多発ニューロパチー
- 腫瘍：髄膜腫, 脊髄腫瘍
- 変性：頸椎症, 後縦靱帯骨化症
- 圧迫・外傷：手根管症候群, 肘部管症候群, 胸郭出口症候群
- 代謝, 中毒：糖尿病, 尿毒症, アミロイドーシス, ファブリー病
- 遺伝：シャルコー・マリー・トゥース病

再発性

- 脱髄：多発性硬化症, 視神経脊髄炎, 慢性炎症性脱髄性多発ニューロパチー
- 炎症性：ベーチェット病
- 中毒
- 遺伝：ポルフィリン症
- 心因性

❷ P：増悪・寛解因子 (Provocative/Palliative)

　しびれの寛解・増悪因子だけで診断に至る例は少ないが, 特定の疾患を推定できる可能性がある.

- 脊髄・脊椎疾患による神経根由来のしびれ：長時間の起立・坐位保持や労作直後に増悪し, 夜間に増悪することが多い. 一方, 脊髄由来のしびれは日内変動がない. 頸椎症性神経根症では, 朝に症状が軽く, 午後から夕方にかけて増悪するが, 頸椎症性脊髄症では常時しびれており, 日内変動はない.
- 飲料摂取や点眼時, うがいなどの頸部後屈動作で増悪：頸椎症性神経根症疑い
- 歩行継続によりしびれが増悪, 坐位で腰部を前屈させることで改善：腰部脊柱管狭窄症
- 歩行で増悪する下肢のしびれ, 安静で改善：閉塞性動脈硬化症（腰部脊柱管狭窄症では歩行中でなく立位でしびれ, 安静だけでなく坐位で腰部前屈しな

いと改善しない)
- 立位や歩行で大腿外側のしびれが増悪，肥満者では椅子に座ることで増悪：異常感覚性大腿神経痛
- くしゃみ，咳，排便時に大腿後部からふくらはぎまでのしびれを伴う痛みが増悪：腰椎椎間板ヘルニア
- 明らかな増悪・寛解因子はなく，大きな日内変動がある：心因性の可能性
- 夜間や起床時に強い手のしびれ，手首を振るとしびれが改善：手根管症候群
- 上肢挙上で増悪，下垂で上肢・肩・背部のしびれ：胸郭出口症候群
- 安静時に悪化する両下肢のしびれ：レストレスレッグス症候群
- 飲酒や入浴や歩行で，または夜間に悪化する足底のしびれ：足根管症候群
- 冷やすと改善する四肢末梢のしびれ・痛み：肢端紅痛症

❸ R：部位・随伴症状 (Region/Related symptoms)

【分布・部位 (図1) [1)]】

しびれの分布から大まかに病変部位を推定することが可能である。本人の訴えるしびれの部位が単発性か多発性か，多発性であれば対称性か非対称性かで分類するとわかりやすい。

単発性：末梢神経障害，神経根症，稀に中枢性
- 上肢：手根管症候群，肘部管症候群，頸椎症，胸郭出口症候群，脳血管障害
- 下肢：足根管症候群，Morton病，感覚異常性大腿神経痛，腰椎ヘルニア，腰部脊柱管狭窄症，脳血管障害
- 頭頸部：後頭神経痛，numb chin症候群，numb cheek症候群
- 体幹部：帯状疱疹，糖尿病性躯幹神経障害，脊髄腫瘍，脊髄空洞症

多発性で対称性：多発神経障害(代謝性，薬剤，感染症，膠原病，ギラン・バレー症候群，慢性炎症性脱髄性多発ニューロパチー，腫瘍随伴症候群，アミロイドーシス，POEMS症候群など)，脊髄症，脊髄空洞症

多発性で非対称性：多発単神経障害(血管炎・糖尿病など)，中枢性と末梢性の複合病変，多発性硬化症，脳病変

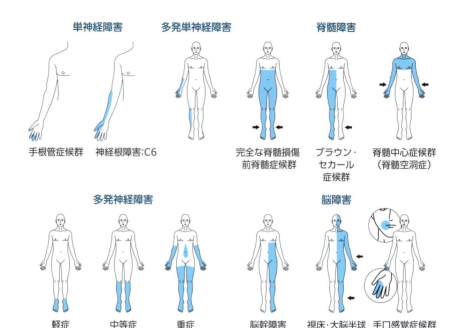

図1 しびれの分布
黒矢印：筋力低下のある肢
（文献1より改変）

【随伴症状】

しびれの随伴症状も特定の疾患や病態のヒントになりうる。

複視，構音障害，嚥下障害など：中枢性を考慮

顔面のしびれ：顔面を含む上下肢半身のしびれ，顔面と一側上肢のしびれの場合は中枢性の可能性

振戦，無動，不随運動など：錐体外路障害

排尿・排便困難，立ちくらみ，失禁：自律神経障害

四肢のしびれに手足の発汗低下：小径線維ニューロパチー（small fiber neuropathy；SFN）や自律神経障害の合併

痛みが先行する一側上肢のしびれ：頸椎症性神経根症

腰痛などの痛みが先行する四肢のしびれ，嚥下障害と構音障害を合併する四肢麻痺：ギラン・バレー症候群

疼痛や灼熱感が強いしびれ：血管炎，SFN

皮疹，剛毛，浮腫：POEMS症候群

閉眼で増悪するふらつき：ビタミンB_{12}欠乏，梅毒など後索障害

胸腹部に帯状のしびれや痛み：胸髄領域の脊髄障害，帯状疱疹，糖尿病性軀幹神経障害

脱力があるかどうか：運動神経障害の合併があるかないかであるが，運動神経障害を合併していることも多い．逆に一肢のしびれで運動神経障害を伴っていない場合は中枢性の可能性がある．

【進展様式】

下肢末梢から始まり，徐々に上行して手袋靴下型になる多発神経障害パターン（length-dependent pattern）を呈する．顔面や体幹，四肢近位部のしびれから始まる，もしくは手袋靴下型と同時に認める非典型的なパターン（non-length-dependent small fiber neuropathy）もある．自己免疫的機序による神経節障害が機序として考えられており，原因として最も多いのはシェーグレン症候群などの自己免疫疾患である．多発単神経障害や他の神経疾患の合併の場合もこのパターンを呈する．

下肢から上行する急性・進行性のしびれや脱力：脊髄外部から圧迫する病変（脊髄硬膜外血腫など）やギラン・バレー症候群など．

緩徐進行性に上肢や体幹から下肢への下行性のしびれや脱力：脊髄中心部の病変（髄内病変，脊髄空洞症など）．

5 病歴聴取後

突然発症，運動障害，膀胱直腸障害を伴うもの，脊髄レベルの障害があるもの，非対称性のもの，急速進行性の場合は専門医にコンサルトを行う．

神経学的所見を含む身体所見と併せて鑑別診断をしっかり挙げた後，必要に応じて画像検査や血液検査を行う．

一度の問診，身体所見で診断がつかない場合は，問診，身体所見を，時間をおいて繰り返すことも大事である．

Column〈驚きの病歴シリーズ〉そんなことあるの？ やっぱり病歴は大事！

58歳男性　主訴：四肢のしびれ

▶前日夜間から四肢のしびれが出現し，改善しないため当科外来受診。

▶しびれは四肢末梢のじりじりする感じで感覚障害であった。既往や生活歴に特記事項はなかった。どのような状況で発症したのか詳細を問診したところ，前日夜に飲み会に参加し，飲酒した後に帰宅した。自宅で椅子に座ってテレビを観ていたところうたた寝をしてしまい，その後から四肢のしびれを発症した。分布は両側膝より末梢，両肘より末梢で軽度の脱力を伴っていた。顔面のしびれや嚥下障害，構音障害などは伴っていなかった。バイタルは問題なく，四肢末梢の痛覚・触覚低下を認め，腱反射亢進，上下肢病的反射陽性であった。

▶頸髄病変の可能性が考えられたため，再度問診したところ，過去に一過性の両上肢や四肢のしびれをきたしたことがあったが，医療機関の受診はしていなかった。うたた寝をしているときに頸部の前屈・後屈を繰り返していたようだ。

▶頭部MRIでは異常を認めず，頸椎MRIで頸椎症による頸髄圧迫所見を認めたため整形外科へコンサルトした。

➡うたた寝時の頸部後屈前屈で頸髄圧迫が増悪したと考えられた。首が悪いとうたた寝も命がけである。

Column〈変な症状シリーズ〉そういうことだったのね…！

50歳男性　主訴：背部，胸部のしびれ

▶3カ月前から背部のしびれ，1カ月前から胸部のしびれが出現し，改善しないため当科外来受診。

▶背部のしびれは両側肩甲骨より下部内側のヒリヒリ・チクチクするようなしびれで左側に強い。胸部は両側乳房から心窩部くらいまでのヒリヒリ・チクチクするようなしびれで左右差はない。寛解・増悪因子は明らかなものはな

く，前屈や後屈，ひねったりしても症状の変化はない．食欲低下・体重減少・発熱・皮疹などの随伴症状もなく，筋力低下や排便・排尿困難の自覚もなかった．既往は高血圧，腰椎椎間板ヘルニアなどで，バイタルサインは問題なかった．両側胸背部Th4〜Th7の領域で帯状の痛覚・触覚低下を認めたが，下肢筋力低下や膀胱直腸障害は認めなかった．

▶ 胸椎神経根以下の病変を疑い血液検査や画像精査を行ったところ，コントロール不良の糖尿病を認め，糖尿病性軀幹神経障害と診断した．血糖コントロールと対症療法で症状は改善した．

➡ 糖尿病性ニューロパチーでは四肢末梢の多発神経障害パターンを示すことが多いが，様々な神経障害パターンを示すため，知らないと診断できない可能性がある．

文 献

1) McGee S:Evidence-based physical diagnosis. 5th ed. Elseiver, 2021.

参考文献

- 福武敏夫：神経症状の診かた・考え方― General Neurologyのすすめ．第3版．医学書院，2023．
- 福武敏夫，他編：標準的神経治療 しびれ感．医学書院，2017．
- 金城光代，他編：ジェネラリストのための内科外来マニュアル．第3版．医学書院，2023．
- 塩尻俊明：総合診療．2023；33(2)：140-5．
- 上田剛士：Hospitalist. 2019；7(1)：39-51．
- Doughty CT, et al：Am J Med. 2018；131(9)：1010-6．

（市來征仁）

❷章 主訴別の問診を取るべきポイント

15 動悸

> **POINT**
> ▶危険な動悸の危険因子，随伴症状は見落とさない。
> ▶患者の訴えをよく聴き，動悸が何を意味しているのか理解する。
> ▶洞性頻脈や正常心拍の自覚への対応は名医になるチャンス。

1 危険な動悸

　急性の胸部症状の診療では，重症疾患の有無について速やかに判断すべきと言われ病歴の重要性も強調されるが，それのみで致死的疾患の除外は難しく，結局は詳しい検査を要することになるため早期に循環器科に対診してしまうことも多い。

　動悸の診療にもそのような面があるが，内科外来の多くは重症ではなく，以下の危険因子がなければ慌てる必要もなく，むしろゆっくりと診療できる。

> 【動悸の危険因子】
> ▶受診時血圧低下，酸素化低下
> ▶失神，胸痛を思わせるエピソード
> ▶心疾患の既往歴
> ▶突然死の家族歴
> ▶12誘導心電図の異常

　「危険な動悸」かどうかは随伴症状が重要だが，それを聞き出していく過程に醍醐味がある。前失神や呼吸困難感と言えそうな症状でも動悸として訴えたり，胸痛のつもりで動悸のように表現する人もいる。

　動悸の原因が洞性頻脈なら鑑別は心肺疾患のほか，感染症，内分泌疾患，薬

物，精神的要因など多岐にわたるため内科医の腕の見せ所だし，内科外来に多い「正常な鼓動の自覚」の場合は患者の不安と動悸の悪循環が興味深く，うまくすれば診察と説明でその不安が軽減できる。

なお，「拍動しているのが心臓と自覚できる場合」を心悸亢進とすることがあるが，病態や鑑別疾患に明らかな違いはないので，ここではすべて動悸として扱う。

2 危険な動悸を表す随伴症状
❶失神・前失神を伴う動悸

動悸を感じた直後に失神した場合は心室頻拍（ventricular tachycardia；VT）が疑われる。

心筋梗塞や心筋症の既往歴があり，動悸とともに倒れたという場合は，すぐに循環器科に送ってよい。

心筋疾患のない特発性VT〔ブルガダ症候群，不整脈原性右室心筋症（arrhythmogenic right ventricular cardiomyopathy；ARVC）など〕も稀ながらある。非発作時および発作時のQRS波形と突然死の家族歴が鍵になる。

完全房室ブロックではVTほどには動悸を訴えないことが多いが，何度も失神・前失神を繰り返すことがある。

肺梗塞塞栓症では，立ち上がって少し歩いたら動悸と息切れがして倒れたというのが典型的である。

❷動悸が胸痛を意味している場合

胸壁由来の胸痛が「動悸」と表現されることはないので，虚血性心疾患など心臓由来の可能性が高くなる。

異型狭心症も発作時に心室性不整脈を併発することが多く，主訴が動悸になりうる。明け方の発作や午前中の運動耐容能の低下（での労作時の動悸）に注意する。失神や前失神，「うなり声を上げて苦しがった」などがあれば，ホルター心電図の結果を待つ前に循環器科に対診したほうがよい。

❸ 呼吸困難・低酸素血症を伴う動悸

　パニック発作以外は重篤な疾患の可能性がある（パニック発作については後述）。

　労作開始後の突発性の動悸と呼吸困難を訴える場合は肺梗塞塞栓症を疑う。

　2〜3日の間に増悪してきた場合は，慢性心不全やCOPDの急性増悪，細菌性肺炎（特に高齢者では，動悸など漠然とした症状が主訴になることが他の細菌感染症より多い）などが多い。COPD急性増悪では多源性心房頻拍（multifocal atrial tachycardia；MAT）を伴うこともある。

　1〜2週間で増悪してきた場合，甲状腺機能亢進（クリーゼ化），貧血の進行，心内膜炎などの可能性がある。

❹ 冷汗を伴う動悸

　症状ではないが，動悸とともに明らかな冷汗が認められる場合は，低血糖，心筋梗塞，ショックを速やかに除外すべきである。多弁で会話の辻褄が合わないような場合はアルコール離脱も考えられる。

3 その他の危険因子

❶ 危険な既往歴

　心疾患・不整脈の既往歴があれば，基本的に心臓専門医に送る。

　糖尿病がある場合は，まず低血糖を除外する。その後は，糖尿病での狭心症は非定型的な訴えをすることがあるので虚血性心疾患の可能性を常に考えておく。

❷ 危険な家族歴

- 植込み型除細動器（ICD）を植込んだ人がいる。
- 突然死があった（特に60歳以下）。

❸ 危険な動悸を示唆する異常な12誘導心電図

Wide QRS頻拍：まずはVTと思って対処するなど，救急対応が詳述されている成書を参照する。

Q波やST低下の混在:心筋虚血を思わせる症状,既往歴,リスク因子に注意。ST上昇があれば緊急カテーテルの適応になりうるので,aVRや,ST低下と反対側の誘導でのわずかなST上昇に気をつける。

QT延長:成人では低カリウム血症,低マグネシウム血症,徐脈,薬剤によるものが多く,それらの誘因が複数ある場合や女性がトルサードドポアント(TdP,多形性心室頻拍)を起こしやすい。

ブルガダ波形:ブルガダ症候群。coved型(Type 1)がVTのリスク。疑わしければ1肋間上げて心電図をとる。

イプシロン波:ARVC。V1,V2が不完全右脚ブロック型でS波の上行脚にノッチ。

4 危険因子がなく,受診時に動悸がある場合

　十分な問診や診察の前に,速やかに12誘導心電図を行ってよい。早くしないと不整脈と症状が消えてしまうかもしれないからだが,脈拍をみて高度な頻脈や徐脈がなければ,診察を先にしてもよい。期外収縮があれば,脈の抜けと訴えが一致しているか,上室性なのか心室性なのかを頸静脈のキャノンa波,Ⅰ音の変化などから考えてみたり,心拍数が75回/分前後であれば,正常調律か心房粗動かを心拍の呼吸性変動の有無で鑑別するなど,身体診察から心電図を推測してみる。

　12誘導心電図に不整脈が記録され,症状がそれと合致するのであれば診断はつく。

　また,記録時に動悸があったのに12誘導心電図にまったく異常がない場合は,正常心拍の自覚の可能性が高まる。「どのようなときに,どのような動悸がしましたか」と尋ねて,「静かな部屋でじっとしているときに,自分の心臓の音が聞こえた」というような訴えで,音の間隔は早くも遅くも乱れもなかったことが聞き出せれば診断的である。

　大動脈弁閉鎖不全症(aortic insufficiency;AR)や僧帽弁逸脱症(mitral valve prolapse;MVP)でそのような動悸が本当に起こりやすいのかという議論はあるが,注意深い聴診は患者の安心につながる。

　ARは坐位で大動脈弁領域から第三肋間胸骨左縁でよく聴こえるので,外来

では聴診しやすい．前傾姿勢で，呼気終末で息を止めてもらうと聴診感度が上がる．

MVPは心尖部での収縮中期クリックとその後の僧帽弁逆流（mitral regurgitation；MR）雑音を探す．クリックとMR雑音のタイミングの体位による変化（例：蹲踞姿勢で収縮期クリックはⅡ音に近づき雑音は小さくなり，蹲踞から立ち上がるとクリックはⅠ音に近づき雑音が大きくなる）が聴きとれると非常に印象的である．

5 危険因子がなく，受診時には動悸がない場合

どのような動悸（速い拍動，強い拍動，脈の抜け）が，どのように（せまってくるように，突然，労作中，間欠的に）起こったのかを聞き出す．

速い拍動は「ドキドキドキドキ」と，走った後のような強い拍動は「ドキン，ドキン」と緊張したときに強く胸を打つような，脈の抜けは胸が「ウッとくる」とか「ググっと震える」ようなもので，連続で来るとその瞬間にむせるようになる人もいる．「抜け」はある程度の間隔を置いて繰り返すのか，連続かつ持続しているのかも確認する．前者は期外収縮，後者の場合は心房細動が示唆されるが，心房細動でも「乱れ打ちになりました」と言ってくれる人はあまりいない．

英語の文献や教科書には，「患者に指のtapで動悸を表現してもらうと診断に役立つ」と書かれているが，自験（日本人）ではあまり役に立たない．また，「ドンドン」などの擬態語を使っての問診も有用そうに思われるが，医者（自分）が一生懸命しゃべっているわりに，相手にはあまり伝わらないか，上手く表現してもらえないことが多い．患者層や不整脈患者の頻度（または問診の技量）などによって有用性は変わってくるのだろうが，個人的には黙って患者の表現を聞きながら拍動を想像するほうがよいように思っている．

突発性の速い動悸で危険因子がない場合は上室性頻拍症が疑われる．「立ち上がった瞬間に起こった」とか，「発作中は心拍の速さは自覚的に数えられないくらい速く，あくびや飲水のあとに急に良くなった」と聞き出せると診断的だが，発作停止直後はしばらく洞性頻脈になったり期外収縮が頻発したりするので，停止時は「突然」とは言わないこともある．

房室もしくは房室結節リエントリー性頻脈症は若年に多いが，高齢者では（発作性）心房細動，心房粗動，心房性頻拍症が多くなり，動悸症状は軽く，発作の開始停止が不明瞭のことが多い．

　間欠的な脈の抜け，心臓が滞って一瞬むせるような感じは，まず期外収縮が考えられる．病的意義が高いのは，特に左室収縮不全のある人に起こった心室性期外収縮である．既往歴と身体所見，12誘導心電図の洞調律時のQRS波形などで基礎的心疾患の有無を考えていく．

　心疾患の既往歴と心不全徴候がなければ，心房性でも心室性でも予後的には問題ないが，寝不足や心労が誘因のことも多く，社会歴の聴取は重要である．また高齢者では，気管支拡張薬の定期使用や，過量の血管拡張薬使用にも注意する．

　高齢者では完全房室ブロックなど徐脈性不整脈も「脈の抜け」のような軽い訴えしかしないことがある．よく聴き出すと「壁に頭をぶつけた」「ぼーっとして返事をしないことがあった」「椅子からずり落ちた」など，失神・前失神と思われるエピソードがある（自分からは言わないことが多い）．

　12誘導心電図で，3束ブロック（1度房室ブロック＋左軸偏位＋右脚ブロック）が認められれば，動悸時は完全房室ブロックだった可能性が高い．

6 労作時の動悸

　特発性VTの一部は運動により誘発されるが，通常は失神・前失神を伴う．

　「体を動かすとすぐに動悸がして，以前のようには動けなくなった」という場合は，貧血の増悪，COPDや間質性肺炎の増悪，心不全や労作性狭心症，甲状腺機能亢進症などが疑われる．

7 体位で変わる動悸

　心臓粘液腫や心臓に接する縦隔腫瘍が挙げられるが，いずれも稀なものだが，失神を伴ったり，再現性をもって訴える場合は考える．心音が体位によって変化するとか，tumor plopが聴こえるなど，身体所見に注意はするが，明らかにするには心エコーをするしかない．

8 せまってくるような強い鼓動：パニック発作

　パニック発作は，若年者で，不安感・焦燥感とともに動悸が起こり，呼吸困難（を訴えるが酸素飽和度98％以上），脱力，手指のしびれなど多彩な症状を伴い，10分ほどでピークに達し徐々に治まっていくようなものが典型的である．病院受診時は大抵ピークを越えているので，心電図をとっても正常のことが多い．

　同様の発作での受診歴や心療内科への通院歴があることが多い．

　一方，頻脈性の不整脈発作がパニック障害と誤診されることがある．動悸で「死ぬかと思った」と言われても，（漠然とした恐怖感ではなく）動悸が怖かったのであって，訴えが動悸から外れない（他のシステムの症状がない）のであればパニック発作としてはいけない．

　パニック発作の診断基準を**表1**[1)]に示す．

9 多彩な症状を伴う動悸（多彩な症状の中に動悸もあるというような場合）

　高齢者が急に不穏になり動悸も訴えるようなときは菌血症が疑われる．特に来院時に発熱がない場合もあり，注意を要する．

　若年や中年では，メンタル（不安神経症，パニック発作）かホルモンによることが多い．内分泌疾患による動悸（頻脈）では甲状腺機能亢進症，褐色細胞腫などが挙げられる．

　多彩な症状が交感神経亢進と関連していることはヒントになるが，一見それで説明できない症状（わけのわからないことを言う，痛みを強く訴える）もある場合は，パニック発作と間違われやすくなる．低血糖や薬物もしくはアルコール依存もなく，よくわからずに精神的要因のせいにしたくなったときには鑑別に挙げて考えてみる．

❶ 甲状腺機能亢進症

　特にバセドウ病で典型的な症状がそろうことが多く，動悸とともにイライラ，疲れやすい，不眠，暑さに弱い，発汗過多，体重減少，手の震えなどが自覚症状として認められる．

表1 パニック症の診断基準

A. 繰り返される予期しないパニック発作。パニック発作とは，突然，激しい恐怖または強烈な不快感の高まりが数分以内でピークに達し，その時間内に，以下の症状のうち4つ（またはそれ以上）が起こる。

　注： 突然の高まりは，平穏状態，または不安状態から起こりうる。
　(1) 動悸，心悸亢進，または心拍数の増加
　(2) 発汗
　(3) 身震いまたは震え
　(4) 息切れ感または息苦しさ
　(5) 窒息感
　(6) 胸痛または胸部の不快感
　(7) 嘔気または腹部の不快感
　(8) めまい感，ふらつく感じ，頭が軽くなる感じ，または気が遠くなる感じ
　(9) 寒気または熱感
　(10) 異常感覚（感覚麻痺またはうずき感）
　(11) 現実感消失（現実ではない感じ）または離人感（自分自身から離脱している）
　(12) 抑制力を失うまたは"どうかなってしまう"ことに対する恐怖
　(13) 死ぬことに対する恐怖

　注： 文化特有の症状（例：耳鳴り，首の痛み，頭痛，抑制を失っての叫びまたは号泣）がみられることもある。これらの症状は，必要な4つの症状の1つと数えるべきではない。

B. 発作のうちの少なくとも1つは，以下に述べる1つまたは両者が1カ月（またはそれ以上）続いている。
　(1) さらなるパニック発作またはその結果について持続的な懸念または心配（例：抑制力を失う，心臓発作が起こる，"どうにかなってしまう"）。
　(2) 発作に関連した行動の意味のある不適応的変化（例：運動や不慣れな状況を回避するといった，パニック発作を避けるような行動）。

C. その障害は，物質の生理学的作用（例：乱用薬物，医薬品），または他の医学的状態（例：甲状腺機能亢進症，心肺疾患）によるものでない。

D. その障害は，他の精神疾患によってうまく説明されない（例：パニック発作が生じる状況は，社交不安症の場合のように，恐怖する社交的状況に反応して生じたものではない：限局性恐怖症のように，限定された恐怖対象または状況に反応して生じたものではない：強迫症のように，強迫観念に反応して生じたものではない：心的外傷後ストレス症のように，外傷的出来事を想起させるものに反応して生じたものではない：または，分離不安症のように，愛着対象からの分離に反応して生じたものではない）。

(American Psychiatric Association:DSM-5-TR 精神疾患の診断・統計マニュアル．日本精神神経学会，日本語版用語監修．髙橋三郎・大野 裕，監訳．医学書院，2023, p227-8より許諾を得て転載)

高齢者では非典型的なケースも多いため，TSHの検査閾値は下げてよい．

❷ 褐色細胞腫

動悸が主訴になるとすれば発作型で，頻脈，頭痛，発汗（古典的3徴）があり，蒼白顔貌で全身冷汗（ショック時のよう）なのに血圧は高いなどが典型的なプレゼンテーションだが，3徴がそろうことは少ない．発作は1時間弱（典型的なパニック発作よりは長め）で，体幹運動や排尿などの動作，造影剤や制吐薬の使用が発作の誘因になりうると言われている．また急性肺水腫やたこつぼ心筋症を併発し，呼吸困難や咳，胸痛を認めることもある．

稀な疾患であり初診時から考える必要はないが，過去に「血圧の高いパニック発作」での受診歴が複数あったり，若年性高血圧，肥満のない若年性2型糖尿病と高血圧，褐色細胞腫の家族歴などを認めれば，可能性が上がりスクリーニング検査を要する．

◎

最後に，動悸に関連しうる問診項目を**表2**にまとめた．

> **Column　動悸診療の今後**
>
> ▶「無症候性の心房細動のスクリーニング」が話題になっている．多くの発作性心房細動が無症状だから，スクリーニングを行わないと塞栓症（が初発症状になる心房細動）を予防できないことによる．結論は出ていないが，動悸患者ではなおさらその心配をしないといけないのかもしれない．受診時は洞調律でも，発作時は心房細動だったかもしれず，ホルター心電図などで確認しているうちに脳塞栓を起こしてしまう可能性が否定できない．
>
> ▶塞栓症を起こしやすい背景がある患者が動悸を訴えた場合には，まず抗凝固薬を始めておいて，心房細動ではないとわかってから抗凝固薬をやめたらよいのではないかとも考えられるが，そうすると結果的には心房細動ではなかった大勢の人に，短期間ながらも抗凝固薬を処方することになり，出血のリスクや費用も問題になるだろう．

表2 動悸に関連しうる問診項目

問診項目	内容
既往歴	心疾患（不整脈や心不全，狭心症の症状を動悸と訴える） 慢性呼吸器疾患（労作時や急性発作時の息切れを動悸と訴える） 糖尿病（低血糖症状としての動悸） 鉄欠乏性貧血（婦人科疾患，鉄剤内服中断） 胃切除後（鉄・ビタミンB_{12}欠乏による貧血） うつ病，パニック障害
動悸を起こしうる薬剤	インスリン，スルホニル尿素（SU）薬，キノロン系抗菌薬，シベンゾリン→低血糖 β遮断薬の減量や中止（ビソプロロール5mgをカルベジロール5mgに変更したら心拍数が上がり動悸を訴えた例がある） カルシウム拮抗薬，α遮断薬→反射性頻脈，起立性低血圧 利尿薬→低カリウム血症によるQT延長 抗不整脈薬→効果不十分もしくは催不整脈作用，心不全，QT延長 制酸剤長期投与→鉄欠乏性貧血 アルコール，違法薬物→離脱症状
社会歴	職場の不安や不満，環境（酷暑，閉鎖空間），家族関係→不安神経症 アルコール依存→離脱，低血糖 喫煙→COPD，悪性腫瘍による貧血
家族歴	血縁に突然死やICD挿入者 多発性内分泌腫瘍症
システムレビュー	体重減少→甲状腺機能亢進症，消化管癌での貧血の進行，うつ病 異食症→鉄欠乏性貧血，精神疾患 人相，挙動不審，発汗→違法薬物 精神発達遅滞の肥満女子・月経周期不明→予期せぬ妊娠

ICD：植込み型除細動器

▶臨床試験が進みガイドライン的な推奨が出るのかどうかはわからないが，その前にウエアラブル端末が診断してくれる時代が来そうである．それにより心房細動の発症が患者や主治医に知らされ，その時点で外来を受診するなどということになるとすれば，そのとき一般内科医の役割がどのようなものになるのか楽しみである．

Column〈変な症状シリーズ〉 そういうことだったのね…！

20歳代女性　疼痛に鎮痛薬が効かず入院に

▶特に既往歴もない資格試験のため浪人中の女性が，ある日から急に項部に激痛を認めるようになった．痛みは片側から両側に広がり，2度救急外来を受診し鎮痛薬が処方されたが効果は乏しく，日常生活が困難になったため，発症から7日目に総合内科外来を受診した．

▶待機室のベッド上でふさぎ込んでいるが，会話はしっかりしておりバイタルサインにも異常なく，両側の僧帽筋の上縁あたりに圧痛があるが，分布は特定の筋にも神経にも沿わないものであった．関節リウマチを持つ母親は「線維筋痛症ではないか」と心配している．

▶血液検査でも異常はなく，まずは身体化症状を疑ったが，症状緩和と他疾患の除外のために入院した．疼痛はアセトアミノフェンやロキソプロフェンには反応せず，両側の肩甲骨上部まで広がり，トラマドールがやや奏効した．

▶入院3日目からトイレ歩行時などに動悸を認めるようになり，心電図では心拍数100回/分程度の洞性頻脈を認めた．また同時期より痛みの部位に皮疹ができ，皮膚科対診としたところ色素性蕁麻疹が疑われた．頻脈も含め全身性肥満細胞腫を疑ったが，皮膚生検で肥満細胞増多はなく，血清トリプターゼも低値であった．

▶5日目のシャワー浴中に動悸と息切れを訴え，帰室後に心拍数が130回/分台の洞性頻脈を認め，心電図モニターを付けたところ，体位による心拍数の増減が著しいため起立性の変化を確認した．心拍数は立位で150回/分台，臥位で80回/分台に再現性をもって変化したが起立性低血圧はなく，体位性頻脈症候群（postural orthostatic tachycardia syndrome；POTS）が疑われた．

▶入院14日目に項部から上背部の疼痛は許容範囲となり皮疹も消退傾向だったので退院し，以後外来通院しているが，まだ起立性の頻脈（130回/分程度）と項背部の疼痛は続いている．

➡今後自然に落ち着いて「一過性の出来事」で終わるのか，持続してPOTSや線

維筋痛症ということになり，痛みや自律神経障害がいわゆる小径線維ニューロパチーというもので説明されるようになるのか経過観察中である。

文 献

1) American Psychiatric Association：DSM-5-TR 精神疾患の診断・統計マニュアル．日本精神神経学会，日本語版用語監修．髙橋三郎・大野　裕，監訳．医学書院，2023, p227-8.

参考文献

- Zimetbaum P, et al：N Engl J Med. 1998；338(19)：1369-73.
- Loscalzo J, et al：Palpitations. Harrison's Principles of Internal Medicine. 21st ed. McGraw-Hill Education, 2022.
- Lee C, et al：N Engl J Med. 2022；387(6)：565-7.

（芹澤良幹）

2章 主訴別の問診を取るべきポイント

16 咳嗽・痰・血痰

> **POINT**
> ▶感染曝露リスクや容態悪化リスクを伴う症候であることを念頭に，問診前から必要な病歴を確認する必要がある。
> ▶罹病期間ごとの高頻度疾患を特徴づけるキーワードをとらえる病歴聴取により，診断の絞り込みは可能である。

1 病歴聴取に際しての心がまえ

　発症頻度が高く，医療機関を受診する患者も多い症候のひとつである。同時に，咳嗽を伴う疾患のうち自然軽快する原因も多い。正確な診断が重要になるのは，咳嗽が遷延する場合である。

　咳嗽は日常生活に支障をきたしやすい症状であるため，原因はともかく，即効性のある薬を所望したり，診察前から患者なりに自己診断して（例：「たぶんかぜだと思います」）来院することも多い。

　そのような場合，患者の見解に耳を傾けつつも，先入観にとらわれず，例外なく基本に忠実に病歴聴取を行うことが，誤診を回避し，症状を最短で解決するための最良の手段であることを強調したい。

2 問診前から考えること

　とりわけ咳嗽，痰，血痰が主訴の診療においては，問診前から病歴聴取を開始する。以下の観点で，環境整備と対策を並行しながら情報収集を行う。

感染曝露，拡大リスク：シックコンタクト，感染蔓延地域への渡航歴，最近の感染流行状況（COVID-19，インフルエンザ，結核，マイコプラズマ）。標準予防策，N95マスク装着について判断する。

待合室での状態：起立，歩行可能性，呼吸状態，皮膚色・チアノーゼ，意識レベ

ル,大量喀血を示唆する所見などから,容態の短期的悪化の恐れがある原因を判断する.バイタルサインが不安定なら救急室ベッドに誘導し,容態の安定化を優先する.

事前確認:基礎疾患,既往歴,薬剤歴,アレルギー歴の情報があれば事前に確認し,診察前確率を高めておく.

3 ルーチンの問診項目からの情報収集

本症状を伴う多様な原因疾患は,症状の罹病期間で大まかに分類できる(**表1**).最近のガイドラインやテキストでも広く紹介されている.実際は,遷延性咳嗽と慢性咳嗽の原因疾患の多くは,オーバーラップすることが多い.

病歴聴取においても,特に以下の2点を意識しながら,型に沿った問診で確定診断につながる情報を多面的にとらえるようにすると,可能性の高い診断がみえてくる.

①症状の罹病期間と出現のタイミング
②頻度の高い疾患に固有の症状

❶ O:発症様式(Onset)

「いつごろから始まりましたか?」

突然発症(秒〜数分):誘因なく始まる発作性の咳であり,気道内で急に詰まる,破れるなどのイベント出現を想定する.喘息発作,肺塞栓,気道内異物,出血,誤嚥,アナフィラキシーなど,緊急性の高い原因を想定する.

急性(分〜時間):突然発症病態の持続,急性心不全,肺水腫など.

亜急性〜慢性(日〜月):2週間以上持続するような要因の場合は,患者も正確な時期を想起できないことが多い.その場合は,いつ頃までは無症状であったかを尋ねるほうがとらえやすい.

❷ P:増悪・寛解因子(Provocative/Palliative)

「どんなときに症状がひどくなりますか,または軽くなりますか?」

増悪因子は疾患ごとに特徴があり,参考になるため丁寧に聴取する.

表1 罹病期間ごとの咳嗽の分類と原因疾患

罹病期間ごとの咳嗽の分類	考えられる原因疾患*
急性咳嗽 (発症後3週間以内)	急性上気道炎 (感冒：ほとんどがウイルス性) 急性気管支炎・肺炎 (ウイルス性, 細菌性, マイコプラズマ, 百日咳, クラミジア) 気管支喘息発作 アレルギー性鼻炎, 急性副鼻腔炎 (後鼻漏) COPD急性増悪 気道異物・誤嚥 環境曝露 (煙, 塵埃など) 急性心不全 急性間質性肺炎 肺塞栓症 アナフィラキシー
遷延性咳嗽 (3～8週間未満)	感染後咳嗽 気管支喘息発作 (咳喘息も) アトピー咳嗽 GERD 副鼻腔炎気管支症候群 (後鼻漏) 百日咳 COPD急性増悪 気管支拡張症 ACE阻害薬 慢性咳嗽の原因疾患
慢性咳嗽 (8週間以上)	UACS (上気道咳嗽症候群：後鼻漏, 慢性副鼻腔炎, アレルギー性鼻炎) GERD 慢性気管支炎 (非喘息性好酸球性気管支炎も含む) 気管支喘息 (咳喘息も) COPD 喫煙関連咳嗽 (能動・受動喫煙曝露) 間質性肺炎 過敏性肺臓炎 睡眠時無呼吸症候群 慢性心不全 気道異物 心因性咳嗽, 習慣性咳嗽

*：各枠内の上部ほど高頻度の疾患

労作で悪化：COPD，喘息，心不全，間質性肺炎
夜間から早朝に悪化：咳喘息，アトピー咳嗽
深夜帯，臥床後悪化：心不全
気温，湿度，気圧変化，ストレス，受動喫煙，会話中：アトピー咳嗽
食後や起床直後，上半身前屈，体重増加，会話で悪化：胃食道逆流症（GERD）
就寝直後，起床直後に悪化，夜間就寝中に軽減：後鼻漏（頭位変化で溜まっていた鼻汁が下咽頭に流れ落ちて咳を誘発。ただし，流れ落ちきると症状は夜間就寝中に改善）

❸ Q：症状の性質（Quality）
「どんな感じの症状ですか？」

　咳の出方（連続するか，休止期があるか，喉の痛み，呼吸困難感，出現の誘因），喀出した痰の外観など，より具体的に尋ねると患者は答えやすい。

湿性咳嗽：気道分泌物が存在し，それを排出する生体防御反応としての咳。炎症（感染やアレルギー），下気道からの異物（病原体，唾液，胃内容），上気道の垂れ込み
　➡感冒，副鼻腔炎，喘息増悪，気管支炎，肺炎，アレルギー性鼻炎，喫煙，GERD

乾性咳嗽：咳受容体感受性，気管支平滑筋収縮による咳嗽反射亢進による咳
　➡感染後咳嗽，ACE阻害薬，アトピー咳嗽，間質性肺炎，マイコプラズマ肺炎

痰の性状
- 膿性：気管支炎，肺炎，副鼻腔炎，気管支拡張症（ウイルス性，細菌性，急性・慢性は問わず，感染合併，慢性炎症の病態なら膿性）
- 粘液性：気管支喘息・咳喘息（初期は空咳で徐々に湿性），COPD，気管支炎
- 漿液性：心不全，急性呼吸窮迫症候群（ARDS），アレルギー性鼻炎
- 血性：急性気管支炎，肺炎，肺結核，肺膿瘍，肺塞栓，肺癌，心不全，気管支拡張症
- 悪臭：膿胸，嫌気性感染を伴う副鼻腔炎

❹ R：随伴症状 (Related symptoms)

「○○はありませんか？」

　随伴症状について，患者は原因疾患との関連性までは認識できない場合が多い．想定する鑑別疾患を念頭に，症状の有無を主体的に取りにいく．以下は，疾患の特徴をとらえるキーワード・キーフレーズとして，疾患と連動して頭に入れておくと役立つ．

くしゃみ，鼻水，鼻閉，咽頭痛：感冒，感染後咳嗽

喉のイガイガ，かゆい感じ：アトピー咳嗽

吸気時の笛声音，スタッカート咳嗽，咳き込み嘔吐：百日咳

前かがみで悪化する頭痛，頭重感，顔面痛，耳閉感，耳痛，難聴：副鼻腔炎

胸痛：咳嗽による筋骨格痛，肺塞栓症，胸膜炎，急性冠動脈症候群

長年の喫煙歴，アスベスト曝露歴，体重減少：肺癌

体重減少，血痰，発熱，盗汗：肺結核，非結核性抗酸菌症

熱，膿性痰，寝汗，悪寒戦慄：膿胸

発熱，関節痛，レイノー現象：間質性肺炎，気管支拡張症

胸焼け，呑酸，嚥下困難，嚥下痛，咽喉頭異常感覚，胸痛，嗄声，喘鳴：胃食道逆流

頻繁に鼻水や喉の奥に液体が流れる感覚，頻回な咳ばらい，常に痰のからむ感覚があるが，出そうとしても出せない：上気道咳嗽症候群（upper airway cough syndrome；UACS）

❺ S：重症度・状況 (Severity/Situation)

「どういったときに症状が出ますか？」

　以下も疾患の特徴をとらえるキーワード・キーフレーズとして，疾患と連動して頭に入れておく．

就寝後2～4時間程度で咳嗽，呼吸苦が出現し坐位で軽減．深夜のみの咳嗽：心不全

就寝時から起床時，気温，湿度，気圧変化，会話，ストレス，埃，アレルゲン曝露，受動喫煙刺激：喘息，アトピー咳嗽

就寝前食事，起床直後，上半身前屈，体重増加，会話で咳悪化，咳ばらい，嗄

声：GERD
周囲に同様の咳の人：マイコプラズマ感染，百日咳，その他ウイルス性全般
症状に日差があるが，好発時間はなく1日中：感染後咳嗽
起床後（6～9時頃），就寝前後に悪化：アレルギー性鼻炎，副鼻腔炎，咽喉頭炎
飲食後の咳嗽：誤嚥性（嚥下障害）

❻ T：時間経過・タイミング・持続時間（Time course/Timing and Duration）

「どのくらい続きますか？ 悪くなっていますか？」

　正確に把握するためには尋ね方に少し工夫が必要である。

　持続時間は，発作性・間欠性（症状がまったくない時間を含む）や，日内変動の有無と，有症状期間は区別して聴取しなければ鑑別が難しい。経過についても，患者本人が，なぜ「改善」または「悪化」と感じるのか，理由も患者に尋ねると本質を把握できるかもしれない。

改善傾向：感染後咳嗽
悪化：がんなどの進行性疾患，結核，膿胸など消耗性疾患，原因併発（感冒＋喘息，GERDなど），二次的要因（感冒→副鼻腔炎，肺炎など），診断の未特定，誤診
周期的：喘息，アトピー咳嗽などのアレルギー要因
持続：慢性咳嗽の鑑別疾患

4 咳嗽のRed flagは早期に把握を

　病歴聴取において，以下のいずれかの所見が存在する場合は，さらに詳細な評価のための診断プロセスと応急的対応を迅速に行う必要がある。

- ▶呼吸困難
- ▶喀血
- ▶胸痛
- ▶体重減少
- ▶長く続く発熱
- ▶結核，HIVなど免疫抑制因子

5 参考にすべき既往，治療歴と経過，環境因子

既往：類似エピソードの有無，治療内容，治療への反応（改善までの経過の聴取は役立つため）

アレルギー歴：喘息，花粉症，アレルギー鼻炎，アトピー性皮膚炎

環境曝露歴：ペット，糞尿，羽毛，毛皮。エアコン・加湿器の使用，サウナ・プールの利用。渡航歴，シックコンタクト

職業歴：動物接触関連，農業，金属加工，スプレー塗装，アスベスト曝露歴

薬剤歴：ACE阻害薬

6 痰・血痰

❶痰

　痰は一般的にはそれを喀出するための生体反応として咳と連動する（はずである）。したがって「痰が出るが咳はない」場合は，咳反射，気道反射，嚥下反射が低下する原因の存在が示唆され，不顕性の誤嚥リスクを考慮する。

　他方，「咳が出るが痰は出ない」のは，いわゆる乾性咳嗽であり，気道分泌物による刺激を伴わない咳受容体，咳嗽反射を惹起する原因か，中枢神経の咳反射亢進などによる。

　膿性痰かつ量が多い場合は，活動性の感染合併は示唆されるが，気管支拡張症のような慢性気道病変では，活動性の感染はなくても膿性痰がみられる。

❷血痰

　まず痰か，喀血か，吐血かの見きわめが必要である。

　喀血なら泡沫，鮮血色，消化管出血は暗赤色のことが多い。むせるように咳き込んで出てきた場合は喀血を示唆する。

　喀血をきたす原因は多数あるが，血痰も含めて頻度の高い原因として，気管支拡張症，肺癌，結核などがある。これらについては，既往歴，曝露歴，家族歴，喫煙歴，体重変化，寝汗の有無などを，網羅的かつ能動的に把握する。その次に頻度の高い原因として，鼻出血や口腔内出血の気道への流れ込みの喀出があり，以下の点をふまえて問診する。

> **鼻出血，口腔内出血のリスクを高める因子**
> - 最近の鼻出血，歯肉出血，鼻手術，歯科治療，頭頸部外傷
> - 抗凝固薬や抗血小板薬の使用
> - 鼻出血の前兆としての，鼻腔内異物感やかゆみの有無
> - アレルギー性鼻炎，副鼻腔炎の有無

　ちなみに，結核は血痰，喀血の原因として知られてきたが，最近は空洞を伴う病変は減っているため，以前と比べ，結核による血痰，喀血は稀で，多くの例では無症状か，空咳か少量の粘液性喀痰を認める程度となっている。

7 高齢者の咳嗽，痰の特殊性

　高齢患者の咳嗽では，複合性あるいは二次的な原因で生じる可能性も高くなる。見逃し，誤診を防ぐ手段は，病歴で臨床経過をしっかりととらえることである。以下にいくつか例を示す。

> ▶反復咳嗽→GERD症状惹起→咳嗽悪化
> ▶反復咳嗽→病的肋骨骨折・椎体骨折→痛みで咳嗽・排痰制限→肺炎・無気肺→咳嗽持続
> ▶不顕性誤嚥による咳→鎮咳薬服用→咳反射抑制→肺炎・無気肺→咳持続
> ▶COPD急性増悪→ステロイド治療→咳再燃→咳，喀血→肺癌，結核再活性化に起因する咳

　高齢患者の病歴聴取に際しては，情報の精度の観点で留意が必要である。具体的に挙げると，本症候では，症状の出現タイミングや罹病期間が診断の鍵を握るが，その聴取において特に認知機能障害のある場合は，時系列が不正確となる可能性を念頭に置く。

　また高齢患者では，小児・成人では大多数を占める感冒，アレルギーなどによる原因よりも，誤嚥性肺炎，がん，結核など，反復，遷延，悪化の可能性が高い病態の割合が増えることを念頭に，ただ訴えを聞くだけにとどまらず，それらの疾患に特異的な問診を意識して取りにいくように心がける。

> Column 〈驚きの病歴シリーズ〉そんなことあるの？やっぱり病歴は大事！

77歳男性　主訴：しゃっくりが止まらない

▶ 5日前から咽頭痛。近医で感冒として処方。以後，感冒症状は改善してきたが，夜9時頃からしゃっくりが出はじめ，翌日の日中も止まる気配がないため，夕方に救急車で来院。

▶ 発熱はなく，酸素化を含めバイタルサインは異常なし。

▶ メトクロプラミドは効果なく，クロルプロマジン投与でいったん改善したが再燃。

▶ 胸焼け症状あり，オメプラゾール静注後，しゃっくりが消失したため，PPIを処方し帰宅。

▶ 3日後再来院。1日の中で6時間程度は止まっているが，再発する。

▶ バイタルサイン異常なし，身体所見上も特記すべき異常なし。

▶ WBC：11,000/μL，CRP：8mg/dL台。胸部X線で両側肺底部に斑状影，肺下葉の肺炎による横隔膜刺激性の吃逆と診断。抗菌薬開始後3〜4日目から吃逆は消失した。

➡ カルテ記録を遡ると，感冒エピソードは，投薬治療で発熱などの関連症状はマスクされ，患者自身も「症状は改善した」という認識で，しかも初回受診日の胸部X線も異常がなかったことなども目くらましとなった。今振り返れば，感冒症状後に新規に出現した症状であることから，やはり呼吸器症状との関連で鑑別を展開すべきであったと理解できるが，吃逆の反復が引き起こした胃食道逆流の症状を，逆に吃逆の原因と解釈するなど，早期閉鎖，アンカリングといったバイアスに陥ったようである。ちなみに，CTでは両側すりガラス像であったことから非定型肺炎，ウイルス感染の可能性が示唆された。

> Column〈変な症状シリーズ〉 そういうことだったのね…！

40歳代男性　（来たばかりなのに）もう帰ります！

- ▶急性の反復性嘔吐，水様下痢頻回のため救急車で搬入。
- ▶来院当日朝から出現，10回以上症状あり。3歳の息子が2日前から嘔吐・下痢。
- ▶既往なし，精神科受診歴なし，血液検査は異常なし，乱用薬物検査（シグニファイ™ER）は陰性，バイタル正常。
- ▶ウイルス性胃腸炎と考えられ，嘔吐反復し脱水も示唆されることから補液と制吐薬を処方。
- ▶救急室ベッドで点滴治療を開始すると，患者は突如ベッドから起き上がり「帰ります！　もういいですから，看護師さん，点滴を外して下さい！」と懇願し，焦った様子でベッドから降りて，スタッフや家族の制止にも応じず，来院後10分と経たないうちに自ら退室した。
- ▶その後，待合室の様子をうかがうと，会計前の椅子に座ることなく，右往左往しながら焦ったような雰囲気に見えたため，「本当に大丈夫ですか」と尋ねたところ，「点滴と注射をしてもらってから，なんだか落ち着かず，足がザワザワしてそこに寝ていられないのです……」とのことであった。
- ➡診断はアカシジア（静座不能）。メトクロプラミド注射液1アンプル（2mL/A）を側管から急速静注，その数分後から前述のエピソードが生じた。何か気に入らないことでもあったのかと尋ねに待合室に向かったところ，そこでの徘徊の様子や，足がザワザワするという訴えでピンときた。高度の脱水下で，原液の制吐薬の急速静注の影響なのか定かではないが，この体験以後，同薬剤の急速静注は極力行わないように心がけている。

（林　恒存）

17 排尿障害

> **POINT**
> ▶ 排尿障害には，蓄尿障害，排出障害，両者の混合がある。
> ▶ 下部尿路症状として蓄尿症状と排尿症状があり，病歴聴取によって鑑別が可能となる場合がある。

1 排尿障害とは

　排尿障害には蓄尿障害と排出障害およびその両者の混合があり，これに対応する下部尿路症状として**表1**のようなものがある。それぞれの症状は厳密に病態や疾患を区別できるものではないが，鑑別していく上では有用な情報となる。

　また，表1に挙げた原因疾患が既往にある場合は，これらの排尿障害の原因となりうるため，既往歴の病歴聴取で確認しておく。

2 蓄尿障害

❶ 頻尿

　頻尿とは，一般的に起床後から寝るまでに8回以上排尿する場合とされるが，個人差がある。詳細な病歴聴取によって原因が推定できる場合がある。

多尿による頻尿：糖尿病や尿崩症，高カルシウム血症などでは，1回の排尿量も多く，回数も増える。多飲を伴っていることが多い。精神疾患など多飲が原因である場合やカフェインに伴う多尿もある。健康に良いと思って水やお茶を多飲している場合もある。

膀胱容量の低下による頻尿：1回の排尿量が少ない。過活動膀胱では尿意切迫を伴うため，神経疾患の合併がないかの病歴聴取も行う。膀胱腫瘍や骨盤内臓器による膀胱圧排では尿意切迫はみられない。間質性膀胱炎では膀胱痛を避けるために，尿が溜まるとすぐに意識して排尿する結果，頻尿となる。

表1 排尿障害の分類とその症状，病態，原因疾患

下部尿路症状	具体的な症状	病態	主な原因疾患
蓄尿症状	頻尿 夜間頻尿 尿意切迫 腹圧性尿失禁 切迫性尿失禁	排尿筋過活動（膀胱不随意収縮）	・中枢神経障害による神経因性膀胱（脳血管障害，パーキンソン病，多発性硬化症，多系統萎縮症など） ・加齢 ・下部尿路閉塞（前立腺肥大など）
		尿道括約筋不全	・前立腺手術や婦人科手術による括約筋障害 ・骨盤底脆弱化（妊娠・出産）
		炎症による膀胱知覚過敏	・膀胱炎，尿道炎，前立腺炎，間質性膀胱炎
排尿症状	尿勢低下 尿線散乱 尿線中断 排尿開始遅延 排尿時怒責 排尿終末時滴下 尿閉	下部尿路閉塞（通過障害）	・前立腺肥大症 ・尿道狭窄 ・膀胱頸部硬化症
		排尿筋低活動（膀胱収縮障害）	・末梢神経障害による神経因性膀胱（糖尿病，腰部脊柱管狭窄症，直腸癌手術後など）

残尿による頻尿：前立腺肥大では機械的・機能的閉塞によって排出障害が起こり，残尿が発生して頻尿となる。神経因性膀胱などによる溢流性尿失禁を頻尿と感じる場合もあるが，この場合，多くは尿意を感じていない。

尿道括約筋不全による頻尿：手術や加齢の影響により，蓄尿できないため頻尿となる。

炎症による頻尿：膀胱炎や尿道炎，前立腺炎などでは排尿時の痛みも伴うことが多い。

心因性の頻尿：トイレが気になり頻尿となってしまう状態。夜間頻尿はなく，起床時の尿量は正常。

❷夜間頻尿

通常，夜間の排尿回数が2回以上は異常とされる。病歴聴取としては頻尿と

同様であるが，これに追加して睡眠障害による夜間頻尿を確認する必要がある。すなわち睡眠に障害があるため，尿意を感じて夜間頻尿になっている状態である。

うつ病や睡眠時無呼吸症候群，周期性四肢運動障害，むずむず脚症候群，その他の不眠症についての病歴聴取を行う。

❸尿意切迫

過活動膀胱全例にみられるもの。急に強い（我慢できない）尿意が起こることであり，半日トイレに行けずにやっとトイレに行こうとしたら漏れそうになって我慢できなかったというような徐々に尿意があるものとは異なる。下部尿路の炎症性疾患でもみられる症状であり，尿検査は必須となる。

❹尿失禁

詳細な病歴聴取で尿失禁を分類すると，基礎疾患が類推できる可能性がある。

腹圧性尿失禁：咳やくしゃみ，スポーツ，歩行，駆け足，重量物の運搬などによって起こる。そのため夜間に漏れることはなく，また全量漏れることはない。経産婦に多い。過活動性膀胱と内因性尿道括約筋不全にみられる。

切迫性尿失禁：玄関先やトイレのドアを開けるときのドアノブ尿失禁，炊事・洗濯や洗顔など水に接触するときの手洗い尿失禁，椅子から立ち上がるときや，起床時のように臥位から立ち上がる際の朝一尿失禁などは切迫性尿失禁を疑う。特に全量漏らすような場合は切迫性尿失禁を疑う。過活動膀胱や加齢，下部尿路閉塞に伴う膀胱機能不全や尿路感染などにみられる。

溢流性尿失禁：多くの場合は尿意がなく膀胱の緊満が認められるため，鑑別が可能であるが，体動や咳で漏れるなど，病歴だけでは腹圧性尿失禁との鑑別が困難な場合がある。前立腺肥大などによる下部尿路閉塞や，糖尿病や脊柱管狭窄症などの末梢神経疾患による神経因性膀胱，抗ヒスタミン薬などの薬剤によって起こる。

機能性尿失禁：片麻痺などの神経疾患や変形性関節症などで体動困難な状態のため，尿意があってもトイレに間に合わず，尿失禁する。尿意の確認が重要と

なる。

反射性尿失禁：尿意を伴わず，膀胱内に尿が溜まると膀胱収縮反射が不随意に起こり，尿が漏れる状態。第一仙髄より上位の横断性脊髄損傷などでみられる。顔面の発汗，頭痛，心悸亢進や腹部膨隆などといった，代償尿意として自覚されることもある。

◎

尿失禁と誤診する可能性のあるものに，膀胱腟瘻や尿道腟瘻などで腟から尿が漏れる場合や，帯下を尿失禁と考えている場合があり，分泌物の性状や下着の汚れ部位の確認もヒントになる。

3 排出障害

排尿症状としての尿勢低下，尿線散乱，尿線中断，排尿開始遅延，排尿時怒責，排尿終末時滴下，尿閉などは，下部尿路閉塞と排尿筋低活動のどちらでもみられるが，基本的に排尿筋低活動では尿意を感じにくいことが多い。

Column〈変な症状シリーズ〉 そういうことだったのね…！

68歳男性　主訴：頻尿と下腿浮腫

▶特に既往なし。特に誘因なく1週間ほど前から1回尿が少なくなり，頻回にトイレに行くようになった。食欲は普通で夜間も頻尿で目が覚めるが，それ以外は問題なく過ごしているとのこと。近医受診して尿検査に異常はないものの，血液検査は，BUN：110mg/dL，Cr：8.8mg/dL，K：7.5mEq/Lで，緊急透析目的で紹介となった。

▶受診時，全身状態は良好だが，下腹部が膨隆しており恥骨から連続して打診で濁音を認めた。エコー検査にて著明な膀胱拡大と両側水腎症を認め，尿道カテーテル留置のみで軽快した。

▶最終的には前立腺肥大による腎後性腎不全の診断となった。

➡尿閉になると尿意で我慢できなくなりそうだが，特に神経疾患もないのに無自覚であったことに驚いたケースであり，病歴のみでは診断困難であった。

参考文献

- 榊原隆次, 他：Brain Nerve. 2023；75(5)：623-9.
- 加藤久美子, 他：臨泌. 2022；76(3)：218-23.

（西垂水和隆）

❷章 主訴別の問診を取るべきポイント

18 立ち上がれない

> **POINT**
> ▶家族が連れてくる場合と，本人が言う場合で鑑別がわかれる。
> ▶経過や病因（VINDICATE），年齢により，鑑別の詳細が完成する。
> ▶若い患者では予想もつかない原因の場合がある。

　立ち上がれないという主訴で受診する場合には，車椅子で受診したり，救急車で搬送されることになる。家族や周囲の人が連れてくる場合と，「立ち上がれない」と本人が言う場合で大きく鑑別がわかれてくる。また，年齢でも鑑別は大きくわかれる。

　鑑別の骨組みを考えた場合は，疾患の解剖学的局在を考えて，そこに時間的要素（急性，亜急性，慢性）と病因〔VINDICATE（☞1章D1）：血管性，感染，悪性腫瘍，変性疾患，医原性，先天性（遺伝性），自己免疫性，中毒性，代謝内分泌〕をそれぞれ考えれば鑑別の枝葉が完成する。解剖学的局在は脳・小脳，脊髄，四肢関節，末梢神経の順で考えていくことにする。具体的疾患はその医師の経験により構成されるが，経験がない場合には頻度の高い疾患，見逃しやすい疾患で構成すればよい。大雑把な枠組みがあれば，詳細は成書やインターネットで検索できる。今回は頻度の高い疾患と見逃せない疾患で構成する。

1 家族が「立ち上がれない」と連れてくる場合
❶脳に作用する場合

　意識が混濁している場合は「意識障害」だが，家族が「立てなくなった」と連れてくるので，意識障害＋急性〜亜急性の経過で中枢神経か感染症の可能性を探しながら意識障害の鑑別を考える。CT/MRIで脳卒中が除外された場合，「立ち上がれない」と家族が連れてくる頻度が高いのは感染症であるが，やはり高

齢者が多い。発熱があれば肺炎・腎盂炎がないかの確認から始める。肺炎は咳や呼吸苦の数日前の先行，腎盂炎は基本的に除外診断である。

「立てなくなった」ということは直前まで元気だった場合であり，青木 眞先生の有名なパール「昨日元気で今日ショック」の肝硬変＋腸炎ビブリオ，無脾＋肺炎球菌／インフルエンザ桿菌／髄膜炎菌／カプノサイトファーガ（*Capnocytophaga*）〔overwhelming postsplenectomy infection；OPSI（脾摘後重症感染症）〕，黄色ブドウ球菌性の感染性心内膜炎，リケッチア，髄膜炎菌性髄膜炎，黄色ブドウ球菌による毒素性ショック症候群（toxic shock syndrome），激症型ガス壊疽菌感染を問題にする。

ツツガムシ病，日本紅斑熱も熱が出て動けなくなる疾患だが，脳炎を合併して致命的になる可能性があり，皮疹・発赤を伴う痂皮，CRP 9mg/dL程度，肝機能異常，血小板減少，ダニのいそうなところに行っていないかを確認する。ツツガムシ病は夏冬にリンパ節腫脹や肺炎，日本紅斑熱は春秋に手掌の皮疹と，症状に違いがある。これらは肺炎，腎盂炎で使われるセフェム系抗菌薬，ペニシリンでは効果がなく，ドキシサイクリン，アジスロマイシンで治療する。

細菌性髄膜炎は肺炎球菌，インフルエンザ桿菌が代表的だが，高齢者では冷蔵庫の切り残したハムや冷凍食品などからリステリア腸炎や，合併症として菌血症と髄膜炎を発症することがあり，アンピシリン（ビクシリン®）を加えることを忘れない。

巣症状のない溶連球菌による菌血症は，血液培養を取らないと見逃す。知らないと診断できない重症熱性血小板減少症候群（severe fever with thrombocytopenia syndrome；SFTS）も見逃されやすい。西日本から南九州で報告されているSFTSは発熱，嘔吐・下痢，CRP値ゼロ，血小板減少など血球減少とフェリチン上昇（血球貪食症候群のため），草払い，畑仕事や墓参りの病歴から判明するが，脳炎も伴って離床困難となる。

❷ 脳卒中・感染症以外で脳に作用する場合

発症経過が急性だが，脳卒中や感染症以外の場合は，代謝異常（電解質，低血糖，低酸素血症），薬剤・中毒を考える。発熱がなくて穏やかに見える場合は，

てんかん，薬剤性意識障害を疑って脳波検査や薬剤中止を考える。脳波の感度は高くないもののてんかん波があれば特異的であるが，最初はジアゼパム（ホリゾン®）の静注で意識の改善があるかを確認してもよい。全身痙攣の目撃があれば，痙攣後にも意識障害が持続する疾患は非痙攣性てんかん重積である。抗てんかん薬内服中の場合は薬剤抵抗性のてんかんと考えられて薬剤を追加されることもあるが，レベチラセタム（イーケプラ®）で鎮静されて寝たきり状態になった場合もあり，診断がつかない場合は中断も検討が必要である。

　AIUEOTIPS（☞2章2）の中で，判断が難しいのがUのuremia（尿毒症）である。慢性腎不全は腎前性，腎性，腎後性のどんな原因でも急性増悪するが，アシドーシスや電解質異常など透析の導入基準を満たさない患者でも尿毒症による意識障害で動けなくなることがある。尿毒症は他の疾患を否定した上で考える除外診断であるが，診断が正しいと意識障害が数日で改善する。

2 「立ち上がれない」と本人が言う場合

❶ 小脳

　めまいなら小脳，後索障害，三半規管の異常だが，嘔吐の激しさと坐位を保持できるかで判断できるだろう。小脳梗塞による失調は坐位保持困難で歩けないが，嘔気が軽いので見逃される危険がある。アルコール依存症では慢性で小脳性失調，ビタミンB₁欠乏の合併によるウェルニッケ（Wernicke）症候群で意識混濁，眼球運動障害を伴う失調もみられる。

❷ 脊髄

　神経学的には，片麻痺ではなく対麻痺の所見で一瞬思考が止まる。高齢者で高血圧や脂質異常症の既往があれば，高安動脈炎に伴う前脊髄動脈の閉塞で脊髄梗塞，抗凝固薬の内服中なら脊髄硬膜下血腫，若者ならカンピロバクターをはじめとする消化器感染症や呼吸器感染症後のギラン・バレー症候群（GBS）を考えて，深部腱反射低下の確認，髄液検査・神経伝導速度の検査を進めていく。

❸ 四肢の筋肉

　代謝異常では，利尿薬や精神疾患患者の水中毒によるナトリウム（Na）値110mEq/L程度の低ナトリウム血症，腎不全の悪化による高カリウム血症となれば，力が入らなくなることもある。

　低ナトリウム血症では，急速な是正による浸透圧性脱髄症候群が治療時の合併症としてあるが，8mEq/日の慎重なNa補正にもかかわらず，受け答えや四肢の動きが悪くなりMRIで橋部のT2高信号がみられて脱髄症候群になっていることがある。発症リスクとしては，意識障害のない重度の低ナトリウム血症の場合，脳細胞の低ナトリウム血症への順応ができているので逆に脱髄症候群を起こしやすいと言える。意識障害があるときは急性なので脱髄が起きにくいと思われるが，確かなことはわからないので慎重に対応する。可逆的に回復するケースが50％あったという報告もあるので，脱髄症候群となっても呼吸管理を積極的に行い誤嚥性肺炎に備えるのが大切である。

　高カリウム血症の治療は，自尿が保たれているかどうかである。フロセミド（ラシックス®）で尿からカリウム（K）排泄ができると安心であるし，できない場合はグルコース・インスリン（GI）療法をしながら透析まで必要かどうかを考える。

　芍薬甘草湯などに含まれる甘草は，偽アルドステロン症よる低カリウム血症を引き起こして脱力の原因となるが，K値 2.0mEq/L以下では400mEqのKCL補充が必要とされる。中心静脈カテーテルか末梢挿入型中心静脈カテーテルでKCL 10〜20mEq/時で総計400mEqを目標に持続点滴で補充するが，低カリウム血症による呼吸筋麻痺で急変することもあり，慎重な経過観察が必要である。

　薬剤性ではスタチンによる薬剤性筋炎で筋痛が起こるが，スタチンの中止で改善する。自己免疫性壊死性筋炎ではスタチンを中止しても横紋筋融解症が進行するが，これはHMG-CoA還元酵素に対する自己抗体が産生されているためであり，免疫抑制薬が必要となる。

❹ 関節炎

　痛くて立てない疾患もある。関節リウマチ〔中手指節関節（MCP），中足指節

関節（MTP）］，サルコイドーシスのレフグレン（Löfgren）症候群（足関節炎，結節性紅斑，両肺門リンパ節腫脹），血清反応陰性脊椎関節症である。

血清反応陰性脊椎関節症は，20〜30歳代の男女の強直性脊椎炎，乾癬，潰瘍性大腸炎，クラミジアなど感染に伴う反応性関節炎があるが，いずれにも共通している仙腸関節炎による臀部の疼痛の訴え，歩行時のアキレス腱の痛み（付着部炎），しもやけのような指の腫脹（指炎）に注目することから始める。

❺末梢神経障害

関節炎以外のしびれで歩行困難となるのがlarge-fiber neuropathyによる知覚神経や運動神経障害の出る好酸球性肉芽種性血管炎であるが，喘息の既往と好酸球増多（白血球分画で50％以上と異常高値）で疑って，電気生理学的検査で伝導障害を確認する。

強い神経痛を引き起こす小径線維ニューロパチー（small-fiber neuropathy）と呼ばれるものは電気生理学的検査で異常が出ない特徴があり，皮膚生検で表皮内小径神経密度（IENFD）を調べて診断するとされている。この疾患には糖尿病（large-fiber障害も含まれることがある），慢性腎不全，HIV・C型肝炎ウイルス（HCV），シェーグレン症候群，サルコイドーシス，血管炎，早期の白内障・皮疹・心臓不全・腎不全・末梢神経障害のファブリー（Fabry）病，多発性骨髄腫などがある。ファブリー病の下肢痛は激烈で「切り離したいほどの痛み」だという。

中毒性が原因のアルコール性末梢神経障害，薬剤性ではメトロニダゾールやスタチンが関連することがあり，薬剤内服後に下肢痛が発症することが報告されている。

ほかに末梢神経障害を生じる疾患で重要なのが血管内リンパ腫による末梢神経障害で，発熱，血球貪食症候群（血球減少と高フェリチン血症），LDH上昇で疑う。血管内リンパ腫は通常のリンパ腫と異なり，リンパ節腫脹を伴わず，節外リンパ腫と言われる腸管リンパ腫のように塊を作らない。これは悪性細胞が血管に接着できない欠陥があるため血管内から遊走できないという特性に由来すると思われる。悪性細胞は全身の血管に広がって皮下の毛細血管にもとどまる

ため，ランダム皮膚生検で検出されるというわけである。アジア型とヨーロッパ型があり，アジア型が血球貪食症候群の合併，ヨーロッパ型が神経障害の合併率が高いと言われているが，当院でも下腿のしびれを訴える患者がいる。

ネフローゼ，心肥大を伴う心電図の低電位，軽鎖比の異常（κ，λ 比の異常高値）でアミロイドーシスによる末梢神経障害も考慮して，十二指腸生検でアミロイド沈着の確認と骨髄中の悪性形質細胞増多を確認する。他の所見からPOEMS（polyneuropathy, organomegaly, endocrinopathy, M-protein, skin change）症候群となることもある。

3 亜急性の経過で「立ち上がれなくなった」場合

数週間前から悪くなっていったという場合である。

❶脳病変

慢性硬膜下血腫も急性発症なので，基本的に血管病変が含まれないことになる。感染なら亜急性の経過で結核性髄膜炎とクリプトコッカス髄膜炎が挙がる。結核性髄膜炎は脳底部の炎症が強くて水頭症の合併，脳神経麻痺や血管浸潤して多発脳梗塞，クリプトコッカス髄膜炎は野鳥の飼育歴と髄圧の異常高値が特徴である。

自己免疫疾患としては，傍腫瘍性症候群などによる辺縁系脳症や脳アミロイドアンギオパチー関連炎症がMRI上で特徴的なので画像から疑うことができる。脳波で徐波だけ，髄液検査で異常がない場合にTPO抗体を測定して橋本脳症の可能性を検討する。橋本脳症は別名がステロイド反応性脳症なので，ステロイド投与で劇的に意識障害が改善する。

❷脊髄病変

振動覚や位置覚の低下する亜急性連合性脊髄変性症は胃切除後5年以内に発症すると言われているが，大球性貧血と末梢血スメアで好中球の6分葉以上の過分葉が特徴である。脊髄動静脈奇形で50歳代の男性の進行性の半身麻痺が挙がる。

❸ 四肢の疼痛

　関節所見の乏しいリウマチ性多発筋痛症（polymyalgia rheumatica；PMR）は，「立ち上がれない」の代表的な疾患である．寝返りが打てず，肩と大腿の痛みを訴えて肩の拳上や立ち上がりが困難になる．白血球は正常，CRP 10mg/dL以下，血沈 100mm/h以上が典型的な血液検査上の異常である．関節リウマチの抗CCP抗体やリウマチ因子が陰性で，プレドニゾロン 10～15mgを投与して劇的改善を認めればPMRの診断となる．難しいのはPMRの診断で結局関節リウマチに移行するものがあり，治療反応が悪い場合に再度評価する必要がある．

　数週間の経過で近位筋力が低下する皮膚筋炎，多発筋炎の場合は，ベッドからの立ち上がりがきついことや，飲み込みにくさを訴えるかもしれない．CK値上昇と間質性肺炎，悪性腫瘍の合併も考えて検査を進めていく．

4 慢性の経過で「立ち上がれなくなった」場合

　高次機能が保たれていて患者が具体的に筋力低下や神経症状を説明できれば，神経内科的疾患と判断できる．逆に本人の訴えがなければ，廃用症候群との区別が難しいことが考えられる．そのような理由で脳の変性疾患は除外して脊髄の変性疾患，末梢神経，神経筋接合部，筋疾患を挙げてみる．

　脊髄前角の変性疾患の筋萎縮性側索硬化症（amyotrophic lateral sclerosis；ALS）では錐体路症状で痙性麻痺，深部反射亢進するが，末梢神経障害で筋萎縮と筋線維束攣縮，球症状で構音障害や嚥下障害を伴う．重症筋無力症（myasthenia gravis；MG）では胸腺腫を伴い日内変動のある複視と眼瞼下垂，筋力低下，構音・嚥下障害を引き起こす．ALSやMGでは，頭が支えられず前方に倒れる首下がり症候群（dropped head syndrome）が認められ，ALS，MG，GBSでは，呼吸筋麻痺に伴う急性呼吸不全を合併することは知っておくべきだろう．ALSの呼吸筋麻痺ではSpO_2が低下しているのに努力呼吸がまったくないのだが，実際に遭遇して困惑しながら気管挿管したことがある．遺伝疾患の筋疾患のうち成人発症する筋緊張性ジストロフィーは，筋緊張，近位筋の筋力低下，早期の白内障，不整脈を呈し，筋電図所見は急降下爆撃音として知られている．

自己免疫性疾患の封入体性筋炎は，持続的CK値上昇で近位筋，遠位筋ともに弱くなり，診断までに5年以上かかるという診断の難しい病気である。

5 年齢による鑑別

　最後に，患者の年齢による鑑別を考える。高齢なほど運動器の障害や臓器障害の既往症がもともとあり，局所症状の悪化や全身症状の局所波及で立ち上がれなくなる。持病の腰痛があって発熱すれば腰痛が悪化するし，パーキンソン病でウイルス感染による発熱のためにパーキンソン症状が悪化して動けなくなったりする。COPDの急性増悪や慢性心不全の増悪でも動けなくなるのは当然である。また入院中の高齢者では偽痛風の頻度が高く，リハビリの妨げになったりする。

　ところが，若い患者の場合は立ち上がれない状況はかなり特殊な場合が考えられる。抗不安薬で寝すぎてしまって腓骨神経の圧迫から腓骨神経麻痺を起こしたり，ショートケーキを食べすぎて周期性四肢麻痺（低カリウム血症）になったりするなど，予想がつかないことが多い。

〔大塚　暢〕

❷章 主訴別の問診を取るべきポイント

19 意識が悪い

POINT

▶意識障害は，多くは覚醒度の低下を意味するが，思考内容の変化や性格・行動の変化との区別が難しいことがある。

▶覚醒度が低下した患者からの病歴聴取は困難なことが多く，周囲からの情報収集が欠かせない。

▶頭蓋内（脳）の問題のみならず，脳以外の問題でも意識障害をきたすため，鑑別を最初から狭めすぎないことが大切である。

1 「意識が悪い」の意味合い

　意識清明とは，まず「覚醒」しており，周囲を「認識」でき，開眼・言語・動作などによって外的刺激に「反応」できる状態である。Glasgow Coma Scale（GCS）が，開眼（E）・言語（V）・運動による応答（M）で「反応」を評価しているのに対し，Japan Coma Scale（JCS）は覚醒度をⅠ～Ⅲに分類し，その上で見当識（認識），開眼，動作を評価している。

　意識障害をまずは認識することが重要であるが，意識の要素を「覚醒」「認識」「反応」という軸でわけて考えることで，「意識が悪い」というあいまいな評価からさらに一歩進めることができる（図1）[1]。

　昏睡状態（coma）は，覚醒・認識・反応すべてが失われた状態である。植物状態（vegetative state）は，覚醒しているが認識ができない状態，閉じ込め症候群は，覚醒・認識できているが運動麻痺により反応できない状態である。覚醒が変動し認識（見当識）が低下する「せん妄状態」は，時に思考の内容が崩れる（幻覚）。「錯乱状態」では，覚醒度に問題はないが思考のまとまりがなく支離滅裂である。

　患者本人は意識障害を自覚することはできない。「頭がぼーっとする」「集中力

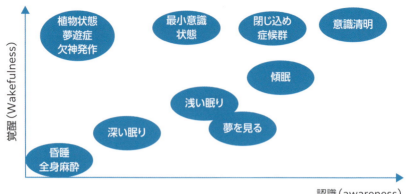

図1 意識の軸による意識障害の分類 （文献1より改変）

が続かない」といった訴えは意識障害ではない。脳血流の一過性低下による短時間の意識消失である失神や，認知症患者にみられる見当識障害との区別も重要である。患者本人からの病歴に加えて家族など周囲からの情報も重要となる。

前頭側頭型認知症で脱抑制により問題行動（見知らぬ人に馴れ馴れしくする，など）や「性格の変化」「しゃべることができなくなる」失語症，記憶だけが一過性に失われる一過性全健忘も一見意識が悪いように見えるため，詳細な病歴と診察が必要である。

開眼しているが指示に従わない，病歴が取れない場合は，高度難聴のためかもしれない。

救急外来で最も多いのは，覚醒度が低下する意識障害である（図2）。

2 発症様式・経過，および脳の中・外の別から鑑別をたてる

本項では意識障害（意識レベルの低下）を扱う。鑑別は脳の問題なのか，脳以外の問題なのかという視点と，発症形式に着目するとよい（表1）[2]。

❶突然発症

突然発症の意識レベル低下としては，脳血管障害，脳出血，特にクモ膜下出血が代表的である。突然の激しい頭痛と嘔気・嘔吐を伴うことが多い。脳出血

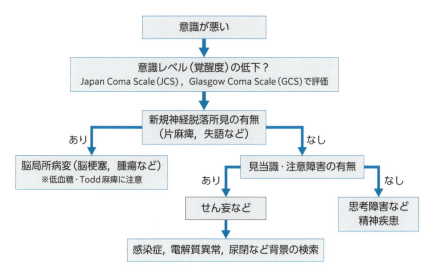

図2 急性意識変容のアプローチ

や脳梗塞で意識レベルが低下するのは，意識をつかさどる脳幹の上行性網様体賦活系や視床の病変のほか，広範な両側大脳半球の病変，または両側に小さい塞栓性脳梗塞が多発する場合である．広範囲の脳出血に伴う脳ヘルニア・脳圧亢進や，片側の大きな大脳皮質の病変（例：心原性脳梗塞）でも意識レベル低下をきたす．

梗塞の範囲の狭い脳梗塞（片側の運動野）だけでは意識障害は説明できないため，意識障害に片麻痺を伴う場合には，低血糖や痙攣後のTodd麻痺を鑑別に入れる．

病歴では，高血圧や糖尿病などの血管リスクの既往を確認する．身体所見では瞳孔不同や対光反射左右差，脳神経異常や片麻痺などの所見をすばやく確認する．

痙攣発作も突然発症である．通常は全般化する発作で意識障害に痙攣の動きを伴うので，目撃者がいれば診断は容易だが，いない場合には発見時に舌咬傷・失禁などがあれば参考になる．頭部外傷歴や脳血管障害，脳腫瘍など脳に基礎疾患がある場合が多いが，アルコールや薬物（離脱を含む），毒物による痙攣や低血糖・低ナトリウム血症でも痙攣をきたしうる．痙攣後の意識障害はあ

表1 発症形式別意識障害の鑑別疾患

発症形式	突然発症（秒〜数分）	急性（時間〜数日）	亜急性（週〜数カ月）	慢性（年）
脳	脳血管障害 痙攣 頭部外傷	硬膜下血腫 感染症（髄膜炎, 脳炎） ADEM	慢性硬膜下血腫 脳腫瘍・傍腫瘍症候群 炎症性疾患 橋本脳症 感染症（真菌, 結核, 寄生虫, HIV関連） CJD 血管炎	変性疾患 脳血管障害後遺症 NPH 感染症（梅毒, HIV関連）
脳以外	高血圧緊急症	中枢神経以外の感染症 電解質異常 低血糖・高血糖 CO_2ナルコーシス 腎不全・肝不全 甲状腺機能異常 TTP/HUS ビタミンB_1欠乏 膠原病（SLE） 薬剤・離脱・毒物 緊張病（カタトニア）	（急性の鑑別に加えて） ビタミンB_{12}, ナイアシン欠乏	睡眠時無呼吸症候群 腎不全・肝不全 アルコール関連

ADEM：急性散在性脳脊髄炎, TTP：血栓性血小板減少性紫斑病, HUS：溶血性尿毒症症候群, SLE：全身性エリテマトーデス, CJD：クロイツフェルト・ヤコブ病, NPH：正常圧水頭症　　　　（文献2より改変）

る程度遷延してよいが，回復しない場合には非痙攣性てんかん重積状態（non-convulsive status epilepticus；NCSE）を念頭に脳波検査を行う。

　脳以外のものとして高血圧緊急症を挙げたが，突然発症ではなく数日前から頭痛や嘔気・嘔吐が先行することも多い。可逆性後頭葉白質脳症（posterior reversible encephalopathy syndrome；PRES）や可逆性脳血管攣縮症候群（reversible cerebral vasoconstriction syndrome；RCVS）では，急速に頭痛，意識障害，痙攣をきたしうる。雷鳴様頭痛で発症することがある点にも注意する。PRESは未治療の高血圧の既往のある場合が多いが，ほかにシクロスポリンのような免疫抑制薬や子癇，血管炎の症状として発症することもある。

❷ 急性

　数時間から数日かけて発症するものとしては，髄膜炎や脳炎が挙げられる．発熱，頭痛，嘔気・嘔吐，光や音過敏を伴うことが多い．ヘルペス脳炎では，異常行動を伴うこともある．先行する感染症（上気道炎など）の病歴があれば，急性散在性脳脊髄炎（acute disseminated encephalomyelitis；ADEM）も鑑別となる．

　脳以外のものとしては，中枢神経以外の感染症が多いだろう．特に高齢者では肺炎，胆管炎，尿路感染症であっても，熱源を示す症状（肺炎なら咳嗽や呼吸困難）に乏しく元気がない，ぼんやりしている，歩けない，立てないといった症状が前面に出ることがあり，熱が出ないこともしばしばである．

　薬剤性も頻度が高い．ベンゾジアゼピン系薬剤などの過量服薬は診断しやすいが，高齢者で抗コリン作用の強い薬剤を使用したために「元気がない」「様子がおかしい」「ふらふらする」などの非特異的症状を呈するなど，パターンは様々である．処方薬・市販薬・サプリメントなどの薬歴を確認し，相互作用も含めて検討する．

　抗精神病薬に関連する悪性症候群は，意識障害，高体温，筋硬直を特徴とし，原因薬剤の中止とともに，しばしば集中治療を要する．

❸ 亜急性

　慢性硬膜下血腫は，頭部外傷後しばらく経過してから発症する．外傷や転倒歴を覚えていないこともある．高齢者では必ず鑑別に入れる．脳腫瘍（原発性，転移性）は，病変部位により症状は異なるが頭痛を伴うことが多い．傍腫瘍症候群による脳症のうち辺縁系脳炎は，行動異常，認知障害，記憶障害などをきたす．橋本脳症は，急性〜亜急性に意識障害や痙攣発作，局所神経所見など様々な症状がみられる．

　高齢者で亜急性に認知機能や意識レベルの低下をきたす疾患に，脳アミロイド血管症関連炎症がある．脳出血を繰り返している既往や，MRIで微小出血の多発やシデローシスを認めれば考慮する．

　感染症では，梅毒，HIV関連（JCウイルスやトキソプラズマ症），クロイツフェルト・ヤコブ病（Creutzfeldt-Jakob disease；CJD）がある．CJDは意識レベル

低下の前に睡眠異常や性格変化,行動異常が目立つため,睡眠障害や精神疾患と間違えやすい。

3 意識障害と区別すべき疾患

意識障害と区別すべき疾患とその特徴を**表2**に示す。

表2 意識障害と区別すべき疾患

疾患	特徴
失語症	運動失語は聞いた言葉の理解は保たれるが,全失語では理解も従命も発語も障害を受けるため,一見意識レベル低下と見える。開閉眼が保たれるのがヒントとなる
高度のうつ状態	重度のうつでは自発性が失われて,反応しないように見える
緊張病(カタトニア)	四肢を動かすことができるのに動かない,ある姿勢で固まってしまう常同症,反響言語や反響行為などが特徴で,反応が乏しい
ナルコレプシー	睡眠発作と脱力発作を繰り返す。通常は眠たくならない状況でも睡眠発作により寝入ってしまう
一過性全健忘	急性発症の前向性健忘。見当識障害があり,患者は同じ問いを繰り返す。意味記憶や道具の使い方の記憶は保たれる
locked-in症候群 (閉じ込め症候群)	橋の障害により,垂直眼球運動,眼瞼挙上以外は麻痺してしまうため,コミュニケーション(表情,動く,話す)ができなくなってしまうが,意識は清明である
解離性障害	いわゆるヒステリーのことで,閉眼,四肢が動かない。検者が開眼させようとすると抵抗する

4 バイタルサインをヒントに

病歴聴取が難しい意識障害の患者では,バイタルサインが鑑別のヒントになることがある(**表3**)。

表3 バイタルサイン異常と意識障害の鑑別

体温上昇	脳炎, 髄膜炎 敗血症, 悪性症候群, 悪性カタトニア, 甲状腺機能亢進症（クリーゼ）, 熱中症
体温低下	敗血症, 甲状腺機能低下症（粘液水腫）, 低体温症
頻呼吸	・敗血症 ・代謝性アシドーシス（DKAなど）は大呼吸（クスマウル呼吸）になる
徐呼吸・チェーンストークス呼吸	脳幹の障害, 脳圧亢進, オピオイド中毒
頻脈	・敗血症 ・甲状腺機能亢進症（クリーゼ）では心房細動を呈することも多い
徐脈	脳圧亢進, 甲状腺機能低下症（粘液水腫）, 有機リン中毒, 低体温症
血圧上昇	脳梗塞, 脳出血
血圧低下	敗血症, 大動脈解離

DKA：糖尿病性ケトアシドーシス

Column〈驚きの病歴シリーズ〉そんなことあるの？ やっぱり病歴は大事！

70歳代男性　主訴：右半身のしびれ

▶半年前から右半身，特に下肢の「しびれ，つっぱる感じ」があった。同時期から動作が遅くなった。右足が痙攣する感じが夜間にひどく，不眠となった。整形外科を受診し，腰部MRIは異常なしと説明された。心療内科を受診し，睡眠薬を処方された。

▶1カ月前から右手の震えが出現し，2週間前から右足の「びりびり」するしびれが悪化し，歩行時もふらふらするため，脳梗塞を心配して受診となった。嚥下や構音に問題なく，嗅覚の低下はない。腰痛なし，便秘は長年あるという。

▶身体診察ではバイタルサイン正常，意識清明。神経診察で眼球運動含め脳神経に異常はない。右手と右下肢の静止時振戦と右上下肢の筋強剛を認めたが，筋力は左右差なく正常。右膝下の感覚鈍磨（触覚）あり，腱反射は左右差なし。歩行は右手の振りが小さく，やや前傾姿勢だが歩幅は正常で，姿勢反射障害はなかった。

- ▶脳MRIは正常で,パーキンソン病と診断した。
- ➡パーキンソン病の主症状は,振戦・寡動・筋強剛という運動症状であるが,非運動症状も頻度は高い。幻覚・不安・抑うつ,不眠やむずむず脚症候群,体の痛み,便秘などの自律神経障害など多岐にわたるため,様々な診療科を受診しうる。
- ➡右半身のしびれは脳梗塞を考えてしまいそうになるが,本症例では運動症状としての筋強剛,もしくは痛みとして「しびれ,つっぱる感じ」を表現しているのだろう。「夜間に痙攣する感じで眠れない」はむずむず脚症候群と思われる。
- ➡「しびれ」は体がびりびりする感覚(感覚低下,感覚過敏,異常感覚いずれも「しびれる」)の症状のこともあれば,動かない=「麻痺」症状を意味することもある。この患者の場合は,病歴もさることながら,診察室へ入ってくる歩容,病歴を話しながら右上下肢の振戦を観察することで,パーキンソン病を想起して病歴とつなげることができた。

Column〈変な症状シリーズ〉 そういうことだったのね…!

70歳代男性 主訴:パーキンソン病治療薬開始後に変な夢を見る

- ▶(上記Columnと同一症例)患者はパーキンソン病と診断され,プラミペキソール(ドパミンアゴニスト)による治療が開始となった。
- ▶治療開始数カ月後の外来で,患者が変な夢を見ると訴えた。「朝,起きがけに見知らぬ人が大勢いる」「外国人が追いかけてきた」「赤い服を着た知らない人が隣で寝ている」「アフリカ人やネイティブアメリカンが出現する」「毛布や服の模様が人に見える」など,多彩な"夢"を見ると笑いながら話している。不思議だという感覚があるが恐怖感はないという。
- ▶ドパミンアゴニストによる副作用(幻覚)と判断し,薬剤を中止したところ,不思議な夢は見なくなった。パーキンソン病の運動症状に対してレボドパ製剤による治療を開始した。
- ➡パーキンソン病自体でも幻覚を生じることがあるが(レビー小体型認知症では有名),治療薬であるドパミンアゴニストでも幻覚を生じる。そのほか,突

発睡眠，病的性欲亢進，暴食，病的賭博，強迫的購買などの副作用をきたすこともあり，要注意である。

文 献
1) Di Perri C, et al：Epilepsy Behav. 2014；30：28-32.
2) Erkkinen MG, et al：Am J Med. 2019；132(10)：1142-7.

参考文献
- 福武敏夫：神経症状の診かた・考え方 General Neurologyのすすめ. 第3版. 医学書院, 2023.
- Goldfine AM, et al：Neurol Clin. 2011；29(4)：723-37.
- Smith AT, et al：Semin Neurol. 2019；39(1)：5-19.

（金城紀与史）

❷章 主訴別の問診を取るべきポイント

20 関節が痛い

> **POINT**
> ▶ OPQRSTを基本に"痛み"の性状を確認する。
> ▶ 関節由来 vs. 関節周囲由来，炎症性 vs. 非炎症性を意識して問診，身体所見を行う。
> ▶ 経過，症状の分布，随伴症状などから系統立てて鑑別を進める。

1 「関節痛」を主訴とするとき

　関節痛は日常診療で遭遇することの多い主訴のひとつであり，鑑別疾患は多岐にわたる。

　必ずしも病変が関節にあるとは限らず，また患者によって症状の訴え方は様々であるため，病歴聴取と身体診察を丁寧に行い診断に迫ることが重要である。

　以下，アプローチ方法を述べる。

2 ルーチンの質問から考える
❶ OPQRST

　"痛み"については，OPQRSTを用いて問診することが基本となる。

【Onset（発症様式）】

　急性経過，亜急性〜慢性経過であるか確認する。

　化膿性関節炎，結晶性関節炎などは急性発症が多い。

　関節リウマチは亜急性〜慢性，リウマチ性多発筋痛症は日〜週単位の急性経過で症状が完成し，典型例では発症日を思い出せることが多い。

【Provocative/Palliative（増悪・寛解因子）】

　関節の障害では自動時痛・他動時痛の両方の訴えがあるのに対して，関節周囲の障害では自動時痛と比べて他動時痛が乏しい。

労作で症状が増悪し，安静で改善する場合は変形性関節症など機械的な原因を考える。

労作で症状が改善し，安静時，夜間に症状が増悪する場合は関節リウマチなど炎症性関節炎を考える。

【Quality (症状の性質)】

関節リウマチや変形性関節症は鈍痛であることが多い。

動作時の鋭い痛みは腱炎や腱付着部炎を考える。

しびれや焼けるような痛みは神経痛を考える。

【Region/Radiation/Related symptoms (部位・放散・随伴症状)】

関節・関節周囲由来かの区別に有用であることもあるため，必ず患者に疼痛部位を指さしてもらう。

解剖学的に合わない場合，甲状腺疾患，線維筋痛症，精神疾患なども考える。

随伴症状を確認することで関節炎を呈する膠原病疾患の鑑別に役立つ。

【Severity/Situation (重症度・状況)】

痛風はその名の通り，激痛を訴える患者も多い。関節リウマチでは，何となく痛いと訴える患者から激痛のため体動困難になる患者まで様々である。重症度は患者ごとに大きく異なるため，生活にどの程度支障が出ているか確認することも重要である。

【Time course/Timing and duration (時間経過・持続時間)】

朝のこわばりの持続時間は炎症性関節炎で30分以上，非炎症性疾患で30分未満であることが多い。

進行性に増悪する場合，化膿性関節炎や膠原病疾患を考える。

間欠的に症状が出現する場合，結晶性関節炎，回帰性リウマチ，ベーチェット病，家族性地中海熱などを鑑別に挙げる。

少関節が急性に腫脹し，数日で改善した後に別の関節に症状が出現する移動性関節炎の場合，淋菌性関節炎，風疹，感染性心内膜炎，B型肝炎，サルコイドーシス，全身性エリテマトーデス(SLE)などを鑑別に挙げる。

❷ 家族歴・生活歴など

乾癬，強直性脊椎炎，炎症性腸疾患などの家族歴がないか聴取する。
飲酒歴，喫煙歴，職業歴などを聴取する。

❸ review of systems (ROS)

関節痛，関節炎が全身疾患を伴って生じている場合がある。
ROSを用いて確認する（**表1**）[1]。

レイノー現象は原発性，二次性にわけられ，二次性は何らかの基礎疾患に続発し自己免疫性疾患で多くみられる。手指，足趾を中心に症状が出現し，白→暗紫色→赤と3色の変化を呈することが特徴である。病歴聴取では，寒さに対して手指が敏感か，寒冷曝露で手指の色調変化がみられるか，3色の変化を呈するかを確認する。

シェーグレン症候群などでみられる乾燥症状はAmerican-European Consensus Group (AECG) 基準にあるように，目に砂や砂利が入った感じが繰り返されるか，目薬を1日3回以上使用するか，唾液腺が繰り返し，あるいは常時腫れているか，乾いた食べ物（パンなど）を飲み込む際に水が必要かなどを確認する。

3 関節由来 vs. 関節周囲由来

関節痛がある場合，まずは疼痛が関節内にあるのか関節周囲にあるのかを区別する。

関節および関節周囲の解剖を**図1**に示す。

関節は関節包，滑膜，滑液，関節軟骨，軟骨下骨で構成される。

関節周囲は腱，靱帯，滑液包，筋肉，骨，皮膚などで構成される。

関節由来の疼痛は関節に限局し，自動関節可動域テスト・他動

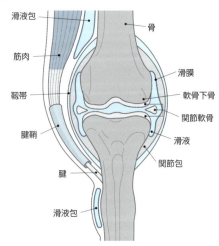

図1 関節・関節周囲の解剖（再掲）

表1 Review of systems

	身体所見	考慮すべき疾患
皮膚・粘膜	伝染性紅斑	パルボウイルスB19感染症
	頰部紅斑	パルボウイルスB19感染症, SLE, 脂漏性皮膚炎, 酒さ, 皮膚筋炎
	鱗屑を伴う局面	乾癬
	ヘリオトロープ疹, ゴットロン徴候	皮膚筋炎
	結節性紅斑	溶連菌感染症, クローン病, サルコイドーシス, ベーチェット病, 結核
	壊疽性膿皮症	炎症性腸疾患, 関節リウマチ, SLE, サルコイドーシス, 強直性脊椎炎, 多発血管炎性肉芽腫症
	触知可能な紫斑	ANCA関連血管炎, IgA血管炎, 結節性多発動脈炎
	網状皮斑	抗リン脂質抗体症候群, 血管炎, コレステロール塞栓
	脱毛	SLE, 甲状腺機能低下症
	皮膚肥厚	全身性強皮症, アミロイドーシス, 好酸球性筋膜炎
	レイノー現象	SLE, 全身性強皮症, シェーグレン症候群, 炎症性筋疾患, 関節リウマチ
目	虹彩炎, ぶどう膜炎	サルコイドーシス, ベーチェット病, 脊椎関節炎, 多発血管炎性肉芽腫症, サイトメガロウイルス感染症, 梅毒, HIV
	ドライアイ	シェーグレン症候群, IgG4関連疾患
	結膜炎	脊椎関節炎, SLE, 多発血管炎性肉芽腫症
	強膜炎	関節リウマチ, 血管炎
	虚血性視神経炎	巨細胞性動脈炎, 多発血管炎性肉芽腫症
耳・鼻・咽頭・口腔	口腔潰瘍	SLE, ベーチェット病, 反応性関節炎, 多発血管炎性肉芽腫症
	耳下腺腫脹	シェーグレン症候群, サルコイドーシス, IgG4関連疾患
	巨舌	アミロイドーシス
	頭皮圧痛	巨細胞性動脈炎
	血性, 重度の副鼻腔炎	多発血管炎性肉芽腫症
	耳垂以外の発赤	再発性多発軟骨炎
	ドライマウス	シェーグレン症候群, IgG4関連疾患

次頁へ続く▶

	身体所見	考慮すべき疾患
爪	爪甲剝離症	乾癬, 甲状腺機能亢進症
	点状陥凹	乾癬
筋骨格系	ヘバーデン結節, ブシャール結節	変形性関節症
	ボタン穴変形, スワンネック変形	関節リウマチ, SLE, Ehlers-Danlos症候群
	指炎	脊椎関節炎
	付着部炎	脊椎関節炎
	滑液包炎	リウマチ性多発筋痛症
循環器系	僧帽弁閉鎖不全, 僧帽弁狭窄	リウマチ熱
	大動脈弁閉鎖不全	強直性脊椎炎, リウマチ熱, 再発性多発軟骨炎, 反応性関節炎, Marfan症候群, 高安動脈炎
	心筋症	ウイルス感染症, アミロイドーシス, サルコイドーシス, SLE, 多発性筋炎
	新たな心雑音, 発熱	感染性心内膜炎, リウマチ熱, SLE
	末梢動脈の拍動減弱	巨細胞性動脈炎, 高安動脈炎
消化器系	脾腫	Felty症候群, 腫瘍関連関節炎
	肝腫大	ヘモクロマトーシス, アミロイドーシス, Wilson病
泌尿器系	前立腺炎	反応性関節炎, 強直性脊椎炎
	尿道炎, 頸管炎	反応性関節炎, 淋菌性関節炎
	陰部潰瘍	ベーチェット病
神経系	多発単神経炎	血管炎 (主に小血管炎), シェーグレン症候群, 関節リウマチ
	痙攣発作	SLE

(文献1より改変)

関節可動域テストのいずれも疼痛が増強する。

　関節周囲由来の疼痛は炎症部位の直上で認められ, 自動関節可動域テストで疼痛は増強するが, 他動関節可動域テストでは増強しないことが多い。

　その他, 神経痛や放散痛でも「関節が痛い」と訴える場合もある。

4 炎症性 vs. 非炎症性

関節痛が関節由来の場合,炎症性であるか確認する。

炎症の徴候は「発赤」「熱感」「腫脹」「疼痛」であり,アメリカリウマチ学会(ACR)/ヨーロッパリウマチ学会(EULAR)の2010年関節リウマチ分類基準に「腫脹または圧痛関節数」とあるように,関節腫脹が特に重要である。

炎症性(全身性リウマチ疾患)と非炎症性をわけるポイントを**表2**に示す。

朝のこわばりは「起床時や長時間同じ姿勢で過ごした後に関節が動かしづらく,動かすことで症状が改善すること」と定義される[2]。60分以上持続する場合,多くは炎症性であり[3],朝のこわばりの有無と持続時間を確認する。

身体診察でも炎症所見を確認するが,リウマチ医による腫脹の有無の一致率は70%程度という報告[4]もあり,熟練者の取った所見と照らし合わせたり,筋骨格超音波検査やMRI検査を組み合わせたりして評価することが重要である。

表2 炎症性と非炎症性をわけるポイント

		炎症性	非炎症性
症状	朝のこわばり	広範囲,長時間	局所,短時間
	全身症状	あり	なし
	症状のピーク	長時間休んだ後 夜間痛 安静時痛あり	長時間使った後
	左右対称性	高頻度	時に
徴候	圧痛,腫脹,熱感	多い	普通はない
	不安定性	稀	遊離体,関節内障,あるいは筋力低下を意味する
	多臓器病変	しばしば	稀

5 急性 vs. 慢性,単関節 vs. 多関節

関節炎と判断したら,経過と罹患関節数を確認する。

鑑別の代表例を**表3**[5]に示す。

症状出現後,数時間〜数日を急性,6週間以上続く場合を慢性と定義するこ

表3 関節炎の分類

	急性	慢性
単関節	化膿性関節炎 結晶性関節炎 血性関節症 反応性関節炎	変形性関節症 結核性関節炎 無菌性骨壊死 Charcot関節症 脊椎関節炎
多関節	ウイルス性関節炎 結晶性関節炎 化膿性関節炎 淋菌性関節炎 感染性心内膜炎 膠原病の初期 サルコイドーシス	関節リウマチ 変形性関節症 SLE 全身性強皮症 シェーグレン症候群 脊椎関節炎 血管炎 リウマチ性多発筋痛症 成人スティル病

(文献5より改変)

とが多い。罹患関節数は単関節(1つの関節),多関節(2つ以上の関節)でわけるとよい。

【急性単関節炎】

化膿性関節炎と結晶性関節炎が主な原因である。

急性単関節炎では,否定できるまで化膿性関節炎の可能性を考える。

化膿性関節炎は大・中関節に発症することが多い。

外傷,免疫抑制の有無(免疫抑制薬の使用,糖尿病,血液透析)などを聴取,関節穿刺を行い3C(Culture:培養,Cell count:細胞数・分画,Crystal:結晶)を確認する。

【急性多関節炎】

ウイルス性関節炎,結晶性関節炎,淋菌性関節炎,膠原病による関節炎の初期などを鑑別に挙げる。

パルボウイルスB19による関節炎に遭遇することは比較的多い。幼児との接触歴や流行状況を確認する。

【慢性単関節炎】

最も頻繁に遭遇するのは変形性膝関節症である．労作時痛の有無を確認し，身体所見では関節摩擦音を確認する．

稀ではあるが，結核性関節炎も鑑別である．

【慢性多関節炎】

関節リウマチを考える．次に抗核抗体関連膠原病，血管炎，自己抗体陰性の疾患群を考える．慢性経過の結晶性関節炎もありうる．

6 分布

関節炎の分布パターンを図2[6)]に示す．

関節リウマチは朝のこわばりが長時間続き，中手指節間（MCP）関節，近位指節間（PIP）関節など末梢関節を中心に左右対称性に罹患することが多い．朝のこわばりの持続時間，動作での改善の有無，家族歴などを確認する．

変形性関節症は遠位指節間（DIP）関節（ヘバーデン結節），PIP関節（ブシャール結節），手根中手（CMC）関節，膝・股関節などあらゆる関節に発症しうる．

乾癬性関節炎は手指のDIP，MCPに炎症がある場合に考える．病歴聴取では，家族歴がないか，指1本が腫脹したことがないか（指趾炎）などを確認する．身体所見では爪の点状陥凹，関節伸側部の乾癬の皮疹，腱付着部の圧痛などを診る．

脊椎関節炎では炎症性腰痛がないか確認する．炎症性腰痛の特徴を表4に示す．炎症性腰痛がある場合，乾癬の家族歴，3～4週間前のクラミジアや細菌性腸炎の罹患歴を確認する．

◎

初診時に診断ができなくても，病歴聴取や身体所見を丁寧に行い，他疾患を除外しつつ，経過観察することで診断に結びつくことがある．系統立てて診療を進めるよう心掛けたい．

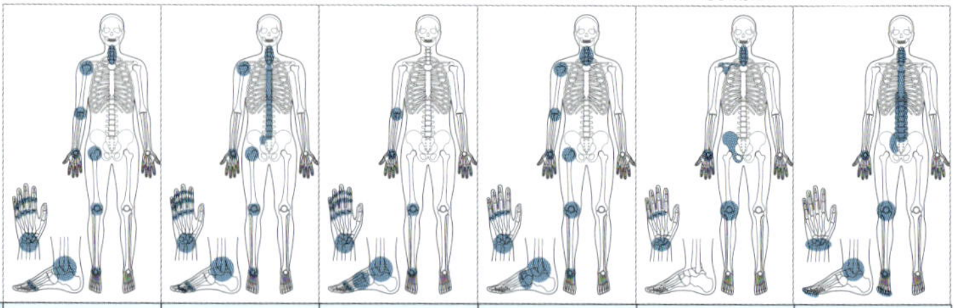

	関節リウマチ	乾癬性関節炎	痛風	偽痛風	リウマチ性多発筋痛症	反応性関節炎
DIP関節		○	○			
PIP関節	○	○	○			
MCP関節	○	○	○	○	○	
手関節	○	○	○	○	○	○
肘関節	○	○	○			
肩甲上腕	○			○		
頸椎	○	○			○	○
椎体		○				○
仙腸関節		○				○
股関節	○	○		○		
膝関節	○	○	○	○	○	○
足関節	○	○	○	○		○
MTP関節	○	○	○			
腱付着部炎		○				○
指炎		○				○

図2 関節炎の分布パターン　　　　　　　　　　　　　　　　　　　　（文献6より改変）

表4 炎症性腰痛の特徴

- 40歳以下で発症
- 緩徐に発症
- 朝のこわばりが30分以上持続
- 運動で軽快し，安静では改善しない
- 腰背部痛やこわばりのため，夜間に目覚めることがある
- 左右定まらない臀部の痛み

Column〈驚きの病歴シリーズ〉そんなことあるの？ やっぱり病歴は大事！

30歳代女性　主訴：朝のこわばり，関節痛，手荒れ

▶2カ月前から両手指に朝のこわばり，関節痛が出現。その後，両肩関節や両膝関節にも同様の症状が現れた。朝のこわばりは3時間以上続き，関節痛は左右対称であり，関節を動かすことで症状が軽減された。

▶他に気になる症状がないか尋ねると，ガーデニングが趣味で手袋をして作業するが，数カ月前の夏頃から手荒れしやすくなったとのこと。使用する手袋はゴム製で特に変更はなく，手洗いの頻度も変わっていない。ハンドソープも変更していない。

▶手の診察を行ったところ，右母指尺側と示指橈側に角化性紅斑があり，両2，3中手指節間関節背側に紫紅斑と爪周囲紅斑を認めた。左肘と両膝に同様の紫紅斑がみられ，両手指，膝関節に腫脹と疼痛があり，両側下背にfine cracklesを聴取した。

▶炎症性多関節炎と手指などの皮疹，聴診所見から皮膚筋炎を鑑別に挙げ，後日，抗ARS抗体，抗Jo-1抗体陽性と判明した。皮膚筋炎と診断し，プレドニゾロンとタクロリムスで治療を開始し，関節炎や手の皮疹は消失した。

Column〈変な症状シリーズ〉　そういうことだったのね…！

40歳代男性　主訴：移動する多関節痛

▶生来健康な男性。6カ月前から多関節痛を自覚し，近医の整形外科を受診したが診断は確定せず。対症療法で経過観察されたが，改善しなかったため当科を受診した。

▶運動や外傷歴はなく，パルボウイルスB19感染症，伝染性単核球症，性感染症などの疑いもない。関節痛は対称性に手指関節，手関節，肘関節，膝関節でみられ，移動しながら出現と消退を繰り返しているとのこと。また，15〜20分程度の朝のこわばりがあり，関節を動かすことで症状は軽減された。

▶移動性関節痛の鑑別として，慢性経過からウイルス感染の可能性は低く，出現と消退を繰り返していることや朝のこわばりが30分未満であることから

関節リウマチの可能性も低いと考えた。移動性関節痛，炎症性多関節炎の鑑別として全身性エリテマトーデスを挙げ追加の病歴聴取を行ったところ，しばしば発熱や蝶形紅斑がみられることが判明した。

▶抗核抗体が陽性であり，補体低下，2系統の血球減少，直接クームス試験が陽性で，蛋白尿を認めた。EULAR/ACR 2019分類基準を満たし，全身性エリテマトーデスと診断した。ヒドロキシクロロキンを開始したところ，関節症状は消失した。

文 献

1) Arthritis Rheum. 1996;39(1):1-8.
2) Lineker S, et al:J Rheumatol. 1999;26(5):1052-7.
3) van Steenbergen HW, et al:Ann Rheum Dis. 2017;76(3):491-6.
4) Gormley G, et al:Ann Rheum Dis. 2001;60(6):638-9.
5) Mies Richie A, et al:Am Fam Physician. 2003;68(6):1151-60.
6) Foster ZJ, et al:Am Fam Physician. 2023;107(1):42-51.

（伊藤貴祥，髙増英輔）

❷章 主訴別の問診を取るべきポイント

21 リンパ節が腫れている

> **POINT**
> ▶リンパ節腫脹をみた場合には，詳細な病歴聴取が大切である。
> ▶全身の身体診察を行いながら，病歴聴取に戻ることを忘れてはならない。
> ▶緊急の検査や治療を必要とする"Red flag sign"を見逃さない。

1 リンパ節腫脹の考え方

　リンパ節腫脹は良性で，ほとんどの患者では反応性で自然寛解することが多い。自然寛解するものの原因としてはウイルス感染症，局所の細菌感染症などが挙げられる。その他の病因として自己免疫疾患，薬剤性がある。そして，見逃してはならないものとして，悪性腫瘍，転移性癌がある。リンパ節腫脹は病歴を詳細に聴取し，身体所見をしっかりと行うことでその原因を特定することが可能となる。

　リンパ節腫脹は，1箇所のみの領域の局所性と，連続しない2領域以上の全身性に分類する。局所性リンパ節腫脹の病因特定や偶発的に発見されたリンパ節腫脹は，リンパ管の流れのパターンにしたがって，原因となる病変部位を評価すべきである。さらに全身性リンパ節腫脹をきたす注意すべきウイルス感染症，薬剤性の原因，血液腫瘍，転移性腫瘍を考えていく。

　ここで大切なのは，問診単独で鑑別を挙げるのは難しく，身体診察と問診を往来することで，リンパ節腫大の特徴をつかみ，診断に近づくことができるということである。そのため，本項では病歴聴取に加えて身体診察も併記する。

　MIAMI Mnemonicというリンパ節腫大をきたす疾患を分類するための語呂合わせを使用すると，大まかな分類が覚えやすい（**表1**）[1]。

表1 リンパ節腫大をきたす疾患の分類（MIAMI Mnemonic）

MIAMI Mnemonic	疾患	
Malignancies（悪性腫瘍）	リンパ腫, 白血病, 転移性病変, 皮膚癌	
Infection（感染症）	細菌性：口腔・咽頭喉頭感染, 皮膚軟部組織感染症（黄色ブドウ球菌・連鎖球菌）, 猫ひっかき病, 結核, 野兎病, 性感染症（梅毒, 鼠径リンパ肉芽腫）, ライム病（欧州～アジアまでの温暖な森林地帯, 北アメリカの北東部, 北中央部）	
	ウイルス性：伝染性単核球症（EBV, CMV）, HIV感染, アデノウイルス感染など	
	真菌性：コクシジオイデス（米国南西部）, ヒストプラズマ症（米国南東部）, クリプトコッカス	
	その他：リケッチア感染症（ツツガムシなど）, トキソプラズマ症	
Autoimmune disorders（自己免疫疾患）	SLE, シェーグレン症候群, 成人Still病, 関節リウマチ, 皮膚筋炎	
Miscellaneous/unusual conditions（その他）	Castleman病, 菊池病, サルコイドーシス, 川崎病, 肺ベリリウム症（ベリリウム鉱山）, 珪肺症（採石場）	
Iatrogenic（医原性）	薬剤性, 血清病	

EBV：EBウイルス, CMV：サイトメガロウイルス, SLE：全身性エリテマトーデス

2 病歴聴取[1, 2]

　リンパ節腫脹の病因を特定するのに役立つ因子には，患者の年齢，リンパ節腫脹の期間，動物・汚染・感染への曝露歴，局所性/全身性に注目する。

　表2に一般的な病歴の手がかりと関連する疾患等を示す。その他の既往歴の質問としては，リンパ節腫大の<u>時間経過</u>（4～6週を超えると悪性腫瘍を想起），<u>触診による圧痛</u>（感染症や炎症性疾患），随伴症状，最近の感染症や予防接種歴/投薬歴について尋ねる。

❶ 一般病歴

　リンパ節腫大の期間およびその変化，発熱，寝汗，悪寒戦慄，体重減少，咽頭痛，関節痛/関節炎，皮疹/瘙痒，息切れ/呼吸困難，胸痛，ill contact，渡航歴。

表2 リンパ節腫脹の病歴/曝露歴と鑑別疾患

病歴および曝露歴		鑑別疾患
発熱,寝汗,慢性経過,体重減少,鎖骨上/膝窩/腸骨領域のリンパ節腫脹		白血病,リンパ腫,固形癌の転移
発熱,悪寒戦慄,倦怠感,咽頭痛,悪心・嘔吐,下痢		細菌性咽頭炎,ウイルス性咽頭炎,肝炎,インフルエンザ,伝染性単核球症,結核
ハイリスクな性行動		HIV感染症,梅毒,鼠径リンパ肉芽腫,軟性下疳
動物接触歴	ネコ	猫ひっかき病,トキソプラズマ症
	ウサギ,羊,牛	炭疽,ブルセラ症,野兎病
	加熱不十分な肉/乳・チーズの摂取	炭疽,ブルセラ症,トキソプラズマ
海外渡航歴,虫刺歴,ダニ刺傷		渡航先の地方病
関節痛,発疹,発熱,筋力低下		関節リウマチ,シェーグレン症候群,皮膚筋炎,SLE
薬剤歴		プリミドン,アテノロール,ヒドララジン,カプトプリル,キニジン,ペニシリン系抗菌薬,ST合剤,スリンダク,OIIA-LPD*1(メトトレキサート,インフリキシマブ,アダリムマブ,エタネルセプト),DIHS*2(カルバマゼピン,フェニトイン,フェノバルビタール,ゾニサミド,アロプリノール,サラゾスルファピリジン,ミノサイクリン,メキシレチン)

*1:医原性リンパ増殖性疾患(other iatrogenic immunodeficiency-associated lymphoproliferative disorders;OIIA-LPD)。抗リウマチ薬であるメトトレキサートやTNFα阻害薬により悪性リンパ腫などのリンパ増殖性疾患が惹起される病態
*2:薬剤性過敏症症候群(drug-induced hypersensitivity syndrome;DIHS)。発熱と臓器障害を伴う薬疹でHHV-6などのウイルスの再活性化を伴う

❷ 曝露歴

　環境,旅行関連,動物,昆虫への曝露を確認する。慢性的な薬剤の使用(**表2**),感染症への曝露,最近の予防接種についても確認する必要がある。鉱業,石工,金属労働などの職業歴から,シリコンやベリリウムへの曝露など,リンパ節腫脹の労働関連病因を引き出すことができる。鼠径部や頸部リンパ節腫脹の場合は,性的活動を尋ねることが重要である。また,耳介貫通型のピアスによる頸部リンパ節腫脹もあるので確認する。

❸ 随伴症状

　"Red flag sign"となる症状の特定にも役立つ。発熱に加え,寝汗,体重の10

%を超える原因不明の体重減少は，ホジキンリンパ腫または非ホジキンリンパ腫，悪性腫瘍，結核を示唆する．発熱，悪寒，倦怠感，関節痛，筋痛などは全身性のウイルス感染や自己免疫疾患などを示唆する．

❹ **既往歴／家族歴**

自己免疫性疾患，悪性腫瘍，結核曝露などを確認する．

3 身体診察

　全体的な健康状態，身長・体重の測定は，慢性疾患の徴候を特定するのに役立つ．全身診察はもちろんのこと，患者の気づいていないリンパ節腫大がないか，さらに脾腫の有無に注意する．局所性リンパ節腫大の場合には，まずリンパ管の流れを考慮した身体診察を行う．全身性リンパ節腫大に加え脾腫（身体診察でわかる脾腫はその時点で異常である）がみられた場合には，亜急性～慢性感染症，伝染性単核球症，自己免疫疾患，リンパ球性白血病，リンパ腫，サルコイドーシスが鑑別に挙がる．病歴と身体所見を組み合わせることでその診断に近づける（図1）．

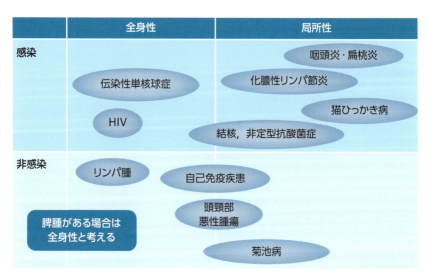

図1 リンパ節の全身性と局所性の鑑別

4 リンパ節自体の特徴[1〜3]

❶ リンパ節の性状と大きさ

　リンパ節の質には，熱感およびその表面の皮膚の紅斑，圧痛，可動性，硬さが含まれる。小さなリンパ節が多数存在する状態は通常，ウイルス感染による反応性リンパ節腫脹を意味する。

　皮膚の下にある"バックショット（散弾銃の弾）"のような痛みのない硬い不規則な腫瘤や，固定された固いゴムのようなリンパ節は，悪性腫瘍の可能性がある（特異度は低い）。

　痛みや圧痛のあるリンパ節腫脹は非特異的で，感染による炎症の可能性やリンパ節の壊死を考える。

　基本的に1cm以上を異常とするが，鼠径リンパ節は1.5cm，滑車上・鎖骨上・膝窩リンパ節では0.5cm以上を異常とする。

❷ 局所性リンパ節腫大

【頭頸部リンパ節腫脹（図2）】

　顎下，前頸部または後頸部，耳介前，鎖骨上に分類される。頭頸部リンパ節腫脹の一般的な原因は口腔内や咽頭/喉頭の感染が多い。小児から青年期では，急性および自然寛解するウイルス性疾患がリンパ節腫脹の最も一般的な病因である。耳介貫通型のピアスによる頸部リンパ節腫脹もある。

　数週〜数カ月間持続するリンパ節腫脹は，結核，猫ひっかき病，菊池病，サルコイドーシス，さらに悪性腫瘍との鑑別が必要となる。成人の鎖骨上リンパ節腫脹は，腹腔内悪性腫瘍のリスクと強く関連しており，速やかに評価する必要がある（多くは左鎖骨上であるが，右鎖骨上にもみられる）。これらの患者の34〜50％が悪性腫瘍を有しており，40歳以上の患者でそのリスクが高くなる。

【腋窩リンパ節腫脹（図3）】

　一般的な感染性の病因は，手から上腕の外傷（剃毛など）や感染，猫ひっかき病，上腕へのワクチン接種（新型コロナワクチン接種など）などがよく経験される。感染源または外傷性病変がない場合は，悪性リンパ腫や乳癌などの悪性腫瘍の腋窩への転移を考える。

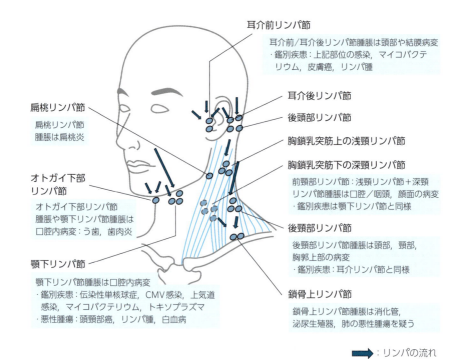

図2 頭頸部リンパ節の流れと各部位の腫脹の鑑別疾患

【滑車上リンパ節腫脹（図3）】

0.5 cm以上の腫大は病的で二次梅毒で腫脹することが知られているが，上肢の感染症や全身性リンパ節腫大の一部として触知され，伝染性単核球症，リンパ腫，慢性リンパ性白血病，サルコイドーシスなどでも腫脹する。

【鼠径リンパ節腫脹（図4）】

1.5 cm以上を異常とするが，1.5〜2 cmまでのリンパ節腫大は健康な成人でも時にみられる。

水平群と垂直群にわけられ，水平群（鼠径靱帯下の大腿前面の高位に位置する）は下腹部の表在部分と臀部，外性器，肛門周囲，腟下部から還流する。対して垂直群は大伏在静脈の上方近くにあり，下肢の対応部位から還流してくる。

一般的な病因として，水平群は単純ヘルペス，鼠径リンパ肉腫，梅毒などの性感染症および陰茎および外陰部の扁平上皮癌などが挙げられ，肛門および外

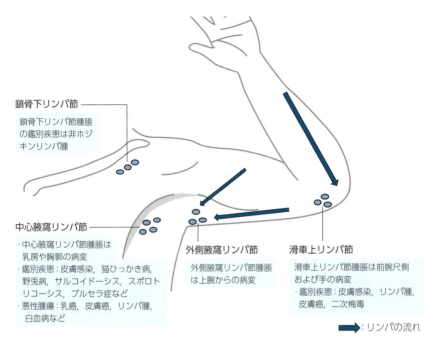

図3 腋窩リンパ節および滑車上リンパ節の流れと各部位の腫脹の鑑別疾患

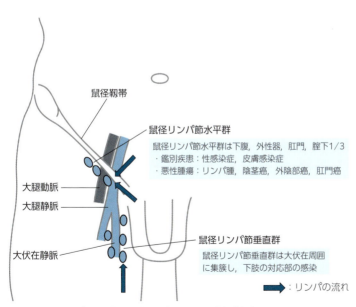

図4 鼠径リンパ節の流れと各部位の腫脹の鑑別疾患

性器の観察を忘れてはならない。垂直群は下肢の皮膚感染症に伴うリンパ流への感染経路で腫脹することが多い。

❸全身性リンパ節腫脹

全身性リンパ節腫脹は，2つ以上の非連続性リンパ節群の腫脹のことで，必ずしも全身リンパ節すべての腫脹ではない。また，脾腫を伴ったリンパ節腫脹は全身性と考える。感染症，自己免疫疾患，転移性悪性腫瘍による重大な全身疾患が全身性リンパ節腫脹を引き起こすことが多い。良性疾患に伴う全身性リンパ節腫脹の原因は，伝染性単核球症などの自然寛解するウイルス性疾患や薬剤性が挙げられる。その他の原因としては，HIV感染症，サイトメガロウイルス感染症，結核，免疫低下者ではクリプトコッカス症，カポジ肉腫などがある。自己免疫性疾患の全身性エリテマトーデス，悪性腫瘍では慢性リンパ性白血病，悪性リンパ腫および転移性癌で起こりうる。

5 リンパ節腫脹と悪性腫瘍

リンパ節腫脹をきたす悪性腫瘍は既に**表1**に示した疾患が挙げられるが，そのリスク因子を**表3**に示す。これらが病歴や身体診察で観察された場合には悪性腫瘍を想起すべきである[1〜3]。

境界領域の症候群には慢性リンパ節腫脹をきたす以下のリンパ増殖性疾患があり，Castleman病（単中心性，多中心性），TAFRO症候群（thrombocytopenia, anasarca, fever, reticulin fibrosis/renal failure, and organomegaly），POEMS（polyneuropathy, organomegaly, endocrinopathy, M-protein, skin change）症候群，IgG4関連疾患，OIIA-LPD（other iatrogenic immunodeficiency-associated lymphoproliferative dis-

表3 悪性腫瘍に伴うリンパ節腫大のリスク因子

- 40歳以上
- 男性
- 4〜6週間以上のリンパ節腫大
- 8〜12週間の経過観察でも改善しないリンパ節腫大
- 全身症状：発熱，寝汗，体重減少（10%以上），肝脾腫
- 以下のリンパ節腫大の特徴
  - 全身性リンパ節腫大
  - 鎖骨上リンパ節の腫大
  - リンパ節の大きさ＞ $4cm^2$
  - 硬いリンパ節
  - 固着したリンパ節
  - 圧痛を伴わないリンパ節

order)などに注意する[4]（詳細は成書等を参照）。

> **Column〈驚きの病歴シリーズ〉そんなことあるの？ やっぱり病歴は大事！**

30歳代女性　主訴：発熱，右鼠径部の痛み

▶ 来院の30日前に右下腿部を保護犬に咬まれた。2日前に右鼠径部の圧痛を伴う腫瘤を触知。来院当日に悪寒戦慄と39℃台の発熱を認めた。身体診察で右鼠径リンパ節垂直群に3cm大のリンパ節を触知。右下肢には皮疹や創傷を認めなかった。

▶ 猫との接触はみられなかったが，保護犬に咬まれた部位のリンパ流に沿った所属リンパ節であること，潜伏期間などから Bartonella henselae 感染症（猫ひっかき病）を考えた。アジスロマイシン（AZM）とアンピシリン・スルバクタム（ABPC・SBT）を投与し，第5病日には解熱，リンパ節も2週目には触知されなくなった。後に Bartonella henselae IgMおよびIgGの上昇がわかり，犬に咬まれた"猫ひっかき病"と診断できた。

➡ 病歴と経過から猫ひっかき病と診断できた。文献上でも，犬との接触後の発症も3％程度あることがわかった（猫との接触は96％）。

> **Column〈変な症状シリーズ〉 そういうことだったのね…！**

45歳男性　主訴：発熱，皮疹，全身倦怠感

▶ 来院の2週間前から38℃台の発熱と全身倦怠感が出現。近医受診し，抗菌薬が処方されるが改善せず。3日前から前胸部に皮疹が出現。診察上では左後頸部に1cmほどのリンパ節が1個触知されるも圧痛なし。体幹前面に紅色丘疹が散在。

▶ 入院後の採血上ではWBC：2,400/μL（好中球47％，リンパ球40.3％，単球8％，異型リンパ球なし），LDHの軽度上昇，CRP：0.6mg/dL。EBウイルス（EBV），サイトメガロウイルス（CMV）はいずれも既感染パターンであった。何らかのウイルス感染症を疑い，血液培養を採取後に対症療法で経過観察と

した。

▶入院5日目から両側鼠径部の圧痛を伴う複数のリンパ節腫脹（3cm大）と両側頸部の複数のリンパ節腫脹（1.5cm大）が出現。リンパ腫と非典型ではあるが菊池病（組織球性壊死性リンパ節炎）やサルコイドーシスとの鑑別のためにリンパ節生検を施行。

▶一般的には鼠径リンパ節の生検は好まれないが，本症例では鼠径部に最大3cmのリンパ節腫脹があり圧痛も伴うことから同部位より生検を行った。結果は広範な壊死，リンパ球／組織球の浸潤，マクロファージによる貪食が認められ，菊池病と診断できた。プレドニゾロン（PSL）投与で症状は軽快した。

➡年齢，リンパ節腫大の部位，男性という非典型な臨床経過であった。好中球減少は菊池病の所見でよいと思われた。骨髄検査では軽度の血球貪食像のみであった。

文献

1) Gaddey HL, et al：Am Fam Physician. 2016；94(11)：896-903.
2) Winter J：Goldman-Cecil Medicine. 27th ed. Elsevier, 2023, p1148-53.
3) McGee S：Evidenced-Based Physical Diagnosis. 5th ed. Elsevier, 2022, p221-31.
4) 吉藤　元, 他：日内会誌. 2021；110(10)：2278-85.

（仲里信彦）

索引

欧文

A

active standing test 17
acute on chronic 33
acute onset 32
AIUEOTIPS 188

B

Boas' sign 287

C

chronic onset 33
COPD 207, 210, 223, 315

D

DEATH 188

F

Fitz-Hugh-Curtis症候群 61

I

IDSTATES 5

M

MAPSO 157
medically unexplained symptoms：MUS 156
　　── に含まれる状態像 157
MIAMI Mnemonic 355
MISIA 5

N

NURS 10

O

one finger sign 285
onset 30
OPQRST 5, 197

P

PATIENT 9
PHQ-9 日本語版 161
POEMS症候群 332

R

radiation 55
region 60
related symptoms 57
RS3PE症候群 270

S

semantic qualifier：SQ 125, 166
severity 65
SHAFT 188
situation 64
sudden onset 31

T

TROP 282

V

VINDICATE-P 125
Visual Analogue Scale：VAS 66

和文

あ

アウトドア 119
アルコール 99, 159
アレルギー 84
悪液質 189
悪性腫瘍 128, 223, 362
圧痕性浮腫 269

い

意識が悪い 335
意識障害 327, 335
　　── と区別すべき病態 340
　　── の分類 336
異食症 96
易怒性 23
医療面接 2
息切れ 168, 204
息苦しさ 204
痛み 74, 78, 127
一次性頭痛 249
一過性意識消失 275

365

一酸化炭素中毒　104, 257
飲酒　27, 94, 97, 274
咽頭痛　25

う

うつ熱　184
うつ病　160, 189, 213, 223
運動失調　140

え

嚥下困難　191
嚥下時痛　192

お

悪心　232
嘔気　26, 147
嘔吐　234, 240

か

がん　128, 213, 223
化学物質　100
家族歴　103, 129, 209
海外渡航歴　114
回転性めまい　236, 262
解剖　137
咳嗽　312
喀血　318
褐色細胞腫　308
寛解因子　38
感覚異常　72
感染症　112, 180, 327
　── の流行情報　114
環境　67
間欠痛　49, 75
肝性脳症　147
関節炎　130
　── の部位別鑑別診断　61
関節痛　68, 344
関節リウマチ　330, 344
関連痛　55
漢方　110, 225

眼瞼浮腫　146

き

ギラン・バレー症候群　329
既往歴　89
　── に含む項目リスト　91
　── の尋ね方の例　90
気温　46
気分障害　158
機能性胃腸障害　231
起立性低血圧　261, 279
菊池病　364
喫煙　97, 209
　── 歴　209
虚血性心疾患　198, 210
巨細胞性血管炎　73
胸膝位　41
胸痛　50, 195, 301
　── の鑑別アプローチ　196
胸部痛　25
狭心症　197
強直性脊椎炎　80
金属アレルギー　171
筋肉痛　138
筋力低下　78, 138

く

クモ膜下出血　52, 253, 336
繰り返す疾患　82
群発頭痛　51, 67, 249

け

経時的なパターン　174
痙攣　275, 337
血圧　17
血管内リンパ腫　331
血痰　312
結晶性関節炎　183
結石　83
月経　67, 83, 246

索引

健康の社会的決定要因 99
倦怠感 78, 213
　　── の分類とその特徴 214
現病歴 92

こ
コミュニケーション技法 9
呼吸苦 25, 52
呼吸困難 302
呼吸数 18
誤字 15
高カリウム血症 330
高次脳機能障害 149
高体温 183
高齢者 23, 319
甲状腺機能亢進症 306
行動変容 97
好発時間帯 87

さ
サーカディアンリズム 78
サプリメント 81
坐位―起坐呼吸 39
細菌感染症 181
細菌性髄膜炎 328

し
12誘導心電図 302
しびれ 70, 290
　　── の分布 296
シックコンタクト 114, 128
姿勢 39, 67
　　── に関連した病歴 71
時間経過 74
　　── による痛み（症状）のイメージ 75
自己免疫疾患 130
持続痛 49, 77
疾患ごとの発症タイミングの分類 79
失神 275, 301
　　── の鑑別 278

主訴 165
腫瘍 83
重症度 65
重症熱性血小板減少症候群 115, 328
処方カスケード 108
　　── が疑われる組み合わせ 108
消化管閉塞 235
小字症 15
状況 64
状況性失神 261
上腹部愁訴 231
静脈還流不全 272
職業 117, 209
　　── 歴 100
食事 43
　　── 量 221
食欲低下 186
心因性 210
心筋梗塞 32, 63
心血管疾患 196
心原性失神 277, 279
心不全 206, 209
神経性思不振症 190
神経痛 84
身体症状症 150
深部静脈血栓症 270

す
頭痛 51, 58, 67, 249
　　── の分類 250
随伴症状 57, 219

せ
セクシャルコンタクト 117
性行為感染症 117
咳 26, 46, 70
仙痛 49
前失神 261, 301
前立腺癌 288

367

全身倦怠感　156, 173, 213
全身性浮腫　269
喘息　104, 315
蠕動痛　76

そ
側臥位　39
増悪因子　38
臓器と関連痛の部位　57

た
立ち上がれない　327
体位　39, 305
　　──性浮腫　269
体温　19
体重減少　219
体動　43
代謝性　85
帯状疱疹　62, 140, 152
大動脈解離　37, 152, 197
痰　312
断続痛　77

ち
蓄尿障害　322
中毒　84
　　──の症状と曝露源　132

つ
ツツガムシ病　119, 328
痛風　345

て
てんかん　84, 277
デング出血熱　170
低血糖　151
電解質異常　132

と
吐血　11, 318
統合失調症　35, 159
疼痛　25, 62, 80, 138
　　──の性質　242

投薬歴　129
動悸　52, 300
　　──に関連しうる問診項目　309
　　──の危険因子　300
動物曝露歴　116
　　──と感染症　116
突然発症　126

な
内分泌疾患　132
鉛中毒　81

に
二次性頭痛　249
日本紅斑熱　119, 328
日内変動　67, 78
入浴　45
尿意切迫　324
尿失禁　324
尿毒症　151, 329
認知症　34, 223

ね
猫ひっかき病　363

の
脳血管障害　146
脳卒中　327

は
バイタルサイン　15, 340
バルトネラ　28
パーキンソン病　342
パニック障害　160
　　──に関するスクリーニング　162
パニック発作　85, 306
パルボウイルス感染症　148, 273
破傷風　149
排出障害　325
排尿　45
　　──困難　46
　　──障害　322

排便　45, 235
背部痛　282
発症様式　30, 74, 173
　　── のイメージ図　34
発熱　130, 180
反射性失神　278

ひ
皮疹　88, 131, 137
皮膚　137
筆跡　15
頻尿　322

ふ
ふらつき　258
不安障害　158, 189, 209
　　── ごとの特徴と有用な問診　159
不整脈　84
不定愁訴　169, 265
不明熱　72, 184
浮腫　225, 268
複合性局所疼痛症候群　271
腹痛　25, 49, 59, 234, 238
　　── の部位別鑑別疾患　243
物質関連障害　159

へ
片頭痛　51, 251

ほ
ポリファーマシー　106
歩行障害　264
放散　55

ま
麻痺　77
慢性髄膜炎　150

み
脈拍　18

む
胸焼け　192

め
めまい　258, 329
　　── の鑑別法　260

も
問診票　13

や
夜間頻尿　324
薬剤間相互作用　109
薬剤性疾患　106
薬剤の副作用　107
薬剤歴　209

ゆ
誘因　87

よ
よくわからない症状　144
腰痛　68, 281
腰背部痛　281

り
リウマチ性多発筋痛症　189, 333
リンパ節腫脹　355
旅行歴　114
良性発作性頭位めまい症　259

れ
レイノー現象　131
冷汗　302
攣縮　84

ろ
労作　42

編著者

西垂水和隆（にしたるみず・かずたか）
今村総合病院救急・総合内科臨床研修部長

[略歴]
1992年鹿児島大学卒。沖縄県立中部病院シニアレジデントを経て，今村病院分院（現・今村総合病院）勤務。2001年に，365日24時間体制の総合内科である救急・総合内科を立ち上げる。その後，手稲渓仁会病院，JA北海道厚生連倶知安厚生病院を経て現職。

[資格]
日本内科学会認定総合内科専門医

診断につながる

【新装改訂版】

病歴聴取

定価(本体4,200円＋税)
2024年9月10日 第1版

編著者　西垂水和隆
発行者　梅澤俊彦
発行所　日本医事新報社　www.jmedj.co.jp
　　　　〒101-8718　東京都千代田区神田駿河台2-9
　　　　電話(販売)03-3292-1555　(編集)03-3292-1557
　　　　振替口座　00100-3-25171
印　刷　ラン印刷社

© Nishitarumizu Kazutaka 2024 Printed in Japan
ISBN978-4-7849-1372-5 C3047 ￥4200E

本書の複製権・翻訳権・上映権・譲渡権・公衆送信権(送信可能化権を含む)は(株)日本医事新報社が保有します。

JCOPY 〈(社)出版者著作権管理機構 委託出版物〉
本書の無断複写は著作権法上での例外を除き禁じられています。複写される場合は、そのつど事前に、(社)出版者著作権管理機構(電話 03-5244-5088, FAX 03-5244-5089, e-mail:info@jcopy.or.jp)の許諾を得てください。

電子版のご利用方法

巻末袋とじに記載されたシリアルナンバーを下記手順にしたがい登録することで，本書の電子版を利用することができます。

1 日本医事新報社Webサイトより会員登録（無料）をお願いいたします。

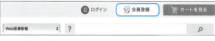

会員登録の手順は弊社Webサイトの
Web医事新報かんたん登録ガイドを
ご覧ください。

https://www.jmedj.co.jp/files/news/20191001_guide.pdf

（既に会員登録をしている方は**2**にお進みください）

2 ログインして「マイページ」に移動してください。

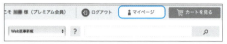

3 「未登録タイトル（SN登録）」をクリック。

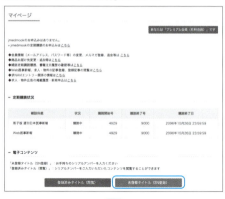

4 該当する書籍名を検索窓に入力し検索。

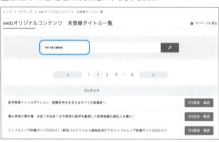

5 該当書籍名の右横にある「SN登録・確認」ボタンをクリック。

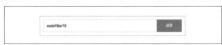

6 袋とじに記載されたシリアルナンバーを入力の上，送信。

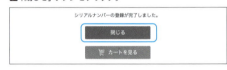

7 「閉じる」ボタンをクリック。

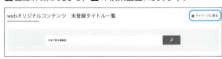

8 登録作業が完了し，**4**の検索画面に戻ります。

【該当書籍の閲覧画面への遷移方法】
① 上記画面右上の「マイページに戻る」をクリック
　➡**3**の画面で「登録済みタイトル（閲覧）」を選択
　➡検索画面で書名検索➡該当書籍右横「閲覧する」
　ボタンをクリック
　または
② 「書籍連動電子版一覧・検索」*ページに移動して，
　書名検索で該当書籍を検索➡書影下の
　「電子版を読む」ボタンをクリック
　https://www.jmedj.co.jp/premium/page6606/

　＊「電子コンテンツ」Topページの「電子版付きの書籍を
　　購入・利用される方はコチラ」からも遷移できます。

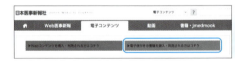